医国医传人吴作君传承实录

——吴氏师门医案医话撷英

主审　吴作君　吴升平
主编　修丽梅　张凤霞　李琰琴

中医古籍出版社
Publishing House of Ancient Chinese Medical Books

图书在版编目（CIP）数据

御医国医传人吴作君传承实录：吴氏师门医案医话撷英 / 修丽梅，张凤霞，李琰琴主编 . -- 北京：中医古籍出版社，2025.7

ISBN 978-7-5152-2739-9

Ⅰ . ①御… Ⅱ . ①修… ②张… ③李… Ⅲ . ①医案—汇编—中国—现代②医话—汇编—中国—现代 Ⅳ . ① R249.7

中国国家版本馆 CIP 数据核字 (2023) 第 151623 号

御医国医传人吴作君传承实录：吴氏师门医案医话撷英

主编　修丽梅　张凤霞　李琰琴

策划编辑　姚　强
责任编辑　李美玲
封面设计　LUCKY 兰卡设计
出版发行　中医古籍出版社
社　　址　北京市东城区东直门内南小街 16 号（100700）
电　　话　010-64089446（总编室）010-64002949（发行部）
网　　址　www. zhongyiguji. com. cn
印　　刷　北京市泰锐印刷有限责任公司
开　　本　710mm × 1000mm　1/16
印　　张　14　彩插 0.5
字　　数　214 千字
版　　次　2025 年 7 月第 1 版　2025 年 7 月第 1 次印刷
书　　号　ISBN 978-7-5152-2739-9
定　　价　68.00 元

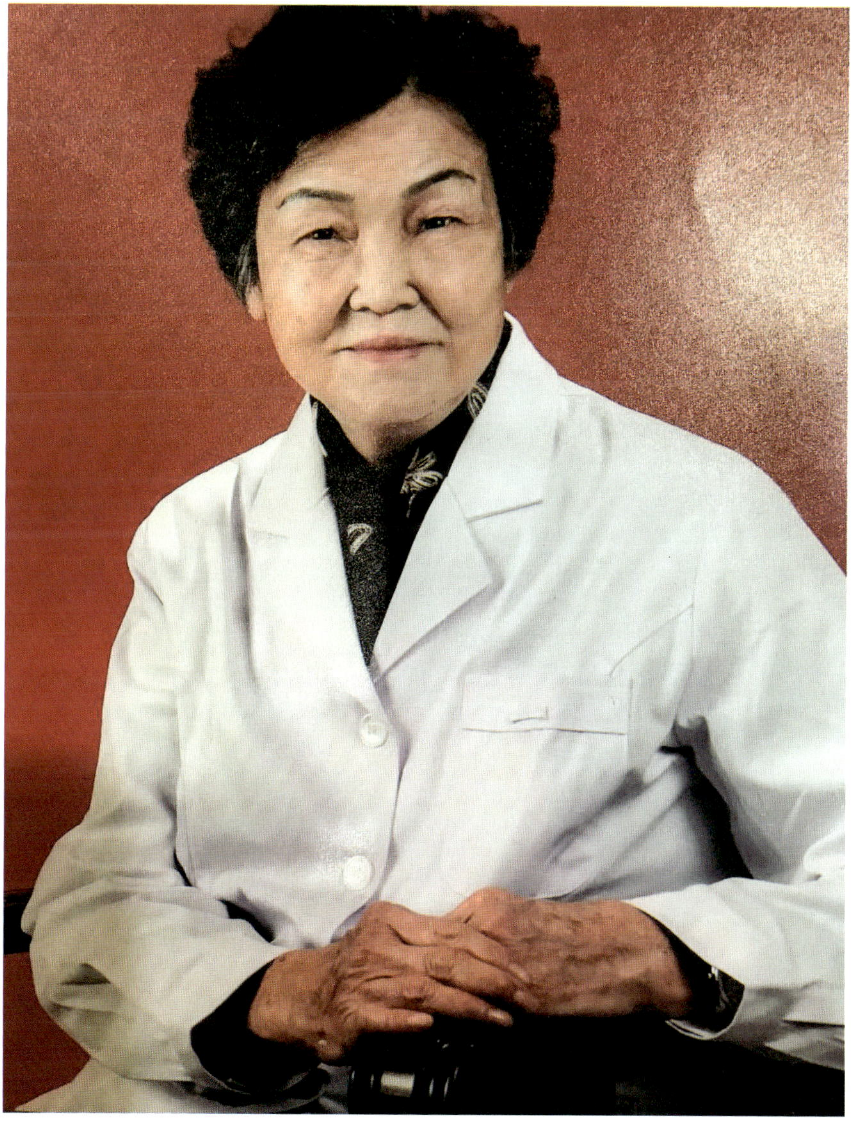

吴作君

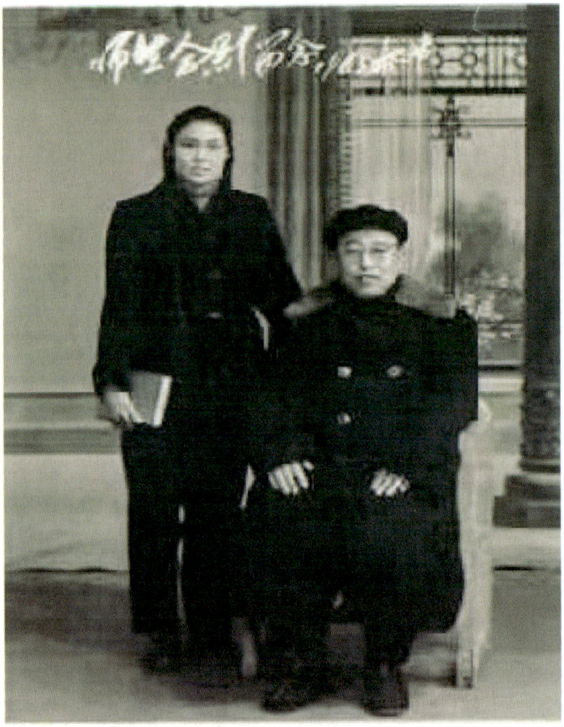

吴作君与刘春圃合影

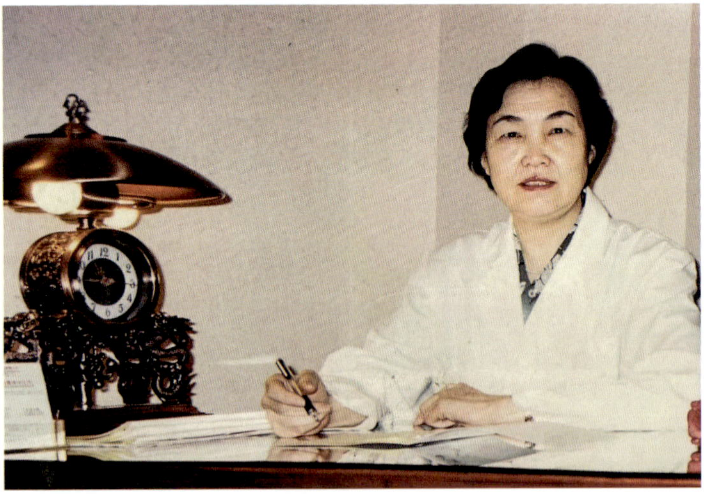

吴作君年轻时

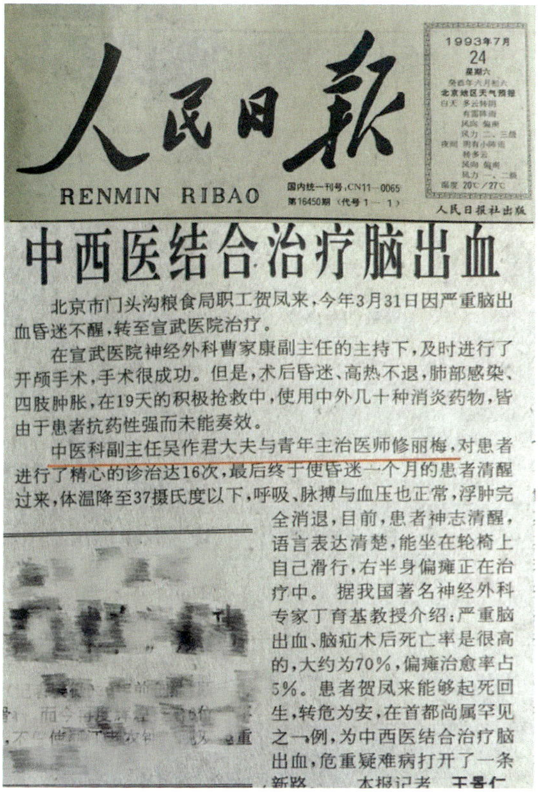

人民日報

RENMIN RIBAO

国内统一刊号:CN11—0065

第16450期（代号1—1）

1993年7月

24

星期六

北京地区天气预报

白天 多云转阴

夜间 阴有小阵雨

温度 20℃／27℃

人民日报社出版

中西医结合治疗脑出血

北京市门头沟粮食局职工贺凤来，今年3月31日因严重脑出血昏迷不醒，转至宣武医院治疗。

在宣武医院神经外科曹家康副主任的主持下，及时进行了开颅手术，手术很成功。但是，术后昏迷、高热不退，肺部感染、四肢肿胀，在19天的积极抢救中，使用中外几十种消炎药物，皆由于患者抗药性强而未能奏效。

中医科副主任吴作君大夫与青年主治医师修丽梅，对患者进行了精心的诊治达16次，最后终于使昏迷一个月的患者清醒过来，体温降至37摄氏度以下，呼吸、脉搏与血压也正常，浮肿完全消退，目前，患者神志清醒，语言表达清楚，能坐在轮椅上自己滑行，右半身偏瘫正在治疗中。 据我国著名神经外科专家丁育基教授介绍：严重脑出血、脑疝术后死亡率是很高的，大约为70%，偏瘫治愈率占5%。患者贺凤来能够起死回生，转危为安，在首都尚属罕见之一例，为中西医结合治疗脑出血，危重疑难病打开了一条新路。 本报记者 王景仁

《人民日报》报道

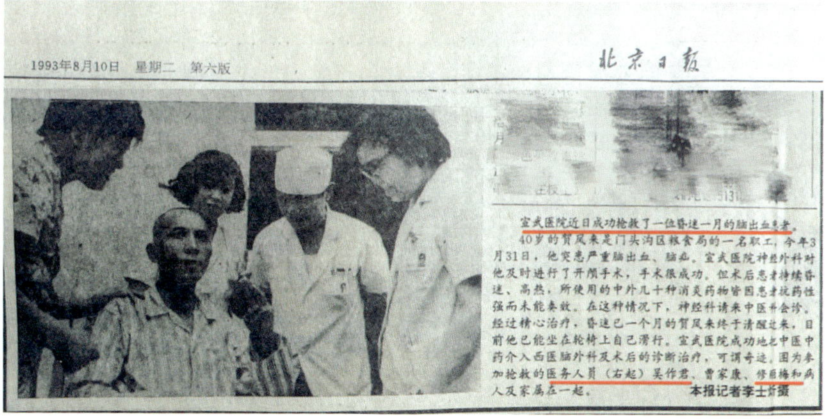

1993年8月10日 星期二 第六版

北京日報

宣武医院近日成功抢救了一位昏迷一月的脑出血患者。

40岁的贺凤来是门头沟区粮食局的一名职工，今年3月31日，他突患严重脑出血、脑疝。宣武医院神经外科对他及时进行了开颅手术，手术很成功。但术后患者持续昏迷、高热，所使用的中外几十种消炎药物皆因患者抗药性强而未能奏效。在这种情况下，神经科请来中医科会诊。经过精心治疗，昏迷已一个月的贺凤来终于清醒过来。目前他已能坐在轮椅上自己滑行。宣武医院成功地把中医中药介入西医脑外科及术后的诊断治疗，可谓奇迹。图为参加抢救的医务人员（右起）吴作君、曹家康、修丽梅和病人及家属在一起。 本报记者李士炘摄

《北京日报》报道

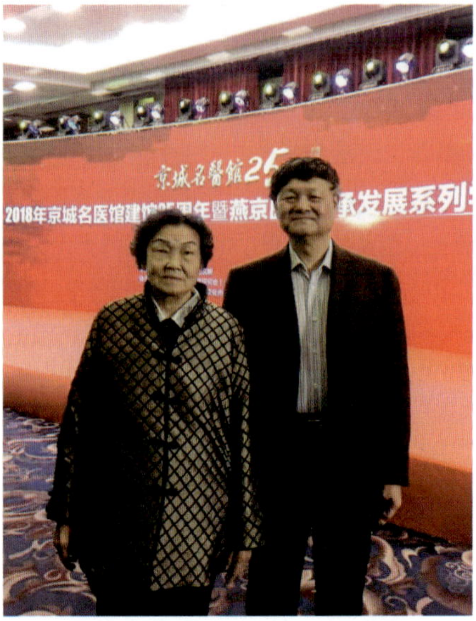

吴作君与吴升平参加学术会议

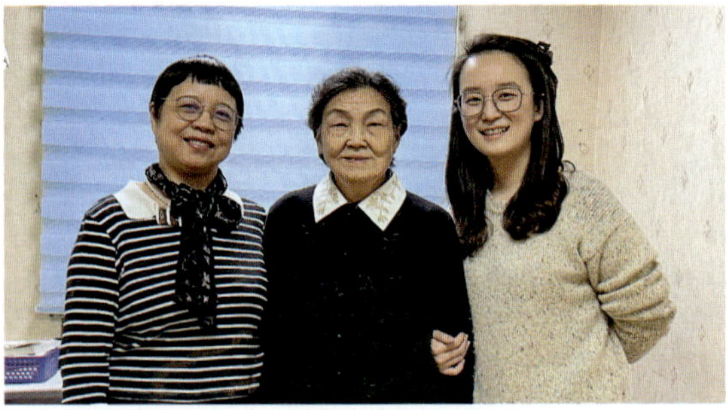

吴作君与本书主编修丽梅（左）、张凤霞（右）

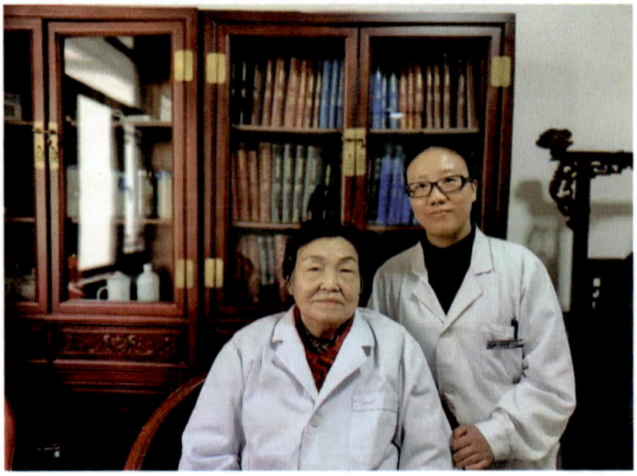

吴作君与本书主编李琰琴

编委会

主　审　吴作君　吴升平

主　编　修丽梅　张凤霞　李琰琴

副主编　王旭敏　肖智慧　宋长恒

编　委　宋　坪　曹　刚　黄　强　宋清华　张　琼

高彦杰　张春燕　郑秀华　段文佳　赵文麟

李　婧　温金莉　罗毅文　张　琪　王亚娜

王　佳　戴　娜　夏弋钦　李海雪　王晓旭

序

《御医国医传人吴作君传承实录——吴氏师门医案医话撷英》一书，深刻记录了吴作君老师非凡的医学旅程与深厚的学术造诣。书中详尽铺陈了吴作君老师数十年的医学实践历程，从初出茅庐到成为业界翘楚，每一个阶段都闪耀着她对医学事业的执着追求与不懈努力。吴老师及其师门所倡导的学术理念，既源于深厚的中医理论根基，又融合了现代医学的先进成果，展现出他们独到的学术见解与创新能力。

吴氏师门以其严谨的学风、高尚的医德著称。书中穿插了吴老师与学生们之间温馨的小故事，不仅让读者感受到了师徒间深厚的情谊，更见证了吴作君老师及其师门对祖国医学代代相传、薪火不息的辉煌历程，尤其是北京天坛医院的吴升平及中国中医科学院广安门医院的修丽梅等学生传承和发展了吴老师的学术经验。值得一提的是，书中还整理了吴老师1993年前授课的珍贵录音资料，经过吴作君老师的亲自审核，确保了内容的真实性与完整性，使读者能够跨越时空的限制，如沐吴老师亲自授课风采。修丽梅作为吴老师的得意门生，她的成长故事更是激励人心，展现了吴氏师门在培养医学人才方面的卓越成就。书中介绍了修丽梅在国际交流中的积极表现。她在日本参与并主持了一系列将中国传统医学（其中几项是吴作君老师的学术经验）与国际前沿技术相结合的课题，其研究成果及论文多次在美国、日本等国家的多个权威期刊发表，是吴氏师门影响力的有力证明。

此书是吴老师及其学生们共同的心血结晶。相信通过阅读本书，广大读者不仅能够领略到吴作君老师的医学智慧与高尚医德，更能感受到中国传统医学的博大精深以及在现代诊疗实践中的显著疗效与勃勃生机。

许铣

编者语

吴作君老师，19 岁起师从京城四大名医孔伯华弟子——国家级名老中医刘春圃先生学习中医，刻苦精读经典医籍，24 岁取得了北京市独立行医资格。1960 年由北京市卫生局分配到北京第二医学院附属宣武医院中医科工作。在此期间，她跟师御医世家的传人李稚余、京城名医李君楚等先生临床学习，不论是在中医理论、临床经验，还是在医德医风方面，均获益良多。她不仅得到了李稚余等先生的亲自指导，更在临床实践中不断积累、总结经验，形成了自己独特的治疗方法和学术思想。1990 年至 1995 年被北京市中医药管理局评为“北京市继承老中医学术经验指导老师”，2015 年至 2017 年连续 3 年荣获“月犁传统中医奖”。长期担任首都医科大学中医课程教学和北京宣武医院科研、门诊医疗及全院病房的中医会诊工作。

从医 60 余载，吴作君老师在脾胃病、肝胆病、心脑血管病、肺病、肾病、妇科病、儿科病、皮肤病、疑难杂症等疾病的治疗上均有丰富的临床经验，尤其在不孕症、咳喘、心脑血管疾病的治疗上，有着独到的见解和治疗方法。

吴作君老师时常告诫学生，要“胆欲大而心欲小，智欲圆而行欲方”，注重整体观念，分析病因病机，力求治病求本，临床思辨为整体调理，辨病与辨证相结合，抓主症，重视四诊，尤其是舌诊、脉诊，治疗上重在益脾肾、护冲任、养气血、调情志。

吴作君老师的中医学术思想与临床实践，体现了她作为中医人的高尚品质和人格魅力。从教书育人传承祖国传统医学，到勇于科研创新，无不体现出她精益求精、医者仁心的担当与责任。

本书是在吴作君老师的悉心指导下编写而成，旨在全面总结和整理她从医60余年的学术思想和临床经验，传承她的中医理念和医术妙法。书中详细介绍了吴作君老师的学术传承源流及在此基础上形成的独具特色的中医临床诊疗思想，并结合她及弟子的临床验案，使其学术传承得到具体落实和进一步发展，薪火代代相传。更为难得的是，本书首次整理了吴作君老师30多年前的讲课录音，并以文字的形式加以呈现，使读者能够直接地感受到她的学术见解和诊疗经验，堪称珍贵。

这是一部值得每一位热爱中医、从事临床工作的学者深入研读的作品，它不仅能够帮助我们更好地理解和掌握中医学，更能让我们深刻感受到吴作君老师高尚的医德医风，以及她对中医学的深厚感情和无私奉献的大爱精神！

2024年6月5日

目录

第一部分 师门传承概况……1
一、名医刘春圃传略……2
二、名医李稚余传略……4
三、吴作君简介……7
四、吴升平简介……9
五、修丽梅简介……11

第二部分 吴作君学术思想与学术特色……13
【学术思想】……14
一、补肾健脾……14
二、调和冲任……14
三、养血理气……15
四、常用对药……16
【学术特色】……17
一、教书育人，以德统才……17
二、勤学多问，重于实践……18
三、结合文献，运用发挥……18
四、立足继承，勇于创新……20
五、多方施用，精益求精……21

第三部分　吴作君及师门临床经验与典型验案…… 23

【吴作君老师临床经验与典型验案】…… 24

一、习惯性流产…… 24

二、多囊卵巢综合征…… 28

三、黄体功能不全…… 29

四、子宫肌瘤…… 32

五、崩漏…… 36

六、闭经…… 37

七、痛经…… 39

八、输卵管不通…… 41

九、卵巢早衰…… 43

十、妇科尿路感染…… 45

十一、妊娠荨麻疹…… 47

十二、脑中风…… 49

十三、慢性支气管炎…… 53

十四、高血压…… 54

十五、头痛…… 56

十六、胁痛…… 58

十七、水肿…… 59

十八、甲状腺瘤…… 62

十九、暑热…… 63

二十、支气管扩张验案…… 65

二十一、老年性失眠验案…… 66

二十二、嗜睡验案…… 68

二十三、汗证验案…… 70

二十四、不全流产验案…… 71

二十五、卵巢囊肿验案…… 73

二十六、脑梗死验案…… 75

二十七、输卵管阻塞性不孕验案 …………………………… 77
【师门传承临床典型验案】 ………………………………… 79
一、痤疮验案 …………………………………………… 79
二、漏尿验案 …………………………………………… 81
三、面瘫验案 …………………………………………… 82
四、头痛验案 …………………………………………… 84
五、汗证验案 …………………………………………… 85
六、发热验案 …………………………………………… 87
七、胃痞验案 …………………………………………… 88
八、风癣验案 …………………………………………… 90
九、肺癌术后验案 ……………………………………… 91
十、甲状腺结节术后验案 ……………………………… 94
十一、甲状腺恶性肿瘤验案 …………………………… 96
十二、子宫肌瘤验案 …………………………………… 98
十三、脑梗死验案 ……………………………………… 99
十四、癫痫验案 ……………………………………… 101
十五、痴呆验案 ……………………………………… 103
十六、眩晕验案 ……………………………………… 104
十七、失眠验案 ……………………………………… 106
十八、高颅压性脑积水验案 ………………………… 110
十九、面神经麻痹验案 ……………………………… 111
二十、垂体瘤验案 …………………………………… 113
二十一、带状疱疹并肋间神经痛验案 ……………… 114
二十二、老年女性尿路感染验案 …………………… 116

第四部分　师生学术成果拾粹 ………………………… 119
一、通经汤治疗痛经证 ……………………………… 120
二、崩漏治验心得 …………………………………… 122

三、“塞流、澄源、复旧”法治疗崩漏的临床体会 …………… 125
四、芍药甘草汤及其组成成分对子宫收缩抑制作用的研究 …… 127
五、麻黄及其成分对糖尿病改善的探讨 ………………………… 130
六、赵永昌脱疽方治疗糖尿病足临证经验 ……………………… 135
七、“赵氏脱疽方”干预 AGEs 及糖尿病足相关因子的研究 … 139
八、糖尿病足辨证分型与血液循环检测指标的相关性研究 …… 144
九、应用收敛法治疗更年期汗出经验一得 ……………………… 148
十、从《金匮要略》虚劳病篇解读“虚不受补” ……………… 151
十一、修丽梅老师中医治疗糖尿病经验总结 …………………… 155
十二、谈“二阳结，谓之消”在消渴病中运用与演变 ………… 158

第五部分　传道授业 ………………………………………………… 167

一、狐惑病诊治经验 ……………………………………………… 168
二、支气管扩张咯血经验方 ……………………………………… 177
三、治疗胸痹临床用药介绍 ……………………………………… 180
四、中风脱证证治 ………………………………………………… 182
五、临床经典医案精讲 …………………………………………… 186

第六部分　医德佳话 ………………………………………………… 191

一、恩师平凡事，受益我终生 …………………………………… 192
二、黄精丹、都梁丸趣谈 ………………………………………… 196
三、苍生大医吴作君 ……………………………………………… 197
四、胆欲大而心欲小，智欲圆而行欲方 ………………………… 198
五、感念恩师 ……………………………………………………… 200
六、与修丽梅老师的师生缘起 …………………………………… 201
七、恩师与我之情谊 ……………………………………………… 202

参考文献 ……………………………………………………………… 203

致　谢 ………………………………………………………………… 215

第一部分

师门传承概况

一、名医刘春圃传略

刘春圃（1911—1999），字广荣，河北省深州市人。早年因病学医，得深州市名医吴戬谷真传。1931 年，拜冀县（现河北省衡水市冀州区）名医杨显卿为师，专攻妇科，并开始在北京、陕西等地悬壶行医。1934 年，到河北省深县（现河北省深州市）广济堂应诊。1937 年，在西安取得行医执照。1941 年，师从北京四大名医之一孔伯华。1942 年，在北京正式开诊。1959 年，调至宣武中医门诊部，即现在的宣武中医医院工作。曾任北京市中医药学会理事，北京市卫生系列中级专业技术职务评审委员会副主任委员，北京市卫生系列高级专业技术职务评审委员会委员，北京市宣武区政协第五、六届委员会委员、常委，宣武区医药卫生学会理事会副理事长，中国中医研究院（现中国中医科学院）全国中医研究生班导师，国家中医药管理局第一批师带徒指导老师，被国家中医药管理局评为全国名老中医药专家。

刘春圃从医 70 余年，长于内科、妇科、儿科，而且对温热病有独到的治疗经验。他提出“温病偏死下虚人”的独特观点。下虚指肾虚，下虚人即素体精亏伤肾，腰酸膝软，梦遗滑泄，耳鸣眩晕，神倦气弱，口燥咽干之人。他提出“温病偏死下虚人”是基于如下三种情况：其一，肾虚之人外感温病初起，头痛发热，脉数大，右大于左或两寸独大，口渴咽干，下午益甚。若此时医者误辨为外感风寒，投以麻桂或九味羌活汤等，可致表气大伤，津液外亡，温邪不能外达则内陷营分、血分，或逆传心包。这时欲再施清凉芳透之法，则津液枯涸，不能转邪外出，内闭而致死亡。即使能转邪外出，在热解汗达之时亦要严防虚脱亡阴之危，否则易导致死亡。其二，若肾虚之人初感温病，医者误用下剂，致使温邪内陷，且肾主二便，妄下伤阴，更损肾精，本气先亡，致温邪不能外达亦可导致患者死亡。其三，肾虚之人适得外感温病，延误治疗，未能及时轻清芳解，致内热蒸腾，由卫及气，由营及血，内陷入里，灼伤津液，肾精益损，舌赤干绛，热入阳明之腑则大便不下。此时若急于透邪外达，或战汗而解，皆会因肾虚津涸、温邪久羁而难以救治。此论是刘春圃积多年的临证经验而得，他从证、因、舌、脉等方面进行了辨析，具有重要临床意义。

刘春圃通过实践发现，产后温病在病因、传变、伤津等方面同于一般温病，所异之处即产后气血两虚，阴津亏耗，对温邪抵抗能力降低，因而证情严重，传变迅速。再者，对恶露之通与不通、瘀血之有与无尤当审辨详细。若不问气血，不问恶露，一味清凉滋腻，势必损及冲任，寒凉凝瘀，致腹中胀痛不堪，正气衰惫而致不救。若只知大补气血，蛮用温燥，则内闭温邪得补而炽，极易高热烦躁，谵语神昏，口唇焦裂，甚则痉厥动风，气败津竭而殆。

除此之外，刘春圃对脑外伤后遗症、颅内压增高症、脑萎缩、脑瘤、脑积水等辨治思路自成一家。脑积水一病，其临床表现有头颅增大，囟门高张，目呈落日状，伴智力下降、肢体功能障碍等，类似于中医的“解颅”，成人表现为头痛、呕吐、视力下降等，当属中医“头痛”“首风”范畴。刘春圃自 1972 年开始接诊脑积水病患，认为其发病可能由外伤（包括产伤）、感染（包括结核性脑膜炎、流脑、中耳炎病毒感染）或脑囊虫等原因导致脑脊液循环障碍而发病。因此，他采取辨证与辨病相结合的方法，归纳出痰、热、毒、瘀、虫等邪闭阻脑络，使水液滞塞、贯通不畅是本病的重要机理。

针对此他提出脑积水的治疗关键是“通络”“利水”，在治疗法则上强调应根据病因病机选用清热解毒、开窍息风、散结软坚、活血化瘀、搜剔达络、杀虫涤痰、平肝降逆和补益脾肾等多种方法。

刘春圃是吴作君老师的启蒙老师，不仅医术高明，且医德高尚，学生众多。刘春圃把对中医临床经验的积累毫无保留地传授下来，培养了大批优秀的学生、弟子。他的子女刘潜、刘涛、刘渡、刘渺均为京城著名中医，而张珠凤、邓贵成、冯欣、吴作君等 16 位弟子也享誉国内外，均在不同岗位中传承着刘老宝贵的学术经验，为中医事业做着贡献。

（供稿：吴作君　整理：张凤霞，李琰琴）

二、名医李稚余传略

李稚余 (1911—1982)，满族，满名索安尼·瓜尔佳氏。出生于北京三代御医之家，幼时学名李伟章，后改名李大为，字人龙，医名李稚余，60 岁后自称“菊樵老人”。其父李承萌曾是清末太医院御医，清王室覆灭后，太医院解散，便于北京自行开业行医，医名李子余。李稚余自幼随父学医，除背诵家传医学各重要课程外，更注重的是理论联系实际。父亲出诊回来后，一边饮茶休息，一边讲述出诊所时见患者病情，要求他回答应当用什么方药，再假设患者经济困难，又应当用什么价廉有效的方法。通过这样的学习，李稚余继承了其父富有南派色彩——用药灵活多变的临床特色。为了打下更坚实的理论基础，父亲又命其拜学于一直很重视经典著作的北方院派御医李秀生门下，系统接受中医经典的学习，当时一起听讲的还有方和谦、周慕新二人。1935 年，李稚余开始在家挂牌行医，并在继仁堂药店坐堂应诊。1958 年，由北京市卫生局推荐，到北京宣武医院中医科工作，以其高超的医术挑起医院中医科技术大梁。

李稚余先生天资聪颖，过目不忘，又博览各名家医著。他认为：“喻嘉言著《寓意草》文笔很好；张景岳对医理研究很深，应取其滋补之方向，但不可用其辛热之药品；李东垣重视脾胃，很有道理，应用其重脾胃之意，但不全用其方剂；朱丹溪尚养阴之法，有景岳之影，最适合上层社会之用。金元四大家，治病风格不同，但都疗效高而成名者，因所处时代不同，所接触之阶层不同也。”在清代医林中，他敬佩徐灵胎学问渊博，并常用“重生叶天士，再现徐灵胎”以自比自勉。他常对弟子们说：“学习古人要通其意而不必泥其迹，师其法而不必袭其方，即师古而不泥古，临床灵活运用，因人而施也。”他既得到了二位院派御医的真传，又博采名家之长，形成了独特的“师古而不泥古”“古方活用，灵活谨慎”的学术思想。

（一）医具三才，大处着眼

“为医者，须具备政治家、军事家、侦探家三者之才，方可以为良医。为医者，必须先从大处着眼，首先了解时代特点，多数人致病之原因，气候变化是否正常，周围环境之影响，个人生活，思想情绪等，诸多因素，均与其病有关也。知患者病因，受什么影响，从而治之。如妇女病较为难治，多内因七情。古人治妇女，总不外平肝、疏郁、快气、宽胸八字为法。今人则不然，脑力、体力工作均不亚于男子，体弱者亦必有损，故当增加补气血、养心脾之法。性格虽比过去开朗，然八字治法仍属重要。类似此等认识，须有政治家的高瞻远瞩、全面掌握之才，方可以为良医。古人有良医比良相之说，即此意也。用药如用兵，用药精当，方可以战胜疾病，此如军事家之才也。诊病，四诊互考，诸症环质，虚实真假等都要细致明辨，此如侦探家之才也。”李稚余先生的见解，首先从战略上树立了正确的治疗方针，为具体的确认用药提供了宏观指导。

（二）王道治法，强调“稳、准、狠”

临床多以王道之法治病，不用特殊药品，避免过寒、大热的药，力求平和、稍有不良反应的就去掉，也只有益而无害。如果是急性病，时间宝贵则刚见面就全力以赴地抢救，必要时，可以“王霸”兼施。见效后，霸道药就撤除。对于一般慢性病，因为久病体弱，承受不了暴药的猛力，初诊时用药量较小，必须留出见效后再增量的余地。他常对弟子们说：“暴饮暴食，尚且不行，焉可用暴药？出奇制胜之弦，偶一为之尚可，绝不可常用。”这就强调要“稳”。所谓“准”，就是四诊互考，诸症环质，审证准确，用药谨慎而精当。“狠”是指对慢性病要长时间地服药，而不是指用剧烈药或特大量药。

（三）不忘养生，尤重脾胃

他常嘱咐弟子：“永远不忘养正，养正即是逐邪，养正之中，保养脾胃，尤为重要”“若过用寒凉之品，如大青叶、生石膏、栀子，只顾清热祛病，不顾因寒败胃；或只图速功，过用大量；或热退而寒药不去，皆属‘焦上政策’，病虽速效，而遗脾胃病，后患无穷也。本当攻邪之药，不可过度，病去药即当撤，最后收功时，又当养正，如外感高热后，必须养阴，因热能伤阴也。又如久病体虚，攻邪必兼养正，养正之中，保养脾胃尤为重要。李东垣之脾胃论是深有道理的”。在临床上，对虚损患者的善后调理，常用中成药九转黄精丹。此药轻症者亦可直接服用，因其能平补气血、安五脏、健脾胃，且无不良反应，是男女老幼一年四季均可服用的“王道药”。

（四）注重医德，承前启后

在李稚余先生行医之初，其父命其跪庭前，垂训三条，要终生谨记：“一不准卖药；二不准重财，有钱无钱一样看病；三不准打胎，不做缺德事。”其父在家行医时，正式开诊前1个小时都要免费为贫困患者看病，有时还施药。他自幼受到这样的熏陶和教诲，特别重视医德，对患者宜忌、注意事项、煎服药法等都解释得清清楚楚。对一般患者，亲切热忱，毫无高傲之态；待上层领导，不卑不亢，不失大夫之尊严。为了使后继有人，他在北京宣武医院重点培养了郑春元、吴作君两名弟子，且对弟子在医德上严格要求。如1976年给弟子郑春元、吴作君题字：“春元能继先贤之道，拯疾援苦，济世活人，则不但院派幸甚矣，春元、作君贤契，存念永铭。”在医术上，他结合临床，精心传授，毫无保留，并把自己的医学论著和晚年医案、制丸散药处方毫无保留地传存于郑春元、吴作君处。

李稚余先生对《道德经》《阴符经》也很有研究。20世纪40年代，经北京大学哲学系的介绍，他受邀为英国驻华领事讲授《道德经》。李稚余先生医术高超，医德高尚，为推广过去只有帝王将相才能享用的御医技术于平民百姓而献出了毕生精力，为我国中医事业的发展做出很多贡献。

（供稿：吴作君　审核：修丽梅　整理：张凤霞，李琰琴）

三、吴作君简介

吴作君，生于1937年，首都医科大学宣武医院中医科主任医师，北京市名老中医药专家学术经验继承工作指导老师，香港中医药管理委员会香港表列医生、北京中医学会、北京中西医结合学会会员，宣武医院、北京同仁堂中医医院、香港北京同仁堂、北京市鼓楼中医医院、北京平心堂等单位特聘专家，北京中医药大学“丹心计划”指导老师。

吴作君跟随众多中医名师，学术渊源久博。19岁师从于京城四大名医之首孔伯华弟子、国家级名老中医刘春圃先生学习中医，并刻苦攻读经典医籍，深得老师喜爱，初学中医便得刘春圃真传，尤其是对温热病治疗的传承，深刻理解并掌握了治病要遵守“辨病因、审病机、验证候”的基本治疗原则。24岁取得北京市独立行医资格证，1960年分配在宣武医院中医科工作，独立开方诊脉。在宣武医院中医科工作期间，院方要求青老结合传帮带，跟师李稚余（朱丹溪派）及王子和（伤寒派）、李君楚（儿科名医）学习15年，耳濡目染，尽得真传，从中医理论、临床经验、医德医风等方面获益良多。吴作君谨遵老师教诲，治病重视调养脾胃，承“养正即祛邪”的思想，临证用药灵活，药效甚捷，在遇到疑难杂症时，艺高胆大，出奇制胜。吴作君老师积累了大量妙方治疗疑难重症，对儿科发热病、咳喘病亦有独到心得。妇科方面，吴作君老师跟随有“杏林凤凰”之尊称的国医大师柴松岩老师学习，秉承柴老对妇科疾病的辨证思路，为自己在妇科学术思想上奠定了扎实的基础。还跟师于妇科名家叶苍苍老师，系统地掌握妇科疾病的中西医诊治思路及用药原则，受益匪浅。1980年吴作君老师被宣武医院推选参加了全国首期不孕不育学习班，成绩优异，之后妇科临证40余载，形成了富有特色的妇科治疗体系，重视对妇人“脾肾、冲任、气血”的综合调理，临床用药配伍灵活，对药应用精专。1990年参加全国第二期中医高级专业干部研修班，长期担任首都医科大学中医课程教学和宣武医院科研、门诊医疗及全院病房的中医会诊等工作。从医60多年，她继承和发扬了前人中医学术思想，经验丰富，理法方药形成了自己的特色，擅于治疗妇科疾病、男女不育不孕、内科疾病、儿科疾病及一些疑难杂症，尤其对不孕症、习惯性流产、子宫肌瘤、多囊卵巢综合征、黄体功能不全、妇科炎症、无排卵月经、更年期综合征、咳喘、心脑血管病、顽固性头痛等疾病积累了丰富的临床经验。

吴作君老师认真敬业，精益求精，廉洁行医，不仅博学众贤名家，潜心继承，深得名家临证精髓，还时刻学习和关注现今的医疗进展，并加以应用，指导和发表学术论文20余篇，多次参加国际、全国性学术会议并获得多项科研奖项。1988年，吴作君老师研制防治哮喘的纯中药“药物背心”和防治流感的“药物口罩”，通过科研处进行了技术认定同时开发投产，担任技术顾问，收到了良好的社会和经济效益。1990年，吴作君老师接受北京市中医管理局“师带徒”任务，成为北京市老中医学术经验继承工作指导老师，为培养青年中医人才做出突出贡献。1993年，吴作君老师带领团队成功抢救一例脑出血术后高热昏迷1个月之久的患者，其间医院两次下“病危通知”给患者家属，家属一度准备放弃治疗，《北京日报》《人民日报》分别对此病例进行了特别报道。1991—1993年，承担北京市中医管理局师承任务3年，吴作君老师团队获北京市中医管理局名老中医经验继承二等奖；吴作君老师团队北京市中医管理局课题“清热止咳合剂治疗热型咳喘的临床研究”获1993年北京市中医管理局科技成果二等奖。吴作君老师3次应香港北京同仁堂邀请进行医疗及学术交流工作，总计时长6年半，诊治患者甚众；曾在美国留学生探访中医诊疗中得到国际友人的高度评价，为弘扬中医知识、传播中医文化做出贡献。1999年，荣获首都医科大学颁发的教学30年教龄表彰；2015年至2017年，连续3年荣获“月犁传统中医奖”，被授予“百姓信得过的中医师”称号；在带教和临床工作中培养了多名技术骨干和优秀人才，创立个人经验方剂30余首，如消瘤合剂、止红合剂等，部分被做成院内制剂用于临床、造福患者，为中医药事业传承和发展呕心沥血。

（供稿：吴作君　整理：李琰琴）

四、吴升平简介

吴升平，男，1954年生人，毕业于首都医科大学。北京天坛医院、北京市神经外科研究所主任医师，教授，首都医科大学硕士研究生导师，北京博爱堂研究所、北京市“传统、传授、传承、传播”工作室指导老师，北京市鼓楼中医医院京城名医馆特聘专家，海南省三亚市中医院工作室导师，贵阳脑癫医院、内蒙古自治区鄂尔多斯医疗中心支边专家。科技部（2017—2019年）中医药现代化专项评审、教育部及山东省科技成果评审、中国医学科学院神经科学评审专家，中国残疾人联合会特聘专家、北京市科学技术协会推选有突出贡献医学专家，北京市脑血管病防治协会理事，《中国实用神经疾病杂志》副主编、《中华慢性病杂志》等多家杂志编委。

自1970年开始，吴升平老师在北京宣武医院中药房司药工作6年。精通中药材鉴别、加工及中药丸、散、丹制作工艺，深刻掌握药性、药理及技术精华。在汤剂调配中，认真拜读众多名老中医处方用药，积累了大量神经科疑难杂症经典处方。通过对理、法、方、药的学习，在中医药理论方面有着自己独到的见解，为其中医临床脑病诊治及学术思想的形成打下了坚实的理论和实践基础。

吴升平老师师从北京市名老中医吴作君主任医师，随诊、抄方20余年，聆听吴作君老师传授脑出血术后高烧、昏迷1个月余患者起死回生的诊治过程，深感吴作君老师用方、用药之经典，脑病治疗之精道。他牢记老师的3句话——“良医贵在德，医药明理用，君子敢担当”。他同时拜师中国著名书法家张世忠、中国画院画师刘树海，将国粹书画艺术同中医药文化相结合，根据患者的不同病情，题字送画勉励患者战胜病痛，提高了中医诊疗水平，加强了对患者的人文关怀。

先后共培养硕士、博士研究生8名，并于2017年创建吴氏中医团队，由名老中医、按摩、针灸、小针刀、西医等专家组成。为异地头部、腰部损伤，行走不便的患者服务，治疗效果明显。

吴升平老师长期从事神经系统疾病科研、临床与教学工作。自1981年开始，完成中国6城市及21省农村、少数民族地区30余万人神经系统疾病流行病学调查，首次获得国内完整神经系统疾病流行病学科研数据。1986—2017年，完成全国脑血管疾病等调查研究。讲学、授课、培训众多基层医务人员和学科骨干，推动了各地区学术发展和人才队伍建设，足迹遍布全国大部分地区。多次代表神经学科及中医领域参加国内外学术会议并进行学术报告。

在社区人群慢性病防治和普及中医药健康教育方面，牵头和承担国家“八五”“九五”“十二五”重大攻关研究课题，国家“863”课题及国际合作研究等多中心研究课题15项。1996年参加全国脑血管病办公室举办的全国广播电台脑卒中科普宣讲活动。2006—2008年，任北京市政府第118项折子工程“社区常见慢性病管理及费用控制”的专家团专家。2012年、2018年两次赴澳大利亚参加世界卫生组织举办的国际卫生策略研讨会。担任首都医科大学、北京高等卫生学校流行病学、卫生统计学等课程教学工作，并获得优秀教师奖。

曾荣获1995年国家科技成果奖、1996年度联合国中国国家分部发明创新科技之星奖、1999年卫生部科技进步二等奖、1999年北京市科技进步二等奖等科技成果奖6项，主编和编著《心脑血管疾病防治》等学术著作4部，发表学术论文70余篇，撰写医学科普书籍《降血压的智慧》及文章60余篇，被《健康报》评为优秀科普作者。

吴升平老师经过40余年医疗实践，继承和发扬了中医学术思想，形成独具特色的西医诊断疾病同中医辨证施治相结合的诊疗模式，丰富完善了中西医结合临床理念。应用中医、西医两种诊疗方法，治疗各种神经科疑难杂症，探索出一套中医辨证施治同西医循证医学相结合且行之有效的诊疗方案。

（供稿：吴升平　整理：李婧）

五、修丽梅简介

（一）修丽梅老师成长经历

修丽梅老师的大伯修俊明是黑龙江省知名的版画家，以“电机工人”的特色版画，多次被选入全国美展。她从小跟大伯和大伯家的哥哥姐姐们学习绘画。1970 年进入哈尔滨电工小学，她的绘画作品得到美术老师的欣赏，被选入美术班。课业以外时间，跟随赵让老师学习绘画，使她养成了善于思考、安静学习的习惯。初中时，她被黑龙江的冰雕作品及书画家张德祥老师选入美术班，其间综合素质得到了明显提高，常常参加省市级美术展览并取得了一定的成绩。高中毕业后，考入黑龙江中医药大学中医系，在校期间多次获得绘画及书法奖项。1985 年大学毕业参加工作，被宣武医院录用，工作期间因为书画特长多次带领书画爱好者为宣武医院的卫生宣教工作争得荣誉。

（二）修丽梅老师治学经历

修丽梅老师大学毕业后进入首都医科大学宣武医院中西医内科工作，并于 1991 年升为主治医师。在宣武医院中西医内科工作期间，完成了名老中医吴作君师承学习。1994 年 5 月至 1996 年 3 月，赴日本东京大学进行为期 2 年的合作研究。2001 年取得日本秋田大学综合内科课程博士学位。在日本大学附属医院工作的 8 年间，她积累了丰富的临床经验。修丽梅老师作为访问学者出国深造期间，家中诸多事情，尤其是女儿从幼儿园至初中期间，得到了吴作君老师无微不至的关怀，代替和弥补了妈妈的关爱。吴作君老师不仅是修丽梅学术道路上的引路人，更是她生活中的重要导师，师生关系之深，犹如亲人。同时，在国内被选为名老中医吴作君老师唯一的师承继承人，以及胡杰主任的研究生，将两位老师的学术经验撰写成 15 篇论文，并翻译成日语发表。

由于前期坚持不懈地努力，被当时两名日本教授出资邀请合作。修丽梅老师依据当时所学专业——中医问题的现代化科学挖掘，选择了日本秋田大学短期大学部部长针生峰子作为指导教授。由于她工作认真努力、表现出色，得到了针生峰子教授的认可。作为访问学者在日本秋田大学医疗技术短期大学部完成相关课题的中西医结合临床研究。峰子教授退休后，担当修丽梅的保人并举荐，使得她能够参加日本全国考试，并考取了秋田大学第三内科的课程博士（甲），指导老师为秋田大学的三浦亮教授。学习期间，她把中国医学精华与当时技术进行了有机结合，临床所用中药及针灸处方得到了东京大学指导教授、日本药科大学的校长丁宗铁及日本关东区域汉方名家等的采纳及赞许。她积极参加中医讲座活动，促进了中医药及中医文化的国际交流。修丽梅老师于2003年博士毕业后回到中国中医科学院广安门医院工作。归国后继续深造，跟随仝小林院士进行博士后研究，并广泛向外科赵永昌、肿瘤科孙桂芝、内分泌科林兰、皮肤科庄国康、心身科赵志付等多位国内顶尖专家学习，不断提升自己的专业水平。

临床工作中，修丽梅老师专注于疑难病、综合性疾病及亚健康状态的诊治，尤其擅长糖尿病、甲状腺疾病、代谢综合征、围绝经期综合征、性腺病及肿瘤等领域的治疗。同时，担任世界中医药学会联合会糖尿病、医养结合、方药量效研究及心理学专委会理事，积极参与国际学术交流与合作；主持并参与课题16项，其中任负责人11项，国际合作项目4项，国家级项目4项，获得局级以上成果9项，并发表学术论文50余篇，撰写医学论著3部。

（供稿：修丽梅　整理：张凤霞）

第二部分

吴作君学术思想与学术特色

【学术思想】

一、补肾健脾

吴作君老师临床注重脾肾的调治，尤其在妇科病的治疗中。女子以精血为养，精血的生化离不开脾肾两脏。脾为气血生化之源、后天之本，“中焦受气取汁，变化而赤是谓血”，如脏腑气血生化之源乏亏，血津不满，无有余之血下达冲任，会出现闭经、月经后期和面色萎黄等症状。脾又主统血，女子月经为血所化生，化源充足，脾气充盛，则月事如常；反之，脾不统血，会出现崩漏、经间期出血，导致月事失常。肾为先天之本，藏精气，养五脏，肾在月经中起主导作用，如《黄帝内经》中指出：“女子七岁，肾气盛，齿更发长；二七而天癸至，任脉通，太冲脉盛，月事以时下……七七任脉虚，太冲脉衰少，天癸竭，地道不通，故形坏而无子也。”《傅青主女科》曰：“经水出诸肾，肾气本虚，何能盈满而化经水外泄。”肾气盛则天癸至，月经方能来潮，充分说明肾脏功能的正常发挥对月经和受孕的核心作用。脾肾二脏互为协同，脾的运化需要肾阳温煦，肾精的充盛又要脾对水谷精微化生来补充，即先天之本与后天之本的平衡互用，才能对精血之滋源提供充足保障。吴作君老师强调，脾肾关系不应笼统一概地有偏倚之分，如“补肾重于补脾”或“补脾重于补肾”之观，临床中要根据症状舌脉分清具体的主次轻重，分而施治。吴作君老师常用于补肾健脾的方剂有六味地黄丸、四君子汤、五子衍宗丸、并提汤、固冲汤、化水种子汤、归脾汤等。

二、调和冲任

吴作君老师常讲调理冲任在治疗不孕症方面尤为重要，《灵枢·海论》指出冲脉为“十二经之海”，王冰注“冲为血海”，妇女以血为本，月经以血为用，冲脉盛，月事以时下。《景岳全书·妇人规》曰：“经本阴血也，何脏无之，唯脏腑之血皆归冲脉，而冲为五脏六腑之海，故经言太冲脉盛则月事以时下，此可见冲脉为月经之本也。”吴作君老师指出，想怀孕首先要调理好冲任之脉。冲脉有要冲之义，任脉有任养、担任之义，为阴脉之海，精、血、津液均属于任脉所司。任脉为妇女养血之本，起于胞中，为生养之本，正如王冰注“任主胞胎”。总之，只有冲脉盛，任脉之气通，才能促使“月事以时下”，是孕育胎儿成功的生理基础。吴作君老师调和冲任常用方有养精种玉汤、温胞饮、加味逍遥丸、五子衍宗丸、二仙汤、寿胎丸等。

三、养血理气

血之与气异名而同类，气为血帅，气行则血行，血为气之母，互为资本。妇女以血为本、为用，在产生月经的机理中，血是月经的物质基础，气是动力，二者相互滋生、相互依存。脾为后天之本、气血生化之源，肾主先天、藏精，精化血，精血同源，养精亦养血，肾气旺盛，脾气充实，则精血足旺，天癸成熟。肝主疏泄，喜条达，精血的正常运行离不开气机的调畅，吴作君老师常讲“气顺血顺诸窍通”，气血顺通，方能经候如期，受孕自然。补肾健脾、调理冲任、益气养血、疏肝解郁为治疗不孕症之大法，若兼有寒、湿、热者，则温之、化之、清之，随证施药。养血理气常用方有四物汤、八珍汤、加味逍遥丸、开郁种玉汤等。

胃主受纳，腐熟水谷，为气血生化之源，所生化之气血为胞宫、经、孕、乳所须，胃中水谷之气盛，则冲脉、任脉气血充，为胞宫的功能发挥提供物质基础。吴作君老师临床上善用白术、砂仁、茯苓、黄精、黄芪等健胃益气药物。针对卵巢早衰、子宫内膜薄等中医认为是天癸枯竭、血海不足之症，善用女贞子、覆盆子、菟丝子、石斛、枸杞子、墨旱莲、桑椹、北沙参、黄精、熟地黄、何首乌、白芍、当归、阿胶等中药滋阴养血，填充血海；针对现代女性社会功能日益突出，随之压力无形增大的情况，吴作君老师总是会多考虑患者生理、心理、社会因素，根据情况应用柴胡、香附、郁金、合欢花、玫瑰花、代代花、月季花、绿萼梅等药物疏肝解郁，调节情志。吴作君老师对妇科病的总体治疗原则：不同年龄段的女性、同一疾病之病理改变的生理基础不同，辨证的同时须充分考虑到不同时期的生理特点，组方用药要具有针对性，但每个阶段均要固护脾肾、调理冲任、保养气血，以达到阴阳平衡。

四、常用对药

女贞子、墨旱莲：见于《医方集解》二至丸，因女贞子冬至日采，墨旱莲夏至日采，合而为用名曰“二至”。吴作君老师善用二药，取其走肝、肾经之特点，治疗肝肾阴虚，性凉补阴而不滋腻，同时还能起到凉血止血、乌发明目的作用。

益母草、香附：益母草又名坤草，顾名思义，其主要为妇科病药，辛、苦，微寒，归心、肝、膀胱经，可活血调经，利水消肿；香附入肝经，疏肝理气，调经止痛。二者配伍，一主气一主血，气血共调，通经和合，共为调经要药。

泽兰、泽泻：泽兰，苦、辛，微温，归肝、脾经；泽泻，甘、寒，归肾、膀胱经。二者都有利水消肿作用，不同在于泽泻还可清虚热，泽兰善活血调经，二者对妇人下焦瘀水内阻，甚至久而积热、积液等病尤为适宜。

仙茅、淫羊藿：二者为二仙汤主要组成，同入肝、肾二经，前者祛风湿，后者祛寒湿，相佐使用，共奏温肾壮阳、祛风湿散阴寒之功。

蒲公英、败酱草：二者均可清热解毒。蒲公英，甘、苦，寒，归肝、胃经，可消肿散结，利湿通淋；败酱草，辛、苦，微寒，归胃、大肠、肝经，取其辛开特性，还能消痈排脓、祛胞宫瘀滞而止痛。吴作君老师常用此对药治疗下焦湿热瘀阻证、带下病、妇科 HPV 阳性。现代药理研究也证明两药有抑菌、抗感染、激活免疫的功能。

陈皮、法半夏：出自二陈丸。法半夏，辛，温，微燥，燥湿化痰；陈皮，辛、苦，理气和中。两药合用，对痰湿一化一行，陈皮辛香而行，法半夏辛开苦降，调畅中焦使气机升降有序，逐寒痰之邪以安脾胃。

苍术、黄柏：出自二妙丸。苍术，辛、苦，温，归脾、胃、肝经；黄柏，苦，寒，归肾、膀胱、大肠经。黄柏清热除湿，泻火除蒸，长于清下焦湿热；苍术燥湿健脾，祛风散寒，长于祛中焦湿阻。二者温寒相顾，行中下焦湿病，吴作君老师用其治疗带下病、淋证、妇科炎症及湿疹有显著疗效。

菟丝子、巴戟天：吴作君老师临床中将其作为补肾常用药使用，菟丝子偏于补肾益精，固精安胎，性甘平补，不燥；巴戟天偏于补肾助阳，祛风除湿。二者配合应用既能增肾精以养肾阳，又可振肾阳以助精化气，在不孕不育治疗中高频使用。

茯苓、白术：健脾益气经典对药。吴作君老师治病重视补脾肾，两药配伍用之甚多，取茯苓甘以补脾，淡能渗湿，药性平和，祛邪而不伤正，白术健脾益气，甘温补虚，苦燥利湿，被誉为“脾脏补气健脾第一要药”。二者作为四君子汤的组药，为吴作君老师治疗脾虚患者首选用药。

石菖蒲、远志及郁金：吴作君老师常讲石菖蒲、远志二药药性同为辛、苦、温，石菖蒲入胃经，有化中焦湿阻和胃之效，并有开九窍、安心神之功，入心经开心窍、醒神智，侧重于化湿化痰开窍；远志同入心、肾二经，开心气，交通心肾，侧重于宁心安神。二者共用，开神窍，安心志，使患者脑清神明。郁金性寒，味辛、苦，有行气解郁、清心凉血之功效，用于痰浊蒙蔽心窍、热陷心包之证有清心开郁的效果，配合石菖蒲、远志使用，常用于抑郁症、精神分裂症及老年痴呆患者。

（供稿 / 整理：李琰琴）

【学术特色】

一、教书育人，以德统才

吴作君老师在从事中医临床教学科研等工作中，十分注重人才的培养，并且言传身教，毫无保留地向学生传授自己的实践经验，希望学生们能够青出于蓝而胜于蓝，她甘为人梯，为祖国医学培育出了众多德才兼备的优秀人才。她说："欲为良医，贵在以德统才，医乃仁术，志在治人。人生至重，有贵千金，无才则不足以学，必为庸医，有才而无德者，学了技术则会骄矜无忌，亦难成器。"师带徒教学中，她亲自编写医案，将几十年的经验之方以卡片的形式传递给学生，将遇到的疑难医案心传口述地告之学子，学生们发自肺腑地说：作为老师，她是学生们医学道路上的引路人，作为长辈，她的仁慈和母爱让学生们铭记在心。

二、勤学多问，重于实践

古人云：知之为知之，不知为不知。不懂不能装懂，做学问就是要勤学多问。多年来，吴作君老师总是在学无止境的精神鼓励之下严格要求自己，夜夜在灯光之下，读书又推敲。吴作君老师常讲中医的疗效来源于临床实践，为了观察典型病例的临床疗效，她经常利用业余时间到患者家中随访，从不因门诊量大而轻易拒绝患者。吴作君老师拥有自己独特的治疗理念和行之有效的治疗方式，许多患者慕名就诊，她都会毫无怨言地服务于每一位患者，用自己的心血和生命呈现着大医精诚的风范，始终认为医者三分才智七分勤奋。她遵古而不泥古，得意新知，讲求实效，非常重视四诊，尤其是舌脉。临床中见舌暗目敛（敛为老而不嫩，乃瘀久之象）、舌上有赤蕾提示有毒热蕴积于血分，重用牡丹皮、赤芍、半枝莲、大黄，收效甚捷；切诊见皮肤热者，为温热内蕴日久；胸痹见左寸脉如刀刮竹，细为血虚，涩为血少血滞，乃为气阴两虚兼血瘀；肺心病见脉细弱而滑数者，为正虚邪实，不能一味祛痰清热，要加生脉汤养心益气以防心衰。

三、结合文献，运用发挥

祖国医学源远流长，文献资料浩如烟海，中医理论著作汗牛充栋，因此吴作君老师强调读书既要做到广博精深又要有所侧重。吴作君老师提出：学中医首先要通晓四部经典，对重要经文熟读背诵，反复琢磨领会实质才能够做到融会贯通，运用自如。只有博览群书，拓展了眼界，思路才能开阔，才能够有所创新；查阅文献应从纵向和横向两个方向着手，既要了解古人的诊治经验，也要知道现今的医疗进展和难点。如治疗支气管炎，她亲自查阅有关咳嗽、喘证及其病因病机的记载，《素问·咳论》之“五脏六腑皆令人咳，非独肺也”明确指出咳嗽与五脏六腑均有关；《杂病源流犀烛·咳嗽哮喘源流》云：“盖肺不伤不咳，脾不伤不久咳，肾不伤火不炽，咳不甚，其大较也”，不仅指出肺、脾、肾三脏是咳嗽的主要病变所在，还指出了咳嗽所累及脏腑是随着病情的加重而由肺及脾、肾的演变过程；肺为贮痰之器，“有痰必有瘀”，故痰瘀为咳嗽、痰瘀交阻之咳喘病不容忽视的病症过程。吴作君老师提出了咳喘病的治疗不可见咳止咳，治法不能简单地用宣肺肃降、止咳平喘等方法，应根据患者临床表现的不同，个体化地应用疏肝理气、运脾燥湿、补肾纳气等方药，达到“知痰水之壅，由瘀血使然，祛瘀血则痰水自清”之目的。

她善治妇科病、不孕症等妇科疾病。如崩漏病，《济生方》曰：“崩漏之病，本乎血证，轻者谓之漏下，甚者谓之崩中。”结合《素问·上古天真论》所载“女子七岁，肾气盛，齿更发长，二七而天癸至，任脉通，太冲脉盛，月事以时下，故有子……五七，阳明脉衰，面始焦，发始坠……七七，任脉虚，太冲脉衰少，天癸竭，地道不通，故形坏而无子也”，说明妇女的生理变化与年龄增长关系极为密切。结合此经文，从三期阐述其发病原因：①青春期。肾气尚虚，天癸初至，冲脉通而未盛，制约血海之力弱，加之外因所致血海不安，则为崩漏，以阴虚阳盛型较多。②中年期。妇女多年的经血泻下、妊娠、产乳都以经血为用，致阴血耗损，如《灵枢·五音五味》云：“妇人之生，有余于气，不足于血，以其数脱血也。”此期阴常不足，阳常有余，若逢高热、抑郁、劳伤等造成阴虚阳亢，热扰冲任，则发崩漏。③更年期。肾的功能衰退，加之六淫、七情、饮食不节等，致脏腑功能衰弱，肾气无力制约血海，则发为崩漏。治疗崩漏之法，初用止血以塞其流，中用清热以澄其源，末用补血以复其旧。吴作君老师遵从此法，又有所发挥，研制出了止红合剂，主要药物有苎麻根、大蓟、女贞子、生地黄、茜草、墨旱莲、炒黄芩、血余炭、白芍、甘草、三七粉等。另外，她研制出了消瘤合剂，主要药物有生黄芪、夏枯草、莪术、当归、昆布、三七粉、荔枝核、三棱、甘草、生牡蛎、炒甲珠，通因通用，用于治疗子宫肌瘤和血瘀崩漏。从吴作君老师治疗妇科的方剂中可以看出，清热的同时要考虑苦寒伤正之弊，理血的同时要兼顾脾肾二脏，辛温行血之品少用为宜，炭类药物也不宜过早过量使用。

四、立足继承，勇于创新

中医药几千年历史，通过人体亿万次重复实践才积累了丰富的经验，形成了系统的理论。吴作君老师在继承古方的基础上，创立有效方剂30余首，做成院内制剂，临床使用每获良效。她研制的“清热止咳合剂”由治疗肺热咳喘的麻杏石甘汤和治疗咳喘兼表证的金沸草散加减而成，金沸草苦降辛散，又长于降逆止咳，防石膏之寒以护胃气，麻黄散寒解表，引邪外出，全方共奏清热达表、宣肺化痰、止咳平喘之功效。将之用于临床治疗热型咳喘304例，对于急慢性咳喘总有效率分别为95%、94.12%，此项研究获1993年北京市中医管理局科技成果二等奖。另如对于肺、脾、肾三脏均虚的咳喘，用定喘汤减紫苏子加黄芪、熟地黄、五味子、紫菀共奏补脾肾、化痰热、宣肺气、止咳喘之良效。支气管扩张咯血，《血证论》治疗血证的总纲为“止血、消瘀、宁血、补虚”，吴作君老师遵此原则，自拟“咳血宁”用于咯血期；“咳血安”用于止血后，调治肺肾，修复血管，缓图治本；“保肺膏”用于善后调养以防阴虚血动，用于临床多年，疗效甚好。“咳血宁”中百合甘、淡，微寒，入心、肺经，清热润肺止咳，安养五脏补虚损，并有较好的止血效果；生地黄、牡丹皮性微寒，入心、肝、肾经，凉血止血散瘀，清血中伏热以防血动；白茅根、大蓟、白及、三七粉、阿胶珠清热润肺、凉血止血并能滋阴补血、祛瘀生新，且阿胶可代百合固金汤中当归、白芍、甘草以安肺金；黄芩、浙贝母、二冬（天冬、麦冬）、甘草清热解毒，化瘀止咳，肺肾双清，母子同济，煎汤服。“咳血安”用白及、阿胶、三七粉、琥珀面、仙鹤草、牡丹皮、荷叶、百合、浙贝母、苦杏仁、桔梗、紫菀、黄芩、羚羊粉、白术、炙黄芪、五味子、熟地黄、白芍、麦冬、紫苏梗、沉香，配蜜为丸，每丸9g。“保肺膏”用百合、炙黄芪、砂仁，煎汤取汁，药液烊化阿胶后溶入川贝母、白及、三七粉，兑蜂蜜调拌后再炖10分钟即成。由此可见吴作君老师立方遣药的独到之处：源于经典，不拘泥一方，分期辨证施治，随证施方。

五、多方施用，精益求精

中医治病，辨证施治。一种病症非一方所能治，非一法所能医。吴作君老师内外兼用，多法施治，不落俗套。如咳喘乃是内科难症，为了寻求治疗咳喘新途径，吴作君老师研制了药物口罩、药物背心，她还应用“冬病夏治”之法，三伏天在肺俞、心俞、膈俞上贴膏药，因病施药，“热者寒治，寒者热治”，多途径治疗提高咳喘疗效。眼科和皮肤科疾患，常内服药结合外用药，多配以熏洗，尤其是妇科外阴瘙痒，用苦参30g，茵陈30g，白芷15g，当归15g；遇尖锐湿疣，加狼毒草10～20g（有毒，不可久用），莪术15g，外洗，效果良好。为医者务须广见其闻，他人带来的偏方验方，有可取之处吴作君老师便随即收录，融于临床中，如她常用鲫鱼枣仁汤治疗顽固性失眠，红蛋汤（药液卧鸡蛋加红糖）治疗胃痛，香盐散（小茴香、大青盐）炒热外敷患处治疗疝气，疗效均佳。这些如同零锦碎玉的临床经验常年积累，丰富了吴作君老师的临证思想。

对于疑难杂症、重症，吴作君老师告诫学生，要学孙思邈“胆欲大而心欲小，智欲圆而行欲方”。吴作君老师治疗顽疾，依据病情，有时用药剂量远远超过常量，出奇制胜。如治疗顽固性头痛，用芍药甘草汤，白芍加至60g；治疗胸闷欲死，用瓜蒌薤白半夏汤合栀子豉汤，瓜蒌用至60g；如治疗一位狂症患者，用清心滚痰丸和定志丸加减，配合朱砂、琥珀粉冲服，其中大黄用10～15g；此种个案，举不胜举。

吴作君老师注重整体观念，力求治病求本，治疗上滋补脾肾、调护冲任、养血理气，以达阴阳平衡；临床思辨特点为整体调理，辨病与辨证相结合，抓主症，重视四诊，尤其舌脉，重在益脾肾、护冲任、养气血、调情志，多方施用，勇于创新。

（供稿：修丽梅　完善：吴升平　整理：李琰琴）

第三部分

吴作君及师门临床经验与典型验案

【吴作君老师临床经验与典型验案】

一、习惯性流产

习惯性流产是指遭受两次或两次以上在妊娠20周以前的胎儿丢失者，亦称“复发性流产”，属中医学的“滑胎”“数坠胎”范畴。习惯性流产原因很多，西医认为其病因包括内分泌、免疫染色体异常、感染因素等。中医认为，该病与脾肾关系密切，脾气盛，化源有继，肾气盛，天癸盈满，冲任胞宫之间的功能协调，胎元方能守固。

【病因病机】

《校注妇人良方》曰:“胎乃阳施阴化，营卫调和，经养完全，十月而产。若气血虚损，不能养胎，所以数坠，凡妊妇腰痛多坠胎。”吴作君老师认为：气血虚损，肾气不足是致使坠胎的重要因素。气血者，脾胃所化生，脾胃气血盈盛，经养胎足，应期而产；反之，化源不足，气血两亏，气不能载胎，血不能养胎。冲主血海，任主胞胎，二脉皆起于胞宫，胞宫失养则胎坠。肾主生殖，系胞胎，腰为肾之外府，精血不足，肾气亏虚则腰痛，腰痛则数坠胎；肝藏血，肾藏精，精血相生，肝肾同源，若母体阴血素虚，必会影响胞胎不稳，调养不及以致坠胎。多次滑胎，气血双亏，久病多虚多寒，冰寒之地，不生草木，生者亦枯亦萎，气虚血滞致瘀，瘀久化热生湿，加之肝郁，变生诸疾，甚者造成虚虚实实之证。

【辨证施治】

吴作君老师指出治疗本病应以补脾肾、滋养阴血为主旨，根据临床兼证加减施治，药随症转。吴作君老师常用方剂：八珍汤、二仙汤、五子衍宗丸、麒麟丸、滋肾育胎丸、寿胎丸、河车大造丸。治疗原则：孕前先调理，孕后早保胎。吴作君老师认为，多次滑坠流产，冲任受损，气阴两伤，致女精不健，安胎不能，此类患者在孕前必须先调治，否则陷入虚而滑、滑更虚的恶性循环之中，调理期间必须严格工具避孕。治疗仍以补脾肾、养阴血为主，药用党参、茯苓、白术、山药补脾益肾，肉苁蓉、淫羊藿、熟地黄、菟丝子、何首乌、巴戟天补肾填精，滋阴养血；其次随兼症施药，如用香附、柴胡、延胡索、砂仁疏肝解郁，黄芩、炒栀子、败酱草、红藤、车前子、金银花、连翘清热解毒利湿，泽兰、牡丹皮、桃仁、益母草、三棱、莪术活血化瘀。在用药的同时，一定要给予心理疏导，缓解压力，树立信心，保持良好的心态。饮食有节，起居有时，并加强运动，增强体质，提高免疫力，对肥胖和偏瘦患者给予有利于怀孕的健康指导，坚持服药，定期检查，为再孕打好基础。孕后早保胎，不要等到阴道出血再保胎。如果孕酮低，血人绒毛膜促性腺激素（HCG）翻倍不达标，应及时给予保胎治疗，最好服药到妊娠20周左右，胎盘较稳固且无腰酸、胎动不安的征象时方可停药，同时严密观察。吴作君老师常用保胎药物：党参、炒白术、黄芩、山茱萸、白芍、续断、枸杞子、山药、菟丝子、乌药、麦冬、炙甘草、金银花、炒栀子、石斛、紫苏梗、砂仁等。

【验案举隅】

何某，女，30岁，已婚。2014年6月14日初诊。

主诉：流产4次。

现病史：患者婚后3年间多次流产，均在孕40天左右自然流产，既往月经规律，周期28天，6天净，经量少、色淡，无明显腹痛，经期腰酸。婚后1个月即受孕，查HCG翻倍不达标，孕酮低，卵黄囊、胚芽可见，保胎不成功，42天流产，未清宫。2个月后又怀孕，查HCG仍翻倍不达标，孕酮低。此后避孕1年，其间曾服用外院中药调理半年后停药，次年4月怀孕，5月流产，同年11月又怀孕，12月又流产，且后3次怀孕均未见卵黄囊及胚芽。现月经周期28～30天，5天净，量少、色淡，腰酸，大便溏，舌淡暗、苔白，脉沉细弦。女性激素检查显示雌激素水平不足，孕酮低，提示黄体功能不全。妇科B超提示内膜薄，基础体温呈单相，无排卵月经。

中医诊断：滑胎（脾肾两虚，肝失疏泄，冲任失固）。

治法：补肾健脾，调养冲任，佐以疏肝。

治疗：此时患者正值经后期，即卵泡期，治疗以补肾益脾、填补精血为法，以促卵泡发育。

处方：党参20g，茯苓20g，白术15g，山药20g，黄精20g，肉苁蓉20g，淫羊藿15g，熟地黄20g，菟丝子20g，紫河车20g，巴戟天15g，山茱萸20g，补肾益精；何首乌15g，阿胶（烊化）12g，白芍15g，枸杞子30g，丹参20g，滋阴养血，柔肝以安血室；柴胡6g，香附12g，川芎6g，合欢花10g，疏肝解郁。全方共奏补肾益脾、填补精血之功，佐以疏解，补而不滞，以促卵泡发育。

据现代药理研究，淫羊藿、肉苁蓉有类激素作用，能改善垂体－卵巢－性腺轴的功能，加桂枝10g，温肾助阳，更利于卵泡发育，患者有热象，加炒栀子9g，以清三焦火热，疗心中烦闷。

二诊：初诊后1个月余，此时为月经第16天，正值排卵期，应补肾活血化瘀，调理气血，促排卵，但患者子宫内膜薄、经量少、经期后错，表明血海不足、冲任不健，基础体温呈阶梯状上升，且高温仅维持6天，提示黄体功能不全，雌激素水平低，故仍需守上方减山茱萸、白芍，加泽兰、桃仁、红花各10g，川芎10g，延胡索10g，牡丹皮15g，活血化瘀，以促排卵，顺应周期规律。

三诊：二诊后1个月，诉末次月经的月经量比以前增多，色暗红，无腹痛，5天净，基础体温呈阶梯状上升。患者诉近日白带色黄、量较多，少腹痛，小便黄，大便干，舌暗红、苔白，脉滑细数。吴作君老师拟清理下焦湿热，佐益脾肾养冲任之法。处方：苍术12g，黄柏12g，川牛膝15g，生薏苡仁30g，黄芩12g，赤芍12g，白芍15g，石韦30g，牡丹皮12g，泽泻10g，淫羊藿20g，菟丝子30g，枸杞子20g，香附12g，柴胡6g，丹参20g，炙甘草9g，益母草20g，炙鳖甲15g，桃仁10g。活化软散则炎消。该方为补不足泻有余、补肾加清热双管齐下之方。

四诊：患者诉服上药 14 剂后，黄白带大减，小腹舒适，腹痛减轻八成，纳可，二便调。效不更方，前方续服 7 剂。

五诊：患者诉黄白带已无，腰腹痛未作，月经应期而至，量中等，6 天净，基础体温呈双相，提示已有排卵，子宫内膜稍薄。故嘱下月试孕，拟方以益脾肾、固冲任佐清疏为治疗原则，为种子保胎做好准备。处方：茯苓 30g，白术 15g，黄芩 12g，莲子肉 20g，桑寄生 20g，菟丝子 30g，巴戟天 15g，阿胶珠 10g，续断 15g，山茱萸 15g，枸杞子 20g，柴胡 6g，陈皮 9g，石斛 10g，炙甘草 9g。连服 1 个月。

六诊：患者此次月经过期未潮，查尿 HCG 阳性，血 HCG 翻倍，孕酮在正常范围内，大便稍干。吴作君老师予五诊方减茯苓、芡实，加生地黄 15g，白芍 12g，养血清热润便。续行前法，固冲安胎，嘱隔日 1 服，20 周后停药观察，变化随诊。

随访：后来电告知，顺产一男婴，8 斤重。

按：治疗习惯性流产周期长，应根据女性生理周期分期而治。吴作君老师常讲，西医学认为临床所见习惯性流产多因子宫内膜薄、黄体功能不全、卵泡发育不良、无排卵月经等因素造成；中医对本病的认识多以脾肾不足、气血失养、冲任不调为因，故临床上吴作君老师谨守补脾肾、滋养阴血、调冲任的治疗原则，常能达到良好的治疗效果，并总结了几组治疗不同症状的特色中药药串，如促进子宫内膜生长的常用药熟地黄、白芍、当归、黄精、山茱萸、山药、炙鳖甲、肉苁蓉、淫羊藿、补骨脂、菟丝子、巴戟天，治疗黄体功能不全时常用党参、炒白术、炙黄芪、肉苁蓉、淫羊藿、菟丝子、鹿角霜、续断、桑寄生、何首乌、核桃，促进卵泡发育常用党参、炒白术、炙黄芪、肉苁蓉、淫羊藿、续断、桑寄生、鹿角片、菟丝子，促排卵常用桃仁、红花、香附、牡丹皮、丹参、泽泻等。

（供稿 / 整理：李琰琴　完善：吴升平）

二、多囊卵巢综合征

多囊卵巢综合征是育龄期妇女常见的一种复杂的内分泌及代谢异常所致的疾病，以慢性无排卵和高雄激素血症为特征，主要临床表现为月经周期不规律、闭经、不孕、多毛、痤疮、肥胖等，是最常见的女性内分泌疾病，也是导致女性不孕的主要原因之一。随着社会的快节奏发展，女性参与社会角色的分工越来越多样化，但也随之带来了相应的社会生活压力，故临床中发现，我国育龄期妇女中此病发病率也呈逐年上升趋势。中医对此病名称无详细记载，多把此病归于“不孕症”“闭经”“月经后期”等范畴。

【病因病机】

吴作君老师指出中医将本病以症状命名，按表现特点将其归于“闭经”“不孕症”“月经后期”“癥瘕”等病的范畴；本病主要责之于肾、肝、脾三脏，以肾虚痰瘀、肝失疏泄为机理，因肾主生殖，在月经及孕育中起着主导作用，故本病以肾虚为本，兼以瘀浊痰湿、肝气郁结，从而影响了月事的正常周期，导致不孕、闭经的发生。正如《傅青主女科》中指出：“肥胖之妇，内肉必满，遮子宫，不能受精。”

【辨证施治】

此病治疗应审证论治，结合其肾虚、有痰有瘀兼肝郁气滞的证型特点，吴作君老师常予补肾活血、运脾祛湿、疏肝解郁法治疗，常用苍附导痰丸、调经促孕丸、四物汤、五子衍宗丸、加味逍遥丸、化水种子汤、并提汤、参苓白术散等方剂。并强调此病多见于肥胖之人，肥人多痰湿，故见之则酌情加利痰湿方药，如泽兰、泽泻、荷叶等；湿久必瘀，结合舌脉，辅以活血通利之品；见闭经或月经量少、经期延后者多虚，要虚以补之，填补血海，同时补而通之，使气顺血和，补中有行，以利精血化生。

【验案举隅】

马某某，女，30 岁。2022 年 2 月 18 日初诊。

主诉：月经稀发多年。

现病史：婚后半年未避孕未孕，妇科超声检查示多囊卵巢（每侧均有 30 ～ 40 个卵泡，无优势卵泡）、内膜薄，宫颈纳囊。平素月经周期 40 ～ 90 天不等，量少，3 天净，常服西药促月经，激素六项示黄体功能不全，舌淡暗、苔白，脉沉细滑。

中医诊断：月经过少（肾虚血亏，兼湿瘀内滞，气机失疏）。

治法：运脾化湿，补益气血，肝肾同调。

处方：茯苓 20g，苍术 10g，熟地黄 20g，白芍 12g，菟丝子 20g，巴戟天 20g，当归 10g，川芎 10g，淫羊藿 20g，生艾叶 10g，月季花 10g，益母草 20g，香附 10g，蒲公英 20g。水煎服，日 1 剂，早晚分服。

服药 1 个月后月经来潮，卵泡减至每侧 15 ～ 18 个，月经量仍少，子宫内膜薄，舌红、苔白微腻，脉沉细滑。前方减苍术，菟丝子加至 30g，黄精 20g。

后随诊 2 次，均以上方随症加减。服药 3 个月后，成功受孕。

按：此患者月经稀少多年，迁延日久，故必以肾虚为主；经量少，气血亦不足，故补肾养血贯穿治疗始终；虚久必瘀，气机不调，使得瘀痰积于下，出现多卵泡、纳囊的结果；结合舌脉，证脉一致。吴作君老师先以苍术、茯苓运脾化湿，同时四物组药补益气血，菟丝子、巴戟天、淫羊藿之类补肾化精，加以艾叶、益母草、香附、月季花调经开郁，疏通气机，使补而不滞，后期予黄精等加强滋养内膜之力，为孕后坐胎稳定夯实基础。

（供稿 / 整理：李琰琴　审核：修丽梅）

三、黄体功能不全

黄体功能不全（LPD）是由 Jone 于 1949 年首次提出，指排卵后卵泡形成的黄体发育和功能不全。因黄体功能不全，合成和分泌孕酮不足，以致引起子宫内膜分泌反应不良，难以维持孕卵的种植和早期发育而引起不孕、流产、月经紊乱等证候群。中医古籍中无“黄体功能不全”这一病名，据黄体功能不全致月经频发、经前点滴出血、崩漏、不孕、反复早期流产等临床表现，认为其属于中医“月经不调”“不孕”“胎漏”“滑胎”等病范畴。现代医学认为，黄体中期孕酮峰值低于 9ng/mL，或者子宫内膜活检与月经时间同步差 2 天以上者可诊断为黄体功能不全。其与卵泡发育不良、生殖激素紊乱、卵巢血供障碍、细胞因子异常、免疫机能障碍、卵巢本身细胞改变、微量元素减少，以及辅助生殖技术中使用超排卵治疗、肥胖、过度运动、代谢功能异常等因素有关，是下丘脑－垂体－卵巢－子宫轴功能失调所致。

【病因病机】

《景岳全书·妇人规》载：“凡妊娠胎气不安者，证本非一，治亦不同，盖胎气不安者必有所因，或虚，或实，或寒，或热，皆能为胎气之病。”对本病的认识，多从肝肾、阴阳、气血来考虑，病因病机主要有肾虚、肝郁、脾虚、气血不足、冲任失调等。综合中医古籍记载和吴作君老师临床实践，吴作君老师认为：黄体功能不全基础体温呈阶梯样缓慢上升为肾虚所致，病位在脾肾，其发生与脏腑气血功能失常，冲、任、督、带脉损伤密切相关。病因病机是肾－天癸－冲任－胞宫轴功能的紊乱，或因先天肾气肾阳不足、阳虚，子宫失煦；或肾阴精血不足，胞脉失养；或阴虚火旺，血海蕴热；或情志不畅，肝气郁结，血行不畅；或饮食不节，恣食肥甘，脾虚痰湿内生，胞脉受阻；或瘀血阻于胞脉等。

【辨证施治】

结合病因病机治疗黄体功能不全，吴作君老师认为首当补肾，同时要健脾，以化后天水谷精微，充先天之肾，偏于肾阳不足则温阳，偏于肾阴亏虚则滋阴；因临床证型往往不单一，故治疗上应辨型求因，兼顾肝郁气滞、痰湿内阻、痰瘀互结，对证而治，灵活掌握。

【验案举隅】

黄某，女，36岁。2019年3月13日初诊。

主诉：未避孕未孕3年余。

现病史：患者平素月经4～5天/28～30天，量少，首日色褐，偶有痛经，怕冷，腰酸，易疲劳，食欲差，寐差，二便可。舌体胖大质暗、苔薄黄，脉细滑。

生育史：曾于2014年人工流产1次。

末次月经（LMP）：2019年3月2日。2019年2月26日查雌二醇（E_2）448.5 mmol/mL，孕酮（P）33.2 nmol/L，内分泌六项正常，输卵管造影（HSG）示双侧输卵管通畅。基础体温呈阶梯上升，移行期≥3天。配偶精液常规检查结果正常。

中医诊断：不孕症（脾肾不足，气血虚弱）。

治法：补肾养血健脾。

处方：菟丝子20g，巴戟天10g，淫羊藿10g，肉苁蓉10g，女贞子10g，枸杞子10g，山药15g，党参20g。14剂，水煎服，日1剂，早晚分服。

2019年3月27日复诊，仍觉疲倦，寐差，易醒，盗汗，足凉，食欲好转，二便调，舌大质暗、苔薄，脉细。前方加龙眼肉10g，浮小麦30g，鹿角霜20g。30剂，水煎服。

患者诸症减轻，继来诊3个月余后，停经45天，偶有小腹隐痛，腰酸，恶心呕吐，食欲差，小便黄，大便正常。查E_2 983.5 nmol/mL，P 66.2 nmol/L。前2个月BBT双相，移行期≤3天；血HCG 56 893 mIU/mL，E_2 1332 nmol/mL，P 73.6 nmol/mL。舌嫩、苔薄腻，脉细弦滑。诊断：妊娠。吴作君老师治以补肾健脾、养血安胎。处方：菟丝子20g，续断12g，桑寄生12g，阿胶10g，莲子肉12g，炒白术10g，茯神15g，黄芩10g，太子参15g，炒酸枣仁20g，白梅花6g，紫苏梗10g，淡竹叶6g。7剂，水煎服，日1剂，早晚分服。

随症加减治疗2个月余，于孕12周查B超示胎儿大小与停经时间相符，可见胎心搏动。嘱其定期产前检查。

按：本案治疗上给予补肾疏肝、健脾养血、活血化瘀等治法，药用菟丝子、肉苁蓉、续断、桑寄生等以温补肾阳，可增强下丘脑－垂体－卵巢轴的促黄体功能，提高垂体对黄体生成激素释放激素的反应性。菟丝子归肾、脾经，具有补肾益精作用。桑寄生能养血、强筋骨，能使胎气强壮。阿胶为驴皮所熬，最善伏藏血脉，滋阴补肾。巴戟天补肾助阳，专治肾阳不足之阳痿、宫冷不孕。肉苁蓉甘温补阳，咸以补肾壮阳，能益精填髓，亦治腰膝冷痛、宫冷不孕。续断也为补肾之药。炒白术为补虚药，具有健脾益气的功效，太子参可益气健脾、生津润肺，茯神宁心、安神、利水，三药合用，健脾温中，以固护气血生化之源。同时予白梅花以调肝和胃，紫苏梗行气和中、理气，淡竹叶泻胃火，三药为疏肝理气药，可调畅全身气机。全方共奏补肾健脾养血之功效，使气血和、五脏安、人体的各项生理机能恢复正常，从而达到治愈疾病的目标。

（供稿：赵文麟　整理：李琰琴　审核：修丽梅）

四、子宫肌瘤

子宫肌瘤是女性盆腔部位常见的良性肿瘤之一，多发生于 30 ～ 50 岁的女性，属中医学“癥瘕”“石瘕”的范畴。此病症的出现可能与卵巢激素活动密切相关，因为子宫肌瘤通常在女性卵巢功能最为旺盛的时期形成。当女性进入绝经期，随着雌激素水平的降低，肌瘤往往会停止生长并逐渐退化。根据肌瘤的生长位置，分为子宫体肌瘤、子宫颈肌瘤两类；从肌瘤的生长方向来看，又可细分为黏膜下肌瘤、间质性肌瘤和浆膜下肌瘤，其中间质性肌瘤最为常见。多数子宫肌瘤患者在初期并无明显症状，往往是在常规体检时才发现，因此诊断相对直接。

子宫肌瘤的临床表现多样，最显著的是月经模式的改变，包括月经量增多、经期延长或阴道不规则出血等。较大的肌瘤甚至能在腹部触及，而巨型肌瘤则可能引发压迫症状，如压迫膀胱导致尿频、尿急或尿潴留，压迫直肠引起便秘和腹胀，压迫盆腔组织造成下腹痛和腰部酸痛。此外，患者还可能出现贫血、白带增多、不孕等问题，长期经血过多还可能引发头晕、心悸、乏力和面色萎黄等气血两虚的症状。

【病因病机】

中医对子宫肌瘤形成的病理机制早在《灵枢·水胀》中已有论述："石瘕生于胞中，寒气客于子门，子门闭塞气不得通，恶血当泻不泻，血不以留止，日益增大，状如怀子，月事不以时下。"说明在经期产后余血未尽之时，若机体受内伤或不良情志等因素影响，加之风、寒、湿等邪气乘虚而侵，易造成气不得通、恶血不泻、气滞寒凝，血瘀积聚成癥，内结于胞宫，日益增大而形成肌瘤。女子生理特征，以天癸为本，肝肾为先天，若房劳过度、刮宫流产过多、身体辛劳等涉及机体肝、脾、肾的正常生理机能则造成肝肾阴血不足，气血两虚。气虚则血滞，滞而不通，瘀积不散则逐渐形成肌瘤。根据肌瘤生长于子宫部位及肌瘤大小的差异，表现出的临床症状各异。多数患者出现月经量多、色暗有块，部分患者出现月经量少，有些则症状不明显，仅在妇科体检时才发现患有子宫肌瘤。

【辨证施治】

吴作君老师认为中医治疗该病的主线为：活血化瘀，软坚散结，同时根据患者体质、身体强弱情况进行辨证施治。遵循《医宗金鉴·妇科心法要诀》所说："凡治诸癥积，宜先审身形之强弱、病势之缓急而治之。如人虚则气血衰弱，不任攻伐，病势虽盛，当先扶正，而后治其病。若形正俱实，宜先攻其病。"中医治疗首先应该辨清楚寒热虚实，虚者补之，实者泻之，或攻补兼施，既不伤正又能祛邪，方可两全。

【验案举隅】

验案1：扶正祛邪，攻补兼施

刘某，女，36岁。2010年10月8日初诊。

主诉：月经量过多，推后40～50天，经期6天，色黑有块，质黏，平素腰腹冷痛，经期尤甚。

现病史：4 年前剖宫产后受凉，舌质暗，舌两侧有明显瘀斑，舌苔薄白。B 超显示：子宫肌瘤 2.3cm×2.1cm。

中医诊断：癥瘕（脾肾两虚，寒凝血瘀，癥结胞宫）。

治法：健脾益肾，温补肾阳，蒸动脾阳，脾运更佳，气帅血行助瘤消散。

处方：茯苓 30g，白术 20g，山药 20g，干姜 6g，鹿角胶 20g，三棱 10g，莪术 10g，黄药子 6g，炙鳖甲 15g，炒甲珠 10g，桃仁 10g，柴胡 6g，香附 15g，生山楂 15g，炙甘草 10g，白芍 12g，黄芪 30g，丹参 20g，皂角刺 10g。14 剂，水煎服，日 1 剂，早晚分服。

服药后诉胃部不适，加参苓白术丸，每日 1 ～ 2 次，连续服药 20 剂。

二诊：服药后腰腹部冷痛症状减轻，月经 40 天 1 次，大便正常，观舌脉同前。上方加党参 30g，鸡内金 15g，减黄药子，服药 20 剂。

三诊：月经应期而至，色深红，质黏伴有大小血块，中间夹杂米粒大小黑渣样物质，六七天后，月经干净，经期无腹痛，自觉腹中柔软，甚欢喜。按前方将三棱、莪术减量至 6g，服药 2 个月余。4 个月后再次复查 B 超，肌瘤尽消，未见异常。

随访 6 个月未复发。

验案 2：补气养血消肌瘤

李某，女，38 岁。2010 年 5 月 4 日初诊。

主诉：月经周期 30 天，经期 3 ～ 4 天，量少。

现病史：平素腰酸乏力，伴心悸，神怠身倦，纳呆食少，贫血，血红蛋白 80g/L，腹部无不适，舌质淡暗、苔薄白，脉沉细弱。就诊前 1 周查 B 超示：子宫肌瘤 3.2cm×2.8cm。

中医诊断：癥瘕（脾虚血亏）。

治法：先补气养血，待血红蛋白值上升后再进行消瘤治疗。

处方：以八珍汤为主。党参 30g，白术 20g，茯苓 30g，熟地黄 20g，白芍 12g，川芎 6g，肉桂 15g，生牡蛎 30g，桂枝 10g，炙甘草 10g，枸杞子 20g，阿胶丁（烊化）20g，陈皮 9g，炒三仙各 30g，炙黄芪 30g，鸡血藤

20g，老鲜姜 3 片。14 剂，水煎服，日 1 剂，早晚分服。

二诊：服药 1 个月后复查 B 超显示子宫肌瘤减小至原有的 50%，血红蛋白上升到 9.5g/L。

三诊：在原方基础上，加丹参 25g，黄精 20g，玫瑰花 10g，阿胶丁 10g（烊化）。4 个月后复查 B 超：子宫附件未见异常。血红蛋白上升到 110g/L。后临床随诊观察，6 个月未复发。

【吴作君老师自拟“子宫消瘤合剂”】

组方：三棱 10g，莪术 10g，炙鳖甲 20g，炒甲珠 10g，桃仁 10g，红花 10g，炙黄芪 20g，丹参 15g，牡丹皮 12g，赤芍 12g，桂枝 10g，茯苓 20g，生薏苡仁 20g，香附 10g，三七粉（分冲）6g，生山楂 15g，鸡内金 15g。

方解：三棱，苦平辛散，入肝脾血分，为血中气药，长于破血中之气，以破血通滞；莪术，苦辛温香，入肝脾气分，为气中血药，善破气中之血，以破气消积。二药合用，气血双施，活血化瘀，化积消块。炙鳖甲、炒甲珠、桃仁、红花，活血化瘀，破积消癥，软坚散结。炙黄芪，补气，气行则血行。牡丹皮、丹参、赤芍，养血活血化瘀。桂枝、茯苓、生薏苡仁，温通血脉，茯苓与桂枝同用入阴通阳，茯苓、生薏苡仁配伍健脾渗湿，以杜生痰之源。香附，入肝经并能行血中之气，引领诸药直达病所。三七粉，活血化瘀，祛瘀生新，补不足泻有余，为药之上品。生山楂，入脾、胃、肝经，能健脾开胃，消食化积，又能活血化瘀消肿，用于产后瘀阻腹痛、恶露不净，有收缩子宫功效。鸡内金具有养胃阴、生胃津、化结石、消瘀积的作用，《医学衷中参西录》云：“鸡内金，鸡之胃也，中有瓷石、铜铁皆能消化，其善化瘀积可之。”本方加减：气血两虚者，加服八珍颗粒 1 袋，每日 1 ～ 2 次；寒凝血瘀较甚者，加服艾附暖宫丸，每次 1 丸，每日 1 ～ 2 次；体型丰满痰湿盛者，加服二陈丸，每次 1 丸，每日 1 ～ 2 次；肝郁气结者，加服舒肝丸或平肝舒络丸，每次 1 丸，每日 1 ～ 2 次。

（供稿：吴升平　整理：李琰琴）

五、崩漏

崩漏即崩中漏下，指女性在非经期忽然阴道大量出血或者持续性地淋漓不断出血。经血暴下谓之“崩中”，淋漓不断谓之“漏下”。二者病机常一致，均可导致不孕。《素问·阴阳别论》中提出：“阴虚阳搏谓之崩。”《诸病源候论》首列“漏下候”“崩中候”“崩中漏下候”。

【病因病机】

该病症机理多为脏腑气血功能失调，冲任损伤不能制约经血，经血从胞宫非时而妄行，常与肝、脾、肾三脏密切相关，可由肝不藏血、血热妄行，或者脾不统血、气不摄血而致血不归经，或肾虚亏损、冲任失调所致。按女性发病年龄不同，其临床表现可归纳为：①青春期，肾气尚虚，天癸初至，冲任通而未盛，制约血海之力弱，加之外因所致血海不安，造成崩漏，此年龄段者多为阴虚阳盛型；②中年期，多与中年人经血泻下、妊娠、产乳以血为用，致阴血耗伤有关，此期阴常不足，阳常有余，若遇高热、抑郁、劳伤等因素，还会造成阴虚阳搏，热扰冲任而出现崩漏，如《傅青主女科》所说“冲脉太热而血即沸，血崩之为病，正冲脉之太热也”；③更年期，肾功能衰退，加之六淫、七情、饮食不节等情况，致使脏腑功能减弱，肾气无力制约阴血，则发生崩漏。

【辨证施治】

吴作君老师根据崩漏的年龄特征和病因分而施治，初用止血以塞其流，中用清热以澄其源，末用补血以复其旧。应用上法，吴作君教授研制出了“止红合剂”，其主要药物组成为苎麻根、大蓟、小蓟、女贞子、生地黄、茜草、墨旱莲、黄芩、白芍、三七粉等，治疗崩漏效果显著。

【验案举隅】

郝某，女，11 岁。2020 年 3 月 4 日初诊。

主诉：近 1 个月漏下不止，色淡血量少。

现病史：患者半年前月经初潮，参加学校运动比赛后，近 1 个月月经漏下不止，色淡红，经量少，舌红，苔薄白、中微黄，脉沉细弱。

中医诊断：崩漏（气血不足）。

治法：拟益肾养血、补气固冲之法，予胶艾汤加减。

处方：黄芪 15g，当归身 9g，白芍 12g，菟丝子 15g，女贞子 12g，阿胶珠 10g，艾叶、甘草各 6g，川芎 3g。3 剂，水煎服，日 1 剂，早晚分服。

2 剂后血止，转用补气固肾之法，以圣愈汤加菟丝子、何首乌各 15g，五味子 10g。10 剂巩固疗效。追访半年病未反复。

按：崩漏发病是因肾 – 天癸 – 冲任 – 胞宫生殖轴的功能严重失调，主要表现为各种因素引起冲任不固，不能制约经血，使胞宫藏泻失常。本病例考虑为少女肾气未盛，气血不足，制约血海之力弱，冲任失固，封藏失司，予阿胶、白芍、当归养血滋阴以治血气失散，用少量血中气药川芎以理血，使补而不滞，血止后用补肾药滋养先天之精，以达到治病求本的效果。吴作君老师提出，治疗崩漏的同时还要考虑病久致阴虚之候，在应用清热药的同时，要考虑到苦寒伤心之弊，理血时又要兼顾脾、肾二脏，应用辛温之品以少为宜，炭类药物也不宜过早过量使用。

（供稿：吴升平　整理：李琰琴）

六、闭经

根据《闭经诊断与治疗指南（2023 版）》，将病理性闭经分为原发性闭经和继发性闭经两类，原发性闭经指有正常生长和第二性征发育，15 岁未月经来潮，或乳房发育 2 ～ 5 年仍未有月经初潮；继发性闭经是指曾有月经、以后月经停止，包括原来月经频率正常者停经 3 个月或原来月经稀发者，停经

6个月。中医又称本病为“经水断绝”“月水不通”“经闭”等，临床中多为继发性闭经，西医常见于席汉综合征、闭经–溢乳综合征、多囊卵巢综合征、卵巢早衰等疾病。

【病因病机】

气血虚弱、寒冷积结、肝郁气滞是闭经的重要因素。闭经按照病机总体来讲分为虚实两类：虚者，多因肾气不足，冲任血海亏虚，精血不足，气血生化之源不足；实者，痰湿闭阻，气血阻滞，使得冲任不通，胞脉受阻，经血不能下行导致经闭。此外，受寒、肝郁、劳损等也是导致闭经的因素。

【辨证施治】

根据虚实分类及临床经验，吴作君老师认为闭经虚多实少，且常常虚实夹杂，不应盲目破血通经，而应寓攻于补，寓补于攻，即虚实夹杂者当补中有通，攻中有养。且经行后需要巩固治疗，建立正常的月经周期方可。闭经的治疗，吴作君老师还强调多从肾论治，《傅青主女科》认为“经本于肾”“经水出诸肾”，经水跟肾脏密切相关，故要注重肾脏的调补。

【验案举隅】

龚某，女，25岁。2023年4月21日初诊。

主诉：停经4个月。

现病史：患者有多囊卵巢综合征5年病史，4个月前月经应至未至，曾于外院行中医口服汤药治疗，月经仍未至，不愿使用西药治疗，故经人介绍至吴作君老师处就诊。患者15岁月经初潮，平素月经周期30～50天不等，量中少，行经3～4天，色红，时有血块，伴腰部酸痛，易乏力，偶有腹痛，大便稀，饮纳可，舌淡红、苔薄白，脉沉细。

中医诊断：闭经（脾肾亏虚，冲任失调）。

治法：健脾益肾，调理冲任，兼活血通经。

处方：茯苓30g，白芍12g，菟丝子15g，桃仁10g，红花10g，白术

15g，当归 15g，巴戟天 15g，月季花 10g，刘寄奴 15g，炙甘草 9g，熟地黄 15g，香附 10g，枸杞子 15g，桑寄生 20g，益母草 20g，淫羊藿 15g。14 剂，水煎服，日 1 剂，早晚分服。

患者口服 10 剂后月经至，嘱月经量少可继服原方，之后随诊 2 次，均以上方随症加减，巩固服药两个半月，每月月经如期而至。

按：此患者闭经 4 个月，病程较长，平素月经量少，结合舌脉及腰酸乏力等兼症，考虑为脾肾不足，脾虚则气血生化之源头亏竭，久病肾虚腰痛，肾精不足，有血块则表示有瘀血存在，故吴作君老师采用健脾益肾、活血通经之法。方中菟丝子、巴戟天、熟地黄、桑寄生、枸杞子、淫羊藿，补益先天肾元；茯苓、白术，健养后天生化之脾脏，酌加当归、白芍养血补阴；益母草、香附、月季花、刘寄奴，活血理气，通调冲任，既补益生血的源头，又兼顾月事来后通道畅通，从肾论治，共同达到使月经既规律又通调的效果。

（供稿 / 整理：李琰琴）

七、痛经

痛经是指妇女正值经期或经行前后出现周期性小腹疼痛或痛引腰骶，甚至剧痛晕厥者，中医称之为“经行腹痛”。西医学将痛经分为原发性和继发性两种。原发性痛经是指无生殖器官改变的功能性痛经，继发性痛经是指由于盆腔器质性疾病，如子宫内膜异位症、子宫腺肌症、宫颈狭窄等引起的痛经。

【病因病机】

《诸病源候论》云：“月水来腹痛候”，指出妇人月水来腹痛者由劳伤血气，以致体虚受风冷之气，客于胞络，损伤冲任之脉。吴作君老师秉承先贤之教，认为痛经机理有“不通则痛”和“不荣则痛”两种，临床中还应分清虚实，究其主因，实痛多见于血瘀，虚痛多见于血虚，同时要注意虚实夹杂之综合情况。痛经病位为胞宫，胞宫离不开气血冲任的调养，气血和冲任调则痛经无，如气血不足，冲任失司，则会导致肾虚、血少、气滞、血瘀、湿阻、寒凝，形成气滞血瘀、寒凝血瘀、痰湿瘀滞、肾虚血瘀等证候。临床中痛经虚少实多，患者疼痛明显，影响作息，每次月经都痛苦不堪。

【辨证施治】

痛经之证首辨虚实，如隐痛、坠痛、喜压喜揉多属虚，刺痛、绞痛、拒按则多属实，结合月经量、色、质以及舌脉综合审定；其次辨别疼痛部位、寒热性质，如两侧少腹疼痛多责之于肝，疼痛连及腰脊则多责之于肾，遇冷痛甚为冷痛，遇冷痛减为热痛。临床上要“急则治其标，缓则治其本”，使气血和、冲任调而减轻疼痛。吴作君老师常用宣郁通经汤、温经散寒汤、艾附暖宫丸、血府逐瘀汤、圣愈汤、逍遥散等方治疗痛经，可取得良好效果。

【验案举隅】

张某某，女，36岁。1995年11月12日初诊。

主诉：痛经10余年。

现病史：10年前经期时贪食冷饮、未避风寒致痛经。经前小腹凉痛伴绞痛，痛不可忍，需口服止痛片，痛方渐缓。经期延后，约45日一行，经血量少且色黑，有血块。舌质暗、苔白，脉沉弦。末次月经1995年10月12日，基础体温单相。妇科检查及B超示无异常。

中医诊断：原发性痛经（寒凝血瘀）。

治法：温经散寒，通调冲任。

处方：通经汤合温经散寒汤为主加减。当归15g，赤芍、白芍各15g，香附15g，延胡索15g，益母草30g，川芎15g，佛手10g，甘草6g，桂枝10g，附片10g，吴茱萸6g，川牛膝20g，艾叶9g。7剂，水煎服，日1剂，早晚分服。

服上药后月经来潮，下黑紫色小血块颇多，血块排出后腹痛减轻。效不更方，再进7剂。依上方加减调治3个月经周期。

按：方中当归补血行血，止痛，调养冲任；赤芍、白芍苦酸微寒，柔肝平肝，缓挛止痛，敛阴益营，活血通经；配甘草治腹中挛急作痛，疗效倍增；益母草、川芎辛开苦降，活血化瘀以通经，行气开郁以止痛；延胡索、香附活血行血，既行气分之气，又行血中之气，为止痛佳品；佛手辛苦、温，疏肝解郁，行气止痛；全方共奏调气血、和冲任、理气止痛之功。吴作君老师强调“冰冻三尺非一日之寒”，长期痛经多因饮纳失常、将息失宜形成。原发性痛经按月经周期调治，即经前至经期服5剂，连服2～3个月经周期；继发性痛经除按月经周期用药外，多数患者尚需平时服药调治，方可根治。临床中随症加减：乳房胀痛者，加柴胡、青皮、橘叶、郁金；小腹冷痛者，加桂枝、小茴香、附片、吴茱萸；少腹热痛，便干，苔黄者，减香附，加牡丹皮、赤芍、黄柏、栀子、柴胡、大黄；气短心悸者，加人参、黄芪、柏子仁；腰腹空痛，头晕耳鸣者，加杜仲、党参、枸杞子、菊花；头痛者，加白芷；经泻（行经便溏）者，加茯苓、白术、补骨脂、莲子肉；苔腻脉滑者，加滑石块、白术、佩兰、草豆蔻。

（供稿：修丽梅　整理：李琰琴）

八、输卵管不通

输卵管不通是西医学的病名，中医学将其归为“不孕不育”范畴，多在不孕病因检查时才发现，可表现为腹部不适，单侧或双侧少腹时有疼痛，多为隐痛不适，伴随腰背部酸痛、下坠感，痛经，白带多等；分为通而不畅、完全闭塞不通等类型。

【病因病机】

吴作君老师认为本病的病因多由湿瘀内阻、胞络不通引起，而内阻不通则常因气滞、肾虚、脾虚、肝郁等影响：脾肾亏虚，气血推动不利，气虚血瘀，湿浊内蕴；肝气不疏，失于条达，冲任失司，湿邪内侵，久而胞络不通；还有一部分因多次外科手术、刮宫流产等导致瘀血内停，胞络不通。

【辨证施治】

输卵管不通多与湿、瘀有关，吴作君老师选择祛瘀化湿、行气通络治疗原则，同时根据患者气虚、肝郁、肾虚等因素，补不足泻有余综合调治，对通而不畅的患者治疗往往可达到满意效果，对完全闭塞患者，吴作君老师不拘泥于疗法选择，建议手术治疗或试管婴儿等现代疗法。

【验案举隅】

李某，女，33岁。2010年8月18日初诊。

主诉：未避孕4年未孕。

现病史：于某医院检查示双侧输卵管堵塞不通，伞端轻度积水，建议手术。患者盆腔炎多年，时轻时重，经常两侧少腹隐痛，劳累后加重，腰骶酸胀痛，白带色黄、量多，小便黄，大便黏滞不爽，月经周期为28～30天，经期5～6天，量可，色鲜红，舌红、苔黄腻，脉沉细滑。

中医诊断：不孕（湿热血瘀，阻滞胞脉）。

治法：清热解毒，活血通络。

处方：生黄芪20g，路路通20g，王不留行20g，白芍15g，赤芍15g，益母草20g，黄芩12g，金银花20g，川芎10g，地龙15g，蒲公英20g，夏枯草10g，败酱草20g，紫花地丁20g，牡丹皮12g。14剂，水煎服，日1剂，早晚分服。

复诊：月经周期正常，量少、色红，加菟丝子20g，巴戟天20g，熟地黄20g。

随访：经过4个月治疗后自然怀孕，说明输卵管已通畅。后生一女儿，健康活泼。2014年9月复诊，二胎备孕。

按：不孕症是妇科常见疾病，女性不孕的发生与很多原因相关，如输卵管阻塞、宫颈粘连或畸形、子宫内膜异位症、排卵障碍等。其中，以输卵管阻塞型不孕最为常见，约占女性不孕总数的30%。该病多因盆腔慢性炎症导致输卵管粘连、积水、僵硬、扭曲或闭塞，使输卵管丧失输送精子、卵子和受精卵的功能造成精卵结合障碍而引起不孕。盆腔炎所致输卵管不通除造成输卵管阻塞外，还可引起输卵管周围粘连或输卵管粘连萎缩性改变使输卵管蠕动受影响，目前常用的治疗方法是输卵管药物通液治疗或手术粘连松解术或输卵管病段成形术，但疗效均不满意，容易反复。

中医学认为，输卵管不通的病机是胞脉瘀阻，或兼气滞，或兼寒湿，或兼湿热，或兼气虚，或兼肾虚。阻塞多为有形之物，壅塞脉道，胞脉气机阻滞不通，精卵相遇受阻而不孕，壅塞之有形物可为湿邪或为血瘀。本病例患者带下量多而色黄，少腹隐痛，腰骶部酸胀痛，大便黏滞不爽，属于中医湿热之证，湿热壅塞，日久瘀阻，胞脉不通是主要病机，清热解毒化湿是解决问题的关键。方中白芍、赤芍、川芎、益母草、牡丹皮，凉血活血调经；金银花、蒲公英、黄芩、紫花地丁、败酱草，清热解毒利湿；夏枯草，软坚散结；生黄芪，补气托毒以增强活血化湿之力。现代研究表明，具有清热利湿、活血通络功效的中药可加速盆腔血液循环，促进炎性渗出物的吸收，软化增生的纤维组织，预防反复感染。本病例的治疗亦验证了清热解毒之法在输卵管不通中的重要作用。

（供稿：吴作君　整理：李琰琴）

九、卵巢早衰

卵巢早衰是指女性在40岁之前因卵巢内卵泡耗竭或医源性损伤等原因，出现卵巢功能衰竭，表现为月经稀少甚至闭经、不孕等，根据临床特点，可归为中医学“闭经”“不孕”“血枯”“血隔”等范畴。西医治疗多为补充雌激素、孕激素来达到目的，但长期使用不良反应突出，效果也不理想。

【病因病机】

吴作君老师认为，卵巢早衰主要责之于肾，肾虚为本病的根源。月经的产生有赖于肾气充盛，肾气盛则天癸至，正如《傅青主女科》中提出的“经本于肾”“经水出诸肾”观点。此外，月经的正常运行还需要脏腑、天癸、气血、冲任共同协调作用于胞宫。肾气不足，精不化血，肾阳亏虚，温煦失调，经血则不能正常运行；后天化生血源不足，气血亏虚，血不满则月事停；冲任的行血作用不能发挥，月经亦不能正常引出。因此，月经的正常产生可作为衡量卵巢功能正常的表现之一。

【辨证施治】

对于卵巢早衰的治疗，吴作君老师主张固护肾气，滋养阴血，调理冲任。吴作君老师认为补肾益精是治疗卵巢早衰非常重要的手段，也要注意平衡调补肾阴肾阳，同时病久必有血瘀、气滞、痰湿等，治疗需兼顾疏肝、活血、祛湿、健脾等来促进卵巢功能恢复，使月经正常来潮。

【验案举隅】

张某某，女，28 岁。2022 年 12 月 16 日初诊。

主诉：月经未至半年余。

现病史：患者半年前在国外生活，因情绪因素及 2 次患流感后长期自行口服药物（名称不详），导致身体虚弱、免疫力下降出现闭经，其间曾于多家医院就诊服用西药和中药诊治，均无明显效果，之后每 2 个月肌注黄体酮助通经。现闭经，腰痛，怕凉，偶有头晕，面色黄暗少华，脾胃纳冷则胀痛不适，二便尚调，夜寐尚安。妇科检查无明显器质性病变，外院查女性激素示 E_2 低，促黄体生成素（LH）及促卵泡生成（FSH）素升高。月经初潮 13 岁，周期 5 ～ 6 天 /30 天。末次月经：黄体酮注射后 2022 年 6 月 11 日。无痛经，月经色红，血量少，伴腰酸，舌淡暗、苔薄白，脉沉细弦。

中医诊断：闭经（脾肾亏虚，冲任失调）。

治法：健脾益肾，补气养血，调理冲任。

处方：熟地黄 20g，当归 10g，白芍 10g，山茱萸 15g，菟丝子 15g，枸杞子 15g，巴戟天 12g，淫羊藿 15g，益母草 20g，香附 10g，郁金 10g，川芎 9g，刘寄奴 10g，杜仲 10g，白术 12g，陈皮 9g，法半夏 9g，黑附片 6g，炙甘草 6g。14 剂，水煎服，日 1 剂，早晚分服。

二诊：服药 2 周，月经未至，食纳尚可，夜寐安，二便调，舌质淡、苔薄白，脉沉细。上方去益母草、郁金，熟地黄加量至 30g。28 剂。

三诊：服药 1 个月，月经仍未至，大便干燥，自觉服中药后精神充沛，舌淡红、苔薄黄，脉沉细。以补气活血、破瘀通经为法。处方：生地黄 15g，益母草 20g，香附 10g，玄参 15g，白芍 10g，当归 10g，丹参 20g，路路通 10g，刘寄奴 10g，通草 5g，牛膝 10g，鸡血藤 15g。14 剂。

四诊：服上方 10 剂月经至，带经 5 天，色正常，口干，舌质淡、苔薄白，脉沉细。之后随症加减又复诊 2 次，巩固服药 1 个月，月经如期而至。

按：此病例因肝气郁结和毒邪外扰引起闭经，病程较久，外感毒邪后患者长期大量口服寒凉药物，伤及脾、胃、肝、肾，精血生化之源受影响，故肾精不足，血海亏空，同时因情志不遂，思伤脾，致气机紊乱，郁滞不畅，气滞则血瘀，致冲任失调而闭经。闭经迁延日久，久病必虚，舌质淡、苔薄白，脉沉细，均为气血两虚之象。吴作君老师从脾肾着手，予四君子汤、四物汤、养精种玉汤、二仙汤、五子衍宗丸化裁加减，吴作君老师称其为二四五方，酌加疏肝气、通经络药物，治疗上强调标本兼治，采用补脾肾、调冲任、行气通络的方法，循证按步达到治疗效果。

（供稿 / 整理：李琰琴）

十、妇科尿路感染

尿路感染，西医学亦称之为非感染性尿道综合征，目前西医临床多以抗生素治疗为主。因该病症易反复发作，尤其在中老年妇女人群中多见，西医尚无十分满意的治疗方法。中医将此病称为劳淋，《证治汇补·下窍门》云：“劳淋，遇劳即发，痛引气冲，又名虚淋。”本病一般病程较长，症状常反复发作，病机可由实转虚，也可由虚转实或虚实夹杂，各类证型之间可以相互转化或同时存在。临床表现为急性期尿频、尿痛，或在慢性发作期伴腰痛、血尿等症状。

【病因病机】

《灵枢·口问》曰："中气不足，溲便为之变。"吴作君老师总结临床诊治经验，认为患者泌尿系统病症发病多因中气不足，气化不利，水道失约；或肾阴亏虚，阴虚火旺，热灼膀胱（肾与膀胱相表里），或肝郁化热，气化不利致小便淋漓。

【辨证施治】

对于淋证的辨证施治，吴作君老师强调要分清标本缓急，一般旧病为本，新病为标，正气为本，邪气为标，标本兼治，才能获得实效。

【验案举隅】

验案 1

周某，女，35 岁。2019 年 10 月 11 日初诊。

主诉：反复尿路感染发作 1 年余。

现病史：患者诉尿急、尿频、尿痛、溲黄，服用西药抗感染治疗后症状改善，但 1 ～ 2 周后，停西药症状复发，身倦乏力，舌淡红，脉细滑。

中医诊断：淋证（中气不足，湿热蕴结）。

处方：炙黄芪 30g，炙甘草 15g，牡丹皮 15g，灵芝 10g，金钱草 20g，白茅根 20g，红景天 10g，土茯苓 30g，黄柏 12g，野菊花 20g，生薏苡仁 30g，鸡内金 15g，马齿苋 20g，石韦 20g，苍术 15g，瞿麦 20g，7 剂，水煎服，日 1 剂，早晚分服。

随访：患者服用此方 7 剂而愈，未反复。

按：尿路感染常见于中老年女性，多因女性解剖结构和老年正气不足，导致由细菌（极少数可由真菌、原虫、病毒引起）直接侵袭下焦致临床泌尿系统感染症状。吴作君老师强调对于慢性尿路感染发作，同时要注意瘀血这一病理因素的影响，正如王清任所述"久病入络为瘀"。该患者以膀胱湿热为主，治宜清热利湿，因热灼血络，故兼以凉血药。方中黄芪、炙甘草、灵芝养气血滋阴，石韦、瞿麦、白茅根清热除湿，利水通淋，取八正散之义，作用于下焦湿热，使其从小便而出，痛淋祛除。其中白茅根性寒，可清湿热利尿，导热下行。苍术、黄柏为对药，苍术燥湿健脾，苦燥性温，可祛风散寒；黄柏清热燥湿，苦燥性寒，泻火解毒，退热除蒸；两药相配，一寒一温，共同祛除下焦湿热，适用于热淋。该方诸药合用使清气上升，浊气下降，膀胱气化功能逐渐恢复正常，病症控制良好。

验案 2

卢某某，女，62 岁。2019 年 12 月初诊。

主诉：自述夜溲频，4 ～ 5 次 / 夜。

现病史：大便溏泄，自觉乏力，腰膝酸软，舌淡、苔白，脉沉细。

中医诊断：淋证（脾肾不足，肾精亏虚）。

治法：补益脾肾，固精气，约膀胱，缩尿。

处方：山茱萸 20g，桑螵蛸 15g，益智仁 15g，茯苓 30g，金樱子 30g，莲子肉 20g，白芍 12g，白术 15g，沙苑子 20g，菟丝子 20g，乌药 9g，龙眼肉 10g，炙甘草 9g。30 剂，水煎服，日 1 剂，早晚分服。

随访：1 个月后，患者自诉夜尿大减，1 ～ 2 次 / 夜，乏力症状无，大便较前成形，患者甚喜。

按：该患者夜溲频，腰膝酸，便溏，辨证明显为脾肾不足，故吴作君老师果断以健脾肾、大补肾精为法，固精缩尿。患者夜间溲多，考虑此类患者多肾阳欠足，故辅以少量龙眼肉、乌药等温肾阳之品，取得良好治疗效果。

（供稿：吴升平　整理：李琰琴）

十一、妊娠荨麻疹

荨麻疹是由于皮肤、黏膜小血管扩张导致渗透性增加而出现的一种局限性水肿反应，临床上表现为大小不等的风团伴瘙痒，约 20% 的患者伴有血管性水肿。早在《黄帝内经》中就有对荨麻疹的记载，书中把荨麻疹称作“隐轸”；隋代巢元方《诸病源候论》一书中称之为“隐轸”“隐胗”“赤疹”“白疹”等；清代《外科大成》将其称作“游风”；何梦瑶在《医碥》中把荨麻疹称作“风疙瘩”。《医宗金鉴·外科心法要诀》曰：“俗名鬼饭疙瘩，由汗出受风，或露卧乘凉，风邪多中表虚之人。初起皮肤作痒，次发扁疙瘩，形如豆瓣，堆累成片。”形象描述了荨麻疹的病因及发病时的症状。

【病因病机】

吴作君老师认为，妊娠荨麻疹多是在气血、阴阳亏虚的基础上，加风、寒、湿、热、瘀等邪气的作用，风邪为首，内外合邪，搏结而发。怀孕期间气血阴阳失衡，在孕前的体质基础上可能出现病情加重。

【辨证施治】

荨麻疹一般分为风热型、风寒型、湿热型、血虚型，吴作君老师指出具体治疗时要根据情况，分别予祛风解热、祛风散寒、清热利湿、补益气血等法，尤其注重祛风。

【验案举隅】

王某，女，39 岁。2020 年 10 月 2 日初诊。

主诉：周身起红色风团 1 天。

现病史：就诊前 1 天，患者在值夜班时，上肢突然出现红色风团，臀部、腰部及下肢相继出现。风团初起时为粉红色圆斑，后皮疹逐渐扩大，高于皮肤表面，早期呈红色花环状，逐渐融合成片，前胸、后背均起类似大片红色风团，瘙痒明显，影响食欲及睡眠。孕后略恶心，食欲减退，未呕吐，二便正常，无呼吸困难，因妊娠早期（45 天）未服用西药，自行按摩穴位后部分皮疹消退。次日皮疹再次加重，性质同前，遂求治于吴作君老师。既往 1 年来反复出现散在少量风团，但性质略有不同，皮疹多为白色，瘙痒更明显，消退更快，不留痕迹，程度较轻。舌暗红，苔白、中裂，脉弦滑稍数。

西医诊断：慢性荨麻疹急性发作。

中医诊断：隐疹（湿热内蕴，气血不足）。

治法：清化湿热，补气养血安胎。

方药：黄柏 12g，苍术 12g，金银花 12g，竹茹 12g，白术 12g，地肤子 15g，白芍 12g，当归 6g，炙枇杷叶 15g，白鲜皮 15g，连翘 12g，苎麻根 20g，黄芩 12g，陈皮 9g，麦冬 15g，生姜 3 片，甘草 9g，黄芪 15g。3 剂，水煎服，日 1 剂，早晚分服，忌甜食，忌生冷、辛辣刺激食物，忌海鲜、羊肉。

随访：服用上方 1 剂后全身皮疹消退，未再继续服药，未再复发，恶心减轻。

按：患者此次皮疹呈红色，热象明显，应用金银花、连翘清热解毒，且久病入络，久病必瘀，久病成毒，适当加一些透热之品，对于慢性荨麻疹急性发作效果较好；苍术和黄柏联用，取二妙丸之义，清化湿热；黄芩是安胎圣药，且能清热利湿；地肤子和白鲜皮燥湿止痒；慢性荨麻疹多为脾虚湿盛，加用陈皮、白术，健脾利湿且安胎；竹茹，清胃热；炙枇杷叶及生姜降逆止呕，共同减轻妊娠恶阻反应；佐以少量麦冬清心除烦，养阴，防止多种燥湿、利湿药伤阴；“治风先治血，血行风自灭”，少量当归养血安胎且能治风；《外台秘要》曾记载“黄芪川芎各一两，糯米一合”治疗胎动不安腹痛，故黄芪有补气安胎之效，且黄芪能祛风邪、固肌表、健脾补气，从根本上治疗荨麻疹；当归、白芍联用，取当归芍药散之义，当归入血分，白芍入少腹，减轻妊娠腹痛，利于胎儿生长；苎麻根安胎。全方治疗荨麻疹时，亦不忘安胎保胎，母子兼顾，药物多具治疗荨麻疹和安胎双重作用。治疗孕妇这类特殊人群时，本案给予我们重要思路启示——母子两全为基本法则。

（供稿：王旭敏　整理：李琰琴）

十二、脑中风

脑中风也称脑卒中，按疾病的性质来分类，脑出血、蛛网膜下腔出血等出血性疾病占该病总数的 10% ～ 20%。我国该病的发生率明显高于国外的发病率，原因可能是我国高血压的有效控制率低，亚洲人群生理解剖结构中脑血管内膜相对薄。缺血性卒中、脑梗死、脑栓塞等疾病占该病总数的

70% ～ 80%，是脑卒中的主要发病类型。中风一病依据中医文献所述，名称繁多，医书之中据《黄帝内经》对中风病的不同表现和症状分别有“击仆”“偏风”“身偏不用”“喑痱”等描述，医书中指出“仆击……偏枯……肥贵人则膏粱之疾也”，初步认识到本病的发生与肥胖、膏脂厚味饮食及生活优裕有关，同时也指出“夫风之为病，与半身不遂”“邪在于腑，即不识人；邪在于脏，舌即难言，口吐涎”，并认为脉络空虚、风邪乘机侵入机体为本病发生的关键所在，为后世中风病的病因病机及分型论治奠定了理论基础。

【病因病机】

中医将本病责之于心、肝、肾三脏，认为其与阴阳失调有关。肝风内动是本病的病机枢要，“肝为风脏，故精血衰耗水不涵木，木少滋荣故肝阳偏亢”，内风自生，迫血上涌，上冲于脑，发为卒中。肝风内动是诱发卒中十分危险的因素。痰瘀脉络也是本病的病机之一，聚湿生痰遇内风旋动，能蒙蔽清窍，横窜经络而猝然昏仆，㖞僻不遂。正气自虚也会导致本病的发生，如《医学纲目》诉：“中风皆因脉道不利，气血闭塞也。”再若气虚而血行无力或因寒而脉络收引凝滞，均可导致脑络瘀阻，清窍不用则发为中风。还可由五志过极，心火暴盛，肝阳暴动，气火俱浮致气血并走于上，心神昏冒卒倒无知而发为中风。

【辨证施治】

中风病分中脏腑和中经络。中脏腑又分为闭证和脱证。闭证是由于气机内闭，清窍蒙蔽所致，故治以醒脑开窍。脱证则是由于阳气虚脱而表现为脉微欲绝的征象，常由闭证转化而至，治以回阳固脱之法。中经络患者则神志清楚，可结合临床证型，予以益气通络、滋补肝肾、平肝潜阳、化痰通络、滋阴息风等法。

【验案举隅】

贺某，男，40 岁。1993 年 8 月初诊。

患者因脑出血、脑疝行手术治疗，术后30天依旧深度昏迷，同时伴高热、肺部感染（绿脓杆菌、金黄色葡萄球菌感染）、尿路感染（霉菌感染）、消化道出血、右上下肢深部静脉炎，四肢肿胀严重，气管切开状态，西医以静脉高营养液维持生命体征，应用多种抗生素未见明显疗效，后使用万古、泰宁等抗生素控制感染1周后仍罔效，考虑到抗生素对肾脏的影响，且尿蛋白（+++），BUN 46mmol/L，心率140～150次/分，呼吸36～40次/分，体温39.4℃，西医2次下病危通知，家属强烈要求中医诊治，特请吴作君老师会诊。经院长、科主任、吴作君老师研究决定，仅予静脉营养支持治疗，停其他一切西药治疗，并给予中药治疗。吴作君老师对此患者分阶段进行治疗。

第一阶段：热在气营血阶段，痰热炽盛，热深厥深，结于心窍，上扰神明。吴作君老师考虑久病必虚，必须扶正祛邪，拟用生脉饮合杞菊地黄液益气养阴，各2支溶于汤药中鼻饲，每日2次，并以清热解毒、醒脑开窍之法。方药予菖蒲郁金汤：黄芩10g，金银花20g，连翘10g，白前15g，前胡15g，杏仁15g（清热化痰，且金银花、连翘还可诱热引邪外出），石菖蒲20g，郁金20g，远志10g，黄连10g，全蝎10g，天竺黄10g，羚羊角粉1.2g（清心肺，泻肝火，开脑窍，开心孔，利九窍，平肝息风，除痰开窍，醒脑防惊），三七粉（分冲）6g，生地黄15g，赤芍、白芍各10g，牡丹皮15g（清营止血，祛瘀生新，以防血与热结）。同时用安宫牛黄丸、紫雪丹清热解毒，化痰开窍，清营凉血，还要配营养液1号（西洋参10g，五味子10g，麦冬20g，肉桂15g，煎汤）代水鼻饲，用药3周后体温降至37.8℃，4周后患者神志渐醒。

第二阶段：仍宜扶正祛邪，清热解毒，通脉消肿，即抗感染、消绿脓、除肿胀。继用安宫牛黄丸、生脉饮及杞菊地黄液，方中重用三黄（黄芩、黄连、天竺黄）、金银花、连翘以清热解毒。现代药理研究发现，金银花、黄芩对绿脓杆菌、金黄色葡萄球菌均有抑制作用，安宫牛黄丸有保护脑细胞作用。诸药配合，肺部感染得以控制。同时吴作君老师嘱加敷消炎膏（如意金黄散、七厘散各2袋，活血通脉散1瓶，水醋、麻油等分调匀）调匀外敷四肢，四肢肿胀得以消除，体温进一步下降，5周后恢复正常。

第三阶段：正虚邪侵，有尿路感染，予清热通淋的同时，配赤芍、白芍各 10g，甘草 5g，养血凉血缓急止痛。

第四阶段：邪去大半，正气未复，卫阳失固，故大汗淋漓，心阴外泄，心阳失固，恐有阴竭阳脱之险，故用益气生津、敛汗固脱之药，患者转危为安。

第五阶段：病情平稳后，以养血益气、化瘀通络之法治偏瘫，方予补阳还五汤合神仙解语汤加减：当归 10g，熟地黄 20 ～ 30g，生黄芪 30 ～ 50g，肉苁蓉 30g，阿胶（烊化）15g（补气养血，生血起废，活血化瘀），石菖蒲 20g，远志 15g，胆南星 10g，天麻 15g，郁金 15g（涤痰开窍通络），羌活 10g（祛风通络，为治疗中风失语之妙品），生牡蛎 30g，鳖甲 15g，石决明 30g，钩藤 20g，夏枯草 20g（软坚通络，平肝潜阳），花蕊石 10g（能化痰为水，生津液），何首乌 20g，桑寄生 20g，豨莶草 20 ～ 30g，杜仲 20g，鸡血藤 20g（补肝肾，强筋骨，利关节，通经络），川芎 10g（引诸药上行头目，下入血海，通行十二经，并搜血中之风）；另用苏合香丸，取其辛温走窜之功，大活络丸、清心丸、地黄液之类随证取用。

近 1 个月的中医治疗后，患者昏迷好转，神清，体温正常，四肢肿胀消除，语言欠利，右侧偏瘫一般情况良好，下肢肌力Ⅲ级，出院休养。

按：此病属疑难重症，吴作君老师分阶段治疗，治以益气养阴、护心肾保胃气，同时用自制中药营养液贯穿在整个治疗过程中。纵观治疗全过程，可谓丝丝入扣，条理井然。脑出血的基本病理演变可以表现出肾阴不足、水不涵木、肝阳亢进等外因而诱发肝风内动，以致最后发展为气虚血瘀，血流受阻，导致机体左右平衡失调，故半身不遂。故此，治疗中不仅要补气化瘀，清热豁痰，还要止血宁血；既要防脑内继续出血而复中，又要尽可能地缩短偏瘫病程。此病例的治疗充分表明，在脑出血急性期和恢复期发挥中西医不同学科优势，对于挽救患者生命、提高生命质量有着积极的作用。

（供稿：吴作君，修丽梅，吴升平　整理：李琰琴）

十三、慢性支气管炎

慢性支气管炎多由于感染或者非感染因素，如气候寒冷等，引起气管、支气管、黏膜及周围组织的非特异性炎症，临床表现为咳嗽、咯痰或者伴有喘息症状且极易反复发作；严重者还可并发阻塞性肺气肿，进而形成肺动脉高压、慢性肺源性心脏病，是严重影响到中老年人身体健康的常见呼吸系统疾病之一。该病属于中医学“咳嗽”“喘证”范畴。

【病因病机】

肺主气、司呼吸，调节全身气机，而气机的失常是咳嗽发生的基本病机。《素问·咳论》云：“五脏六腑皆令人咳，非独肺也。”可以看出咳嗽与五脏六腑的机能衰弱密切相关。肺为贮痰之器，有痰必有瘀，痰瘀交阻也为咳喘病不容忽视的常见原因。

【辨证施治】

吴作君老师依据本病特点总结治法：既要宣肺、润肺、补肺，也要根据患者症状选用疏肝理气、运脾燥湿、补肾纳气等法，多脏器的影响要共同考虑而治之。

【验案举隅】

刘某，男，60岁。2018年10月12日初诊。

主诉：咳喘不得卧1个月余。

现病史：患者慢性支气管炎病史多年，咳喘倚息不得卧，白痰多，时有黄黏痰，舌淡苔白滑，脉沉细弱。

中医诊断：咳喘（脾虚痰泛，肺失宣降）。

治法：益脾助运，宣肺化痰。

处方：茯苓30g，白术10g，陈皮15g，杏仁14g，莱菔子15g，苍术

10g，干姜 10g，瓜蒌 30g，炙麻黄 6g，法半夏 14g，桑白皮 10g　桔梗 12g，北沙参 20g，五味子 10g，射干 10g，炙甘草 3g，川贝母粉（冲服）3g,14 剂，水煎服，日 1 剂，早晚分服。

随访：患者初诊时自诉痰较多时一晚间因吐痰就会使用 1 卷卫生纸。3 剂药后痰减半，已经能平卧。服用 10 剂后，症状明显改善。坚持服用 1 个月后，症状平稳。半年后随访，病症未复发。

按：本案以治疗喘病为主的定喘汤为基础加减，同时合参二陈汤、苓桂术甘汤健脾祛痰湿，化中焦痰饮，可使痰饮俱解，喘证等各种症状逐渐消失，治疗夹热之咳嗽、肺失宣肃疗效显著。苓桂术甘汤出自《金匮要略》，用于治疗痰饮病，与二陈汤合参，可健脾祛湿化痰；定喘汤加减，麻黄、杏仁宣肺降气平咳喘，痰多而黄者，加桔梗、黄芩、桑白皮之属，达到清热化痰止咳之效，北沙参有护胃阴、增气血之功，有益于患者调养恢复。此患者 3 剂药后痰大减，喘平，多年沉疴得到缓解，患者的生活质量得到了极大改善。

（供稿：吴升平　整理：李琰琴）

十四、高血压

高血压是一种以动脉压升高为特征，可伴有心脏、血管、脑和肾等器官功能性或者器质性改变的全身性疾病。血压水平往往随着年龄的增长而升高，随着我国人口老龄化的加剧，高血压已成为我国常见多发病症，严重影响着人们的生命健康和生活质量。高血压的诊断：至少有连续 2 次非同日舒张压在 90mmHg 以上，收缩压在 140mmHg 以上，即可确诊为高血压。在西医治疗中获得其明确诊断便要面临终身服药的可能。同时，西药对患者存在着不良反应的影响，如肢体浮肿、心率加快、咽喉痒、干咳等。中医对于高血压的认识历史悠久，认为该病属于中医学“眩晕”“耳鸣”等范畴。

【病因病机】

《灵枢·大惑论》曰：“故邪中于项，因逢其身之虚……入于脑则脑转，脑转则引目系急，目系急则目眩以转矣。”《素问·至真要大论》云：“诸风掉眩，皆属于肝。”据吴作君老师多年的临床所见，高血压的发病原因多为肝阳上亢，病变脏腑以肝为主，与脾、肾密切相关。肝阳上亢病机：由于情志不遂，肝失疏泄，肝气郁结，风阳易动，上扰头目，发为眩晕。

【辨证施治】

吴作君老师认为本病病位多在肝、肾，常见肝风内动、上扰脑系，肝阳上亢证，多用天麻钩藤饮治疗。肝肾同源，肝风内动、肝阳上亢多伴有肝阴不足，肝阴不足源于肾阴亏虚，因此临床上高血压患者同时伴有肾虚症状时要兼以补肾阴，伴有痰湿症状时要祛湿，多管齐下，方能达到理想降压效果。

【验案举隅】

张某，男，36岁。1994年11月25日初诊。

主诉：头晕头痛2周。

现病史：患者平素血压150～170/100～110mmHg，头晕，头痛，舌质红、苔微腻，脉弦滑数。

中医诊断：头晕（热阻清窍，经络受阻）。。

治法：清热通络，清脑降压。

处方：生石膏30g，黄芩12g，木香15g，石菖蒲20g，车前子20g，石决明30g，连翘15g，杜仲20g，川牛膝20g，决明子30g，生地黄15g，丹参20g，川芎15g，鸡内金20g，桃仁15g，7剂，水煎服，日1剂，早晚分服。

吴作君老师予中药方5剂后症状明显缓解，血压基本控制在140/80～90mmHg。2004年患者因工作繁忙导致头晕复发，血压持续增高到160～180/100～110mmHg，找吴作君老师就诊。因当时吴作君老师在香港坐诊，患者自行服中西药1个月余无效，便想起1994年11月吴作君老师给开的中药方，自行抄方服用7剂，大效。

此后患者血压一高便抄上方服用。吴作君老师回京后患者找吴作君老师续方：去连翘，加葛根30g，同时桃仁减至10g，巩固治疗。同时，吴作君老师嘱咐患者平素可口服六味地黄丸、加味逍遥丸以滋肾水、平肝阳、健脾疏肝，以维持效果。

按："诸风掉眩，皆属于肝。"患者头痛，脑主神明，热邪上扰神明，经络受阻，发为眩晕。此方药清热活血通络，清脑降压。方中生石膏，泻火热；黄芩、川芎，辛开苦降，调畅气机，降压；石菖蒲，开九窍，善清头部痰湿；车前子，清利湿热降压；川牛膝，补肝肾，引诸药下行；桃仁、丹参，活血化瘀通络；石决明、决明子，平肝降压。全方可达清热除湿、平稳降压的疗效。复诊时改连翘为葛根，加强利清窍的作用，以达到气清热消、头脑通明之效。凡表现为头痛、眩晕、神疲乏力、耳鸣心悸等症的原发性高血压者，基本病机是阴虚阳亢，阴阳失调，营血亏虚，血行不畅。高血压病大多始于肝，肝木克脾土，进而影响到脾，最终归结于肾，形成肾阴不足，然阴血亏虚为本质，故调理脾肾，以达到"阴平阳秘"的动态平衡，才能使血压维持在正常范围内。

（供稿：吴升平　整理：李琰琴）

十五、头痛

头痛是神经科常见的病症之一，引起头痛的原因有很多，对于头痛的治疗，首先应该明确其原因，以在缓解疼痛同时达到对症治疗的目的。头痛，早在殷商甲骨文中已有"疾首""贞王疾首"等记载，《素问·风论》中称之为首风、脑风，《素问·方盛衰论》中讲"气上不下，头痛巅疾"，《素问·五脏生成》言"头痛巅疾，下虚上实，过在足少阴、巨阳，甚则入肾"。

【病因病机】

头痛分外感和内伤两类。外感常因六淫邪气侵袭，上扰清阳，壅滞经脉，且多以风邪为主，兼夹痰、寒、瘀、热等邪，使头络不通，不通而痛。内伤头痛多与肝、脾、肾相关，或因肝失疏泄，郁而化火，上扰头窍；或因肝肾阴虚，肝阳偏亢而致；或因气血亏虚，清阳不充，脑窍失养；或因脾失健运，痰蒙清窍引起。吴作君老师指出，临床常见证型多与肝相关，表现为头痛，以头部两侧为甚，眩晕，情志不畅时加重，心烦易怒，口苦，舌红，苔薄黄，脉弦；病机常为肝失条达、肝血不足、肝阳上亢而引起头痛眩晕，心烦易怒，且因肝经行于两胁，肝气不疏时常伴有胸胁胀痛。

【辨证施治】

张仲景对头痛的治疗以六经辨证为基础分经论治，提出分经用药的原则，如太阳头痛，恶风，脉浮紧，以川芎、羌活、麻黄之类为主等；朱丹溪强调痰火，提出“头痛须用川芎，如不愈，各加引经药”，如“太阳川芎，阳明白芷，少阳柴胡……”吴作君老师借先贤之教，结合临床，指出头痛要先辨清虚实之性、内外之因，外感头痛，以疏风为主，兼散寒、清热、祛湿；内伤头痛多虚实夹杂，要补虚泻实，酌情兼顾。

【验案举隅】

张某，男，38 岁。2007 年 7 月 1 日初诊。

主诉：头痛 1 周。

现病史：阵发性头痛发作多年，每次发病多与情绪因素相关，曾到上海等地诊治，应用西药止痛，效果不明显，于神经内科就诊后怒气未平，即请中医诊治，并提出因工作关系服用汤剂不方便，希望服用丸药治疗。患者面潮红，舌红、苔白，脉沉细弦。

中医诊断：血虚头痛（兼夹风寒，经络受阻）。

治法：行气活血，祛风止痛。

处方：黄精丹（当归、黄精）、都梁丸（白芷、川芎）各 40 丸。嘱餐后 1 ～ 2 小时口服 1 丸，每日 2 次。

患者服药后效果极佳，多年顽疾得以根治。

按：都梁丸组成为川芎、白芷两味药，其中川芎辛温芳香，入少阳经，性善走散，上行头目，下达血海，既能活血又能行气，有血中气药之称，为头风止痛之佳品，配合白芷辛香升散，可祛风除湿止痛，二药皆可行于头部，有止痛之功，合用祛风止痛效果倍增，尤以治风袭少阳、阳明头痛效果更为明显。同时，配合服用黄精丹，其中当归有养血和血之效，川芎偏于行气散血。二丸药共用，有活血、养血、行气之功，当归之润还可制约川芎辛燥之性，反之，川芎又可防当归滋腻之性，共同起到祛瘀血而不耗伤气血、养血而免致血壅气滞的作用。黄精有补脾气、养胃阴、润心肺之效，对于久病反复发作之头痛造成的精神疲倦、四肢懒动症状极有帮助，平补而滋润，安养五脏，补虚劳，且性质平和，适于久服，对于头痛后遗症的调养可起到扶正祛邪的作用。

（供稿：吴升平　整理：李琰琴）

十六、胁痛

胁痛是以一侧或者两侧胁肋部位疼痛为主要表现的病症，多为自觉症状。《黄帝内经》中指出此病主要与肝胆病变相关，《灵枢·五邪》指出："邪在肝，则两胁中痛……恶血在内。"《景岳全书》进一步指出胁痛与情志、饮食、房劳等关系密切。西医将胁痛作为症状描述，可见于各种肝胆疾病及外伤病。

【病因病机】

吴作君老师指出胁痛分外感与内伤两大类。外感胁痛多见于外伤诱因，容易鉴别。内伤胁痛则多与肝胆疾病相关，主要为情志不遂、饮食不节、劳损内伤导致肝气郁结、肝失条达或瘀血内阻，胁络损伤或肝阴不足，络脉失养；病机为肝络失和。

【辨证施治】

此病辨证重在气血虚实，实证以气滞、血瘀、痰湿为主，病情急且病程较短，表现为胁肋部疼痛拒按，脉实有力；虚证则以阴血不足、脉络失养为主，表现为隐痛、绵绵不休，病程长，病势缓；病在气多表现为胀痛，与情志有关；病在血则可见刺痛、隐痛，多与外伤和脉络失养有关。

【验案举隅】

周某某，男，48 岁。2003 年 11 月 12 日初诊。

主诉：右侧胁部疼痛 1 月余。

现病史：身倦乏力，右侧胁肋时有胀痛，头晕耳鸣，腰背酸痛，心烦热，面少华，大便时干，溲时黄，舌暗红、苔白，脉沉弦细。

中医诊断：胁痛（肝肾阴虚，脾虚肝郁）。

治法：补益肝肾，调和脾胃。

处方：考虑患者工作性质，不方便煎药，故予中成药二至丸、一贯煎、加味逍遥丸。服药 3 周，收效甚捷。

按：吴作君老师认为胁痛主要在于肝、胆，但又与脾、胃及肾有关，肝肾同源，故患者胁痛又可见腰背痛、头晕耳鸣等肾阴虚证；脾居中焦，运化水谷精微，久病，肝木乘脾土，脾胃虚损，则精微不化，可见面少华、乏力身倦等脾不足之象，见证用药，全面兼顾，不可单一而论。二至丸与一贯煎养肝肾之阴，加味逍遥丸调和肝脾，疏肝郁，解气滞，调和脾胃，三药共同服用，肝、脾、肾同调。

（供稿 / 整理：李琰琴）

十七、水肿

水肿是体内水液泛溢肌肤、肢体，以四肢、头面、胸背及全身浮肿为特点的疾病。中医对水肿的认识按部位分析：头面水肿，头痛恶风，多属于风邪；双下肢水肿为主，多属于湿邪；伴溲赤少，则有热；伴喘促身重，多伤肺；伴心悸，多伤心。西医把水肿视为一个症状，包括肾源性水肿、肝源性水肿、心源性水肿、营养不良性水肿、血液回流障碍性水肿等，临床常见的水肿主要为肾源性水肿。

【病因病机】

《素问·水热穴论》:“勇而劳甚，则肾汗出，肾汗出逢于风，内不得入于脏腑，外不得越于皮肤，客于玄府，行于皮里，传为跗肿。”《素问·至真要大论》指出:“诸湿肿满，皆属于脾。”因此，水肿一病多与脾、肺、肾相关，肺失宣发，脾失转输，肾失开阖，三焦气化不利均可发为水肿，病因则有风袭、外感湿邪、疮毒内犯、劳倦等。

【辨证施治】

水肿有阴水、阳水之分，如《济生方·水肿门》指出:“阴水为病，脉来沉迟，色多青白，不烦不渴，小便涩少而清……阳水为病，脉来沉数，色多黄赤，或烦或渴，小便赤涩，大便多闭。”阴水多属虚实夹杂，由脾肾虚弱，水运不利致病，病程长；阳水多属实证，由风、湿、热、毒诸邪导致水湿潴留，病程较短。辨证上要辨虚实、阴阳及脏腑。

【验案举隅】

验案 1

任某某，女，50 岁。2007 年 5 月 3 日初诊。

主诉：下肢肿胀不适 3 月余。

现病史：患者下肢肿胀数月，项强，头痛，头蒙不清，时耳鸣，血压 150 ～ 180/ 90 ～ 100mmHg，左手中指肿胀，溲少，既往类风湿关节炎、肾炎、胆结石等疾病，BUN 偏高，舌红、苔腻，脉细弦滑。

中医诊断：水肿（肝肾阴虚，水湿夹热）。

治法：滋补肝肾，清湿热，佐以疏和。

处方：何首乌 20g，茯苓 20g，白芷 10g，赤芍 12g，白芍 12g，鸡血藤 20g，女贞子 12g，墨旱莲 10g，川芎 10g，枸杞子 12g，茺蔚子 12g，黄芩 6g，茵陈 12g，天麻 15g，决明子 20g，金钱草 15g，葛根 30g，砂仁 6g，蔻仁 6g，炙甘草 10g。30 剂，水煎服，日 1 剂，早晚分服。

服上方 1 个月后（未服西药），患者诉头脑清醒，周身舒适，血压降至110/70mmHg，下肢及手指肿胀大减，大便通畅，溲多，耳鸣缓解，胃纳良好。

按：水肿在临床上辨证分型多样，首先要鉴别阴阳，其次脏腑，还兼风、湿、热、毒等邪气。此患者病程较长，素体亏虚，基础病多，结合舌脉，属于阴水水肿，以肾为主，水液运化不利，浊水积下焦、扰上焦，故下肢水肿，耳鸣头蒙，水液久聚，伤阴又蕴而化热，全方消水湿、滋肾本，兼清利疏和，以使诸症消除。方中何首乌、女贞子、枸杞子、茺蔚子、白芍补肾阴，茯苓、鸡血藤、赤芍活血利水，化瘀水，利湿气，黄芩、茵陈、金钱草清热利湿，天麻、决明子、葛根、白芷化上焦浊气，通透脑窍，佐以调和脾胃药物，共同达到利水湿之气且不伤肾阴之效果。

验案2

苏某，男，54岁。2003年12月13日初诊。

主诉：下肢浮肿，时伴头晕半月余。

现病史：患者平素血压过劳则高，身倦，眠不实，多梦，健忘，时有腹胀，心慌，腰酸，夜尿多，3～4次/晚，溲黄，便溏，1～2次/日，胃纳尚可，舌暗红、苔白，脉沉滑。

中医诊断：水肿（气虚痰湿内蕴）。

治法：养心安神，脾肾双调，佐化湿浊。

处方：铁皮石斛30g，花旗参60g，冬虫夏草60g，炒酸枣仁40g，枸杞子30g，菟丝子30g，金樱子40g，藏红花12g，怀山药60g，决明子40g，益智仁30g，北沙参30g，鸡内金20g，檀香10g，茯苓30g，泽泻30g，车前子50g，陈皮10g，羚羊粉3g，珍珠粉6g，琥珀粉6g。上药打超细粉，每次3g，开水冲服，每日2次，餐后1～2小时服，忌茶水、冷饮，忌辛辣，保证充足睡眠，适量运动。

3个月后复诊，诉服药后效果显著，诸症状好转，且新生不少乌发，下肢浮肿尽消，甚是满意，要求巩固疗效。上方减茯苓、泽泻、车前子、琥珀粉，加石菖蒲30g，郁金20g，远志10g，麦冬20g，打粉冲服，日2次，以巩固疗效。

按：吴作君老师认为患者商务繁忙，用脑过度，劳伤心脾，造成气血不足，痰湿内蕴，重在心、脑、脾、肾阴阳失调，肾主骨生髓，诸髓皆通于脑，脑肾相通，补肾即补脑；加之运动少，代谢紊乱，造成气血虚弱，痰湿内蕴，肾气失司，上述肿胀、乏力、心慌等症状皆现；用药方面，考虑患者经济条件可，应首选人参，尤其野山参得天地之灵气、日月之精华，为大补元气之上品，生津止渴，久服令人不忘，冬虫夏草补肺肾，提高免疫功能，启动肾气，肾气足，脾阳振，则诸症渐消。

（供稿 / 整理：李琰琴）

十八、甲状腺瘤

甲状腺瘤在中医学中属于“瘿病”范畴。瘿病是指以颈前喉结两旁结块肿大为主要临床特征的一类疾病，又有瘿气、瘿瘤、瘿囊等名称。《庄子·内篇·德充符》中即有“瘿”的病名。《圣济总录·瘿瘤门》指出“山居多瘿颈，处险而瘿也”，并从病因角度将其分为石瘿、泥瘿、劳瘿、忧瘿、气瘿五种，前两种常与饮食有关，后三种与情志劳伤有关。西医学以甲状腺肿大为其临床表现。

【病因病机】

瘿病常与饮食、劳倦、情志内伤等因素有关，病机为气滞、痰凝、血瘀颈前。《诸病源候论·瘿候》：“瘿者，由忧患气结所生”“动气增患”。《杂病源流犀烛·颈项病源流》指出瘿病多因气血凝滞，日久成积而导致。

【辨证施治】

吴作君老师认为此病虽以气滞、痰凝、血瘀为病机，但辨证时要分清病情程度，在气或在血，抑或气血同病，一般肿块质地较软多在气分，肿块坚硬则多在血分。辨虚实，如见烦热、急躁、口苦、脉数则为实火，见心悸汗出、眠差目涩、倦怠、脉弦细则为阴虚。治疗以理气化痰、消瘿散结为原则。

【验案举隅】

程某某，女，45 岁。2005 年 9 月 3 日初诊。

主诉：近 1 个月时感身倦，精神差，偶有心悸。

现病史：患者查超声示甲状腺瘤 1.5cm，诉时感身倦，精神差，口干，偶心悸，舌红、苔白腻，脉沉滑涩。

中医诊断：瘿病（气阴不足，痰瘀结滞）。

治法：理气化痰，补虚散结。

处方：益气化痰散结方。炙鳖甲 20g，炒甲珠 6g，赤芍 12g，白芍 12g，丹参 15g，连翘 9g，桔梗 10g，浙贝母 15g，莪术 10g，皂角刺 10g，灵芝 10g，冬虫夏草 6g，花旗参 10g，柴胡 10g，炙甘草 10g。14 剂，水煎服，日 1 剂，配以夏枯草膏早晚服用。

服药 1 个月，瘤体减半，效不更方，继服 1 个月，症状已愈。随访 1 年，无复发。

按：吴作君老师强调瘿病形成实结多为日久而成，病位主要在于肝、脾，其次在心，肝郁气滞，脾虚痰生，痰气交结，久病累及肝阴、心阴。该患者气、痰、瘀互结，久病见虚，虚实夹杂。本方以散结为核心，予鳖甲、甲珠、皂角刺强力软坚散结；赤芍、丹参、莪术活化血络；浙贝母、桔梗、柴胡理气化痰；夏枯草、连翘消肿散结，直达病所；久病气虚，予冬虫夏草、花旗参、白芍益气养阴不伤正；炙甘草调和诸药。治疗补虚散结兼顾，以显效。

（供稿 / 整理：李琰琴）

十九、暑热

暑热及外感暑邪的急性热证多发于夏至和立秋之间，初起以阳明气分热盛为主要证候，常表现为高热不退、面赤、烦、汗多等。《素问·五运行大论》云：“其气在天为热，在地为火……其性为暑。”其致病具有炎热、升散，兼湿特性。暑为夏季主气，为火热之气所化。《幼科要略》中指出：“夏暑发自阳明”“暑必兼湿”。

【病因病机】

夏暑之季炎热，人若劳倦过度，汗出过多可导致津气耗伤，正气亏虚，此为内因；暑热邪气乘机外侵，此为外因。暑热内盛阳明，耗竭胃肠津液，肠燥秘结可形成便秘；暑热不解，内陷心营，造成神昏谵语，肢厥，形成“暑厥”；燔灼营血，可致各种出血等危重证候；暑伤心肾，气阴亏虚，余邪兼夹可致各种后遗症。

【辨证施治】

此病因卫分阶段极其短暂，一现即过，故临床常见初起即入阳明气分，后期多正虚邪恋。治疗气分阶段可涤暑泻热，因伤阴伤气要兼顾益气生津，后期正虚邪恋，则应在益气养阴的基础上祛除余邪，并根据病情辨证施治。

【验案举隅】

赵某某，男，39 岁。2021 年 7 月 28 日初诊。

主诉：患者因高热不退数日，其家属致电吴作君老师请求医治。

现病史：患者发热 3 天前工作过劳，拔牙 1 颗，次日则现高热，39 ～ 40℃，于医院住院查血、CT、核磁均未见异常，静滴药物（具体不详）3 天，患者仍高热，39 ～ 40℃，持续不退，伴身倦神怠，胃纳呆滞，无明显大汗，3 天未解大便，舌脉因电话就诊未查，患者有糖尿病病史，形体肥胖。

中医诊断：暑热（湿热内蕴）。

治法：清暑泻热，祛湿解表。

处方：予葛根黄芩黄连汤合白虎汤加减治疗。葛根 20g，黄芩 15g，黄连 6g，生石膏 40g，甘草 9g，知母 12g，金银花 20g，连翘 15g，大青叶 15g，石菖蒲 15g，远志 9g，大豆卷 15g，枳壳 9g，大黄 9g。嘱 1 剂急煎服，服药前先喝稠粥 1 碗，1 个小时后服汤药，2 个小时后服第 2 煎，徐徐服下。

药后 2 ～ 4 小时患者得汗，身热渐退，精神好转，大便得通，体温降至 37.5℃，之后患者体温逐渐恢复正常，纳眠可，无复发。

按：此患者素体肥胖，有糖尿病病史，故考虑患者脾胃本虚，湿气内蕴，加之此次劳累、拔牙，伤及正气，因暑热邪气侵犯而出现高热，夹湿则热邪裹挟难清，持续不退，无汗考虑同时有太阳经闭，便秘纳差均为阳明经病症，故予葛根黄芩黄连汤合白虎汤加减治疗，以清暑泻热，解表祛湿，1剂便达到良好效果。吴作君老师总结：葛根黄芩黄连汤，甘草四般治二阳，解表清里兼和胃，脉静身凉保安康。

（供稿 / 整理：李琰琴）

二十、支气管扩张验案

张某某，女，25岁。2007年1月2日初诊。

主诉：反复咳嗽咯痰2年余，加重1周。

现病史：2年前因受凉后出现咳嗽咯痰，色黄质稠，于当地医院就诊，予以抗生素治疗（具体药物不详），住院治疗后，上述症状较前缓解。2年来，每遇节气变动或不慎着凉，则咳嗽咯痰反复。1周前受凉后上述症状加重，以黄痰为主，痰中带血，有少量血丝，呈鲜红色，声音沙哑，后咯痰血至今，偶有胸痛，纳谷不馨，睡眠一般，小便黄，时有便秘，2～3日一行，舌暗红、苔黄黏，脉滑数。

辅助检查：胸部CT示右下肺支气管扩张，伴少许感染。

西医诊断：支气管扩张。

中医诊断：咳嗽（痰热蕴肺）。

治法：清热化痰，止血宁络。

处方：藕节20g，侧柏叶20g，白及10g，仙鹤草15g，百合15g，半夏10g，陈皮10g，白茅根30g，桔梗15g，黄芩12g，甘草6g，羚羊角粉0.6g。7剂，水煎服，日1剂，早晚分服。

二诊：患者痰中已无血，黄白痰仍较多，质地黏稠，乏力，纳食较前改善，寐差，二便调。予上方去白及、羚羊角粉，仙鹤草加量至30g，茯苓15g，炒白术15g。7剂，水煎服，日1剂，早晚分服。

三诊：患者诉黄痰已无，痰色转清亮，痰量亦明显减少，无痰中带血，乏力略改善，饮食、睡眠可。上方加太子参 10g，黄芪 15g。14 剂，水煎服，日 1 剂，早晚分服。

四诊：患者无明显不适，继予上方 14 剂。嘱患者平素避免着凉，可配合练习八段锦强健体魄，可冬季进补膏方改善体质。

按：根据病例特点，该患者处于支气管扩张急性发作期。患者系病程日久，痰热蕴肺，故而出现咳嗽咯痰之症。痰热闭阻肺金，日久化热，痰黄质黏，热则灼伤肺络，故而痰中带血。又遇外邪诱发，致使病情加重，故而症状反复。小便黄，时有便秘，舌暗红，苔黄黏，脉滑数，皆为痰热内蕴而致。初诊予清热化痰、止血宁络之法。方中藕节乃止血化瘀之品，用之既能增强止血之功，又可达止血不留瘀之效；侧柏叶化痰止咳，合白及凉血止血；仙鹤草一则收敛止血，二则增强补虚之功，扶助正气；陈皮理气健脾，燥湿化痰；桔梗宣肺祛痰，调节气机之升降；百合养肺阴，滋肺络，合肺“喜润恶燥”之特性；半夏、甘草一则护卫中州、健脾胃以养气血，二则燥湿化痰，脾胃健则痰湿难成；白茅根、黄芩、羚羊角粉取“急则治其标”之义，热清则血止。二诊，根据患者的症状，增强健脾扶正之功，酌加茯苓、炒白术养心安神以改善睡眠，又可健脾益气以培土生金。三诊，患者上述症状明显减轻，加用太子参、黄芪，与他药共奏益气养阴、扶正固本之功。四诊，患者未见明显不适，遂以上方继续巩固治疗，配合八段锦行呼吸运动，强健体魄。

（供稿：吴作君，张春燕　整理：张琼　完善：张凤霞）

二十一、老年性失眠验案

邝某某，男，76 岁。2007 年 3 月 10 日初诊。

主诉：反复失眠 10 余年，加重半年。

现病史：10 余年前无明显诱因出现失眠，具体表现为入睡困难，多梦易醒，每晚仅能浅睡 3 ～ 4 小时，白日精神倦怠，体倦乏力，烦躁易怒。10 年来曾多次辗转各大医院就诊，间断服用过安眠药、抗抑郁药、中药，效果尚可，但症状时有反复。近半年患者失眠加重，每晚需服用地西泮1片，症见入睡困难，每晚仅睡2小时左右，甚则彻夜难眠，白天头晕乏力，精神不振，少气懒言，双目干涩，视物模糊，腰膝酸软，耳鸣，咽干口燥，盗汗频频，时有健忘，心烦口苦，纳少，便秘，舌红、苔少，脉弦细数。

既往史：高血压、脑萎缩。

西医诊断：失眠。

中医诊断：不寐（阴虚阳亢）。

治法：补益肝肾，滋阴潜阳。

处方：肉苁蓉30g，石菖蒲20g，茯苓20g，炒酸枣仁15g，三七9g，甘草12g，菟丝子30g，郁金15g，远志12g，五味子10g，枸杞子15g，麦冬12g，制何首乌30g，丹参20g，生地黄15g，生龙骨30g，川芎12g，夏枯草15g，熟大黄6g，生牡蛎30g，石斛10g。14剂，水煎服，日1剂，早饭后30分钟及睡前各1次。

二诊：患者诉较前容易入睡，寐时略延长至4小时/天，精神倦怠好转，双目干涩减轻，盗汗、耳鸣明显减轻，纳食较前增多，大便1～2日一行，舌红、少苔，脉弦细数。考虑滋阴潜阳之法疗效显著，肾阴亏虚较前好转，浮阳有下潜之势，效不更方，原方再进14剂，水煎服，日1剂，早饭后30分钟及睡前各1次。

三诊：患者精神振作，面色红润，自诉寐时较前明显延长，可睡5～6小时/天，白日精神尚可，与家人聊天交流增多，双目湿润，腰膝酸软、耳鸣、咽干口燥、盗汗明显减轻，情绪较前开朗，食欲好转，大便1～2日一行，舌红、苔薄白，脉弦。考虑肾阴得滋，血脉得养，去熟大黄、夏枯草，酌加合欢皮15g。30剂，水煎服，每日1剂，早饭后30分钟及睡前各1次。

按：该案之病因病机系年老脏腑亏损，肝肾亏虚，精血不足，阴虚阳亢。患者失眠日久，症状反复缠绵，阴精暗耗，失眠症状较重，精血不得充养血脉，故脉细；阴虚则内热生，故而咽干口燥、盗汗、口苦、舌红、脉见数象；肝阴不足，不能濡养两目则见双目干涩、视物模糊，肾阴不足，无法潜藏肝阳，肝阳浮越亢逆，阳不入阴，则见入睡困难；肝阳上扰心神，则见烦躁不安、多梦易醒；阳气不得阴精濡养，遂见精神倦怠乏力。肝肾不足之证，症见腰膝酸软、少气懒言。由此可见该患者病机为肝肾阴虚，阳亢于上，治疗上围绕肝肾二脏，滋阴安神，潜阳入阴。

方中肉苁蓉补肾，益精血，润肠通便。患者失眠日久，虚证基础上，必有痰、瘀，导致症状反复缠绵，用石菖蒲、川芎开窍豁痰、醒神益智，兼顾化痰开胃；三七、丹参，活血化瘀，标本兼治；茯苓，养心安神以改善睡眠，又可健脾益气以培土扶正；生牡蛎、生龙骨，潜阳入阴，使魂魄舍藏；然患者阴精暗耗，反复失眠，需从填精、养血、生津、补液等多方面同时进行，才能纠正阴虚的病理状态，故加酸枣仁养血安神助眠；生地黄、菟丝子、枸杞子、何首乌，滋补肝肾，平衡肝肾之阴阳；甘草、麦冬、石斛，滋阴培土，安抚中州，化生气血；郁金、远志、五味子，安神定志，酸敛养阴；夏枯草，清肝之浮热，助潜浮阳；熟大黄，泻下攻积，通便。二诊，患者症状明显改善，考虑浮阳下潜之势明显，故而效不更方。三诊，考虑患者失眠日久，久病多瘀，故加合欢皮活血安神。

（供稿：吴作君，张春燕　整理：张琼　完善：张凤霞）

二十二、嗜睡验案

刘某某，女，77岁。2006年9月3日初诊。

主诉：白日睡眠增多5年。

现病史：5年前不明诱因出现发作性嗜睡，乏力犯困，最长睡眠时间达25小时，严重时1个月可达4～5次，平时每天睡15小时以上，曾在当地医院就诊，查颅脑CT等显示正常，当地医院诊断为嗜睡症，予口服谷维素、莫达非尼等对症治疗，无明显好转。现症见嗜睡，难以叫醒，心烦急躁，记忆力差，乏力，腰膝酸软，纳谷不馨，小便调，大便干，舌质红、苔黄厚腻，舌下络脉迂曲，脉细弦略滑数。

西医诊断：原发性嗜睡。

中医诊断：多寐（肝肾亏虚，痰瘀阻滞，清窍失养）。

治法：益肝肾，化痰，祛瘀通络。

处方：肉苁蓉 20g，当归 20g，葛根 30g，菟丝子 30g，石菖蒲 20g，川贝母 9g，何首乌 20g，郁金 15g，黄芩 15g，白芍 20g，远志 12g，生黄芪 20g，丝瓜络 20g，川芎 12g，水蛭 6g，甘草 12g。14 剂，水煎服，日 1 剂，早晚分服。

二诊：患者白日精神较前好转，体倦乏力、腰膝酸软较前改善，大便 1～2 日一行，每日睡眠时间 10～14 小时，仍纳差，舌质淡，边有齿痕，苔白厚腻，舌下络脉迂曲，脉细弦略滑。上方加白豆蔻 6g，山药 15g。30 剂，水煎服，日 1 剂，早晚分服。

三诊：嗜睡症状明显改善，睡眠时间较前短，每日睡眠约 8～12 小时，纳食增多，乏力好转，情绪较前平稳，舌质淡，边有齿痕，苔白稍腻，舌下络脉迂曲，脉细弦略数。上方去水蛭，加丹参 15g。30 剂，水煎服，日 1 剂，早晚分服。

四诊：嗜睡症状明显改善，睡眠时间较前短，每日睡眠约 8～10 小时，纳尚可，现可白日稍活动行走，大便稍干，舌质淡，边有齿痕，苔白稍腻，舌下络脉有少许瘀丝，脉沉细略弦。效不更方，继服 30 剂，水煎服，每日 1 剂，早晚分服。

随访：之后患者未复诊，电话问询得知上述症状全无，精神振作。

按：本案患者为老年人。吴作君老师认为，老年人嗜睡多从肾、脾论治，证治总以温阳益肾、健脾化痰、活血化瘀、开窍醒神为要。该案例为老年患者，素体肾亏，肾阳不足，元气亏虚则不荣脑髓，出现嗜睡、记忆力差、腰膝酸软等症。乙癸同源，肝之气血亏虚，则出现心烦、急躁之症。据其苔黄厚腻，舌下络脉迂曲，脉细弦略滑数之象可断其有“痰瘀阻滞”之标。因此，治疗上，以益肝肾、化痰、祛瘀通络为主。

方中肉苁蓉，补肾、益精血、润肠通便；菟丝子，滋补肝肾，益精髓；当归、何首乌、白芍，养血活血通络；石菖蒲、川芎、远志，开窍豁痰，醒神益智，兼顾化痰开胃；水蛭，增强活血破瘀之功，水蛭合丝瓜络，通络之效大增；生黄芪、甘草，益气养血，化生气血，气行则血行；

川贝母，化痰以通络；郁金，辛能行能散，既能活血，又能行气，使诸药得行。据其舌象可知痰瘀日久生热象，加黄芩以清热。吴作君老师认为嗜睡病机之一在于气机升降失调，清阳不升，脑窍濡养不足，临证时常加葛根以取其升阳之义，调整气机之升降。后续诊疗，见湿邪甚者，酌加白豆蔻、山药。至三诊时，痰瘀已除，络脉空虚，当以补养络脉为法，用丹参养血活血，通而不滞。

（供稿：吴作君，张春燕　整理：张琼　完善：张凤霞）

二十三、汗证验案

李某，男，29岁。2007年7月4日初诊。

主诉：进食时多汗2年。

现病史：患者2年前无明显诱因出现进食时多汗，未重视，未系统诊疗。2年来汗出症状较前明显加重，症见进食时自汗出，汗如黄豆大小，天热时尤甚，汗出可浸湿衣被，脘腹胀满，怕热，倦怠喜卧，寐中打鼾，小便黄，大便黏滞，欠爽利，舌质淡，舌体胖大，齿痕舌，苔根部黄厚，脉滑数。体型肥胖，近2年来，体重增加近20kg。

既往史：糖尿病、高血压。

辅助检查：腹部超声示重度脂肪肝。

西医诊断：多汗症。

中医诊断：汗证（卫表不固，湿热蕴肺）。

治法：益气敛肺止汗，清利湿热。

处方：生黄芪30g，炙黄芪30g，茯苓30g，白术20g，炙甘草10g，五味子15g，陈皮10g，泽泻20g，山药30g，车前子30g，乌梅10g，煅龙骨30g，荷叶20g，焦山楂30g，黄连6g，法半夏9g，丹参20g，三七15g，煅牡蛎30g。14剂，水煎服，日1剂，早晚分服。

二诊：患者体重减轻2.5kg，打鼾减轻，进食时汗出减轻，倦怠喜卧、大便质黏稍改善，汗出减少，仍有进食时汗出，汗如绿豆大小，进食及天热时明显，脘腹胀满，纳眠可，大便稍干，每日1次，舌质淡，舌体胖大，齿痕舌，苔根部黄厚，脉滑数。加炒苍术15g以增强燥湿化浊之功。

三诊：体重较前再减3kg，倦怠喜卧、进食时汗出、腹胀、便黏改善，进食时微汗出，余无明显不适，纳眠可，大便成形，每日1次，小便黄。舌质淡，舌体胖大，苔根部白腻，脉滑数。30剂，水煎服，日1剂，早晚分服。

随访：上述症状缓解，未再复发。

按：本例患者形体肥胖，嗜食肥甘厚味，伤于阳明，内生郁热，迫津外泄成汗，汗出如豆，进食即发，脘腹胀满，怕热，伴见大便质黏，小便色黄，舌偏黄等。肥人多痰多湿，加重气虚之象，加之热伤阳明，故倦怠喜卧，寐中打鼾，大便质黏，舌体胖大，苔黄腻，脉滑数。

吴作君老师依四诊，从益气固表、敛汗、祛湿、健运脾胃、化瘀祛痰等方面综合论治，标本兼顾，以治其本。方中生黄芪固表止汗，补气升阳，与炙黄芪合用，增强益气补中之效；茯苓、白术、炙甘草、山药，健脾益气；法半夏、陈皮，燥湿化浊；焦山楂，和胃健脾，脾胃健则痰湿无从化生；五味子、乌梅、煅牡蛎、煅龙骨，敛汗；泽泻、车前子、荷叶，祛湿化浊；黄连，清热燥湿；丹参、三七，活血化瘀，助运气血。二诊时，增加炒苍术以增强燥湿之功。

（供稿：吴作君，张春燕　整理：张琼　完善：张凤霞）

二十四、不全流产验案

张某，女，30岁。2006年7月12日初诊。

主诉：药物流产后阴道出血伴腹痛22天。

现病史：22天前因“宫内孕6+周”于某院住院行米非司酮加前列腺素抗早孕，服米索前列醇片600μg，4小时后，排出完整胎囊，大小为2.4cm×2.8cm，因阴道出血多，加服米索前列醇片400μg，阴道出血减少后未行清宫术，药流后予替硝唑2g，1次/天。术后劳累过度，阴道出血不止，伴下腹痛，查尿HCG阳性，考虑不全流产，患者拒绝刮宫，要求服药治疗。现症见阴道少量出血，色暗，腰酸痛明显，下腹阵痛，心烦，口苦，大便不畅，舌暗红、苔黄腻，脉弦细。

辅助检查：血 HCG 275.9mIU/mL；血常规未见异常；B 超检查示，子宫大小 6.0cm×5.0cm×4.2cm，宫内回声均质，子宫内膜厚 1.2cm，回声不均，范围 3.5cm×2.1cm，其内未见明显血流信号，双附件未见异常回声。

西医诊断：不全流产。

中医诊断：堕胎（气血亏虚，瘀阻胞宫）。

治则：活血化瘀，益气养血。

处方：当归 12g，熟地黄 20g，川芎 10g，白芍 10g，赤芍 10g，生蒲黄 10g，五灵脂 10g，益母草 20g，泽兰 15g，炮姜 6g，桃仁 10g，红花 10g，川牛膝 30g，三棱 10g，莪术 10g，炙甘草 10g，炙黄芪 15g。7 剂，水煎服，日 1 剂，早晚分服。

二诊：服药 1 周后血 HCG 明显下降，腰酸痛明显缓解，腹痛减轻，大便不畅较前好转，舌暗红、苔黄，脉弦滑。上方加夏枯草 10g，牡丹皮 10g。7 剂，水煎服，日 1 剂，早晚分服。

三诊：HCG 8.5mIU/mL。血常规未见异常。B 超检查示，子宫大小 5.5cm×4.5cm×3.5cm，宫内回声均质，子宫内膜厚 0.5cm，左附件未见异常回声，子宫右侧可见 3.2cm×2.5cm 无回声区，边界清，示子宫内膜增厚，右附件囊肿。出血增多，有血块，腰酸，头晕，纳差，大便调，舌暗、苔黄，脉细数。继服 7 剂，水煎服，日 1 剂，早晚分服。

四诊：出血止，恢复排卵后行经，月经量多，下腹痛，腰酸痛，口干，便干，舌嫩红、苔少，脉弦细。更方为：蒲黄炭 10g，桑寄生 30g，续断 30g，生地黄 30g，小蓟 15g，三七粉 6g，当归 12g，川芎 10g，白芍 10g，丹参 15g，炙甘草 10g。7 剂，水煎服，日 1 剂，早晚分服。月经后复查血常规未见异常。

按：吴作君老师认为，堕胎后宫腔内残留的蜕膜和人绒毛膜组织造成胞宫瘀血内阻，且术后阴道出血时间过长，正气不足，脾肾亏虚，湿热外邪乘虚而入，与瘀血互结。结合该患者的舌脉症予活血化瘀、益气养血治疗后恢复月经，HCG 恢复正常，说明宫腔残留人绒毛膜组织已彻底排出。

首诊方中当归、熟地黄、川芎、白芍组成四物汤作为打底方剂；赤芍，清热凉血，散瘀止痛；生蒲黄，止血化瘀；五灵脂，活血止痛，化瘀止血；益母草，活血祛瘀，调经生新；泽兰，活血调经，散瘀消痈；炮姜，温经止血，健脾暖胃；桃仁，活血祛瘀，润肠通便；红花，活血通经，散瘀止痛；川牛膝，活血祛瘀，滋补肝肾；三棱、莪术，破血行气，消积止痛；炙黄芪，益气养血，补气通络。四诊时，出血止，恢复排卵后行经，月经量多，此时应以固本为主，以滋补脾肾、益气养血为主。

（供稿：吴作君，张春燕　整理：张琼　完善：张凤霞）

二十五、卵巢囊肿验案

张某，女，22 岁。2008 年 3 月 16 日初诊。

主诉：超声发现卵巢囊肿伴左侧腹痛 2 个月余。

现病史：2 个月余前体检行超声发现左侧卵巢囊肿，大小约 6.7cm×4.4cm×3.2cm，左侧小腹轻微坠痛，腰膝酸软，体倦乏力，白带量多，色黄，质稠，无异味及阴痒，未系统治疗，纳可，眠差，多梦易醒，大小便正常。患者平素月经不规律，14 岁初潮，周期 30 ～ 40 天，经期 4 ～ 5 天，无痛经。末次月经 2008 年 3 月 14 日，4 天干净，量少，色暗红，无血块，轻微痛经，经期腰酸痛，经前 1 周双乳胀痛，经后缓解，舌暗红、苔薄黄，脉弦涩。

辅助检查：白带常规示清洁度Ⅲ度，余无异常；彩超示左侧卵巢囊性回声（6.7cm×4.4cm×3.2cm），透声可；肿瘤标记物未见明显异常。

西医诊断：卵巢囊肿。

中医诊断：癥瘕（气虚血瘀）。

治法：益气活血，祛瘀消癥。

处方：党参 20g，茯苓 20g，白术 10g，炙甘草 10g，夏枯草 12g，生牡蛎 30g，炙鳖甲 15g，生蒲黄 10g，莪术 6g，柴胡 6g，制何首乌 20g，枸杞子

15g。14 剂，水煎服，日 1 剂，早晚分服。

二诊：服药后小腹坠痛减轻，腰膝酸软缓解，体倦乏力减轻，白带量较前减少，色黄，质稠，无异味及阴痒，纳可，寐时较前延长，多梦改善，二便调，舌淡暗、苔黄腻，脉弦涩。处方：桃仁 10g，红花 10g，白芍 10g，赤芍 10g，当归 10g，川芎 10g，熟地黄 30g，茯苓 20g，泽泻 10g，莪术 10g，柴胡 10g，炙甘草 10g，枸杞子 10g。30 剂，水煎服，日 1 剂，早晚分服。

三诊：4 月 17 日月经来潮，5 天净，经量较前略增多，夹血块，痛经明显，经期腰酸乏力减轻，经前乳房胀痛，纳寐可，二便调，舌淡暗、苔黄腻，脉弦涩。处方：党参 20g，茯苓 20g，白术 10g，炙甘草 10g，夏枯草 12g，生牡蛎 30g，炙鳖甲 15g，生蒲黄 10g，莪术 6g，柴胡 6g，制何首乌 20g，枸杞子 15g。14 剂，水煎服，日 1 剂，早晚分服。

四诊：已无小腹坠痛、腰膝酸软症状，体倦乏力改善，白带量较前减少，色淡，质中，无异味及阴痒，纳寐可，二便调，舌淡暗、苔薄黄，脉弦。复查妇科超声示左侧卵巢囊肿，大小约 3.3cm×3.0cm×1.5cm。处方：桃仁 10g，红花 10g，白芍 10g，赤芍 10g，当归 10g，川芎 10g，熟地黄 30g，茯苓 20g，泽泻 10g，莪术 10g，柴胡 10g，炙甘草 10g，枸杞子 10g。14 剂，水煎服，日 1 剂，早晚分服。中成药：云南白药、八珍颗粒攻补兼施，以巩固疗效。

按：患者先天肾气不足，或后天嗜食肥甘厚味，伤及脾胃，先后天不能互相资生，致气血生成受限，胞宫虚弱，又影响气血运行，久则结成积块；肾气虚，气血不足，故腰酸乏力，经量少；气虚不能推动血的运行，血液瘀滞，故少腹坠胀隐痛；脾虚不能运化水湿，水湿积聚日久，炼液成痰，化火化热，故带下量多，色黄，质稠；又因平素情志郁结，肝气不疏，故经前乳房胀痛；舌暗红、苔薄黄，脉弦涩均为气虚血瘀之象。

吴作君老师认为，卵巢囊肿病机上有虚，又有瘀，治疗上应攻补兼施，正气足则以攻伐为主，以破血消癥为重。攻伐后则需养正，以扶正为主，化瘀为辅，使得扶正不留瘀，祛瘀不伤正，总法以益气破瘀为主。该病例充分体现了吴作君老师的论治思想，首诊及三诊方偏重攻伐，方中以党参、茯苓、白术、炙甘草组成的四君子汤为补气首方；夏枯草、生牡蛎、炙鳖甲、莪术，破血消癥；生蒲黄，取其化瘀消肿之义；何首乌、枸杞子，滋补肝肾，使肾气充实；小剂量柴胡，取其升发疏散之义，理气消癥。二诊、四诊偏重于养，方以桃仁红花汤合四物汤加减，养中带攻，扶正为主。方中当归、川芎、熟地黄、白芍组成的四物汤为补血首方，补而不滞；桃仁、红花、莪术，攻下消癥；茯苓、炙甘草，健运中州脾胃，使气血生化有源；枸杞子，滋补肝肾；赤芍，散瘀止痛；泽泻，化浊降脂；小剂量柴胡，取其升发疏散之义，理气消癥。

（供稿：吴作君，张春燕　整理：张琼　完善：张凤霞）

二十六、脑梗死验案

张某，男，67 岁。2006 年 6 月 24 日初诊。

主诉：突发右侧上下肢无力 30 小时。

现病史：30 小时前无明显诱因突然出现右侧肢体无力，伴言语不利，无饮水呛咳，无头晕头痛，无偏身麻木，未予重视，病情逐渐加重，家属随后立即送患者于急诊就诊，家属要求中西医结合综合治疗。现症见右侧上下肢无力，口舌㖞斜，舌强语謇，乏力气短，面色㿠白，脘痞纳呆，自汗出，纳寐可，小便调，大便干燥不畅，舌暗淡，边有齿痕，苔白腻，舌下络脉迂曲，脉沉涩。

既往史：患者发病前喜食肥甘厚腻，情绪易急躁，高血压病史 10 余年，未规律服药，血压控制欠佳，饮酒史 30 余年。

查体：神清，不全运动性失语，右侧鼻唇沟稍浅，伸舌右偏，右侧上肢肌力 2 级，右侧下肢肌力 2 级，左侧上、下肢肌张力略低，生理反射正常，病理反射未引出。颅脑 MRI 检查提示，左侧基底节 T1WI 低信号，T2WI 高信号，提示急性脑梗死。

西医诊断：急性脑梗死。

中医诊断：中风（气虚血瘀）。

治法：益气活血通络。

处方：太子参 30g，麦冬 12g，五味子 10g，石菖蒲 15g，远志 9g，枳壳 9g，郁金 9g，金银花 15g，连翘 12g，牡丹皮 12g，桔梗 20g，葛根 30g，川芎 6g，三七块 6g，橘络 9g，生大黄 6g。14 剂，水煎服，日 1 剂，早晚分服。

二诊：患者右侧上、下肢无力较前改善，肌力达 3 级，乏力改善，气短缓解，食欲不佳，腹胀脘痞，舌质偏暗，边有齿痕，苔白腻，舌下络脉迂曲，脉沉。处方：生黄芪 30g，远志 9g，葛根 30g，鸡血藤 15g，当归 10g，石菖蒲 20g，牡丹皮 12g，豨莶草 30g，郁金 12g，白芍 10g，赤芍 10g，水蛭 6g，川芎 10g，桂枝 9g，三七粉 3g，甘草 9g，茯苓 20g，黄芩 12g，泽泻 10g。14 剂，水煎服，日 1 剂，早晚分服。

三诊：患者肢体无力较初诊时明显好转，言语较前好转，可做基本言语交流，日常生活能力较前改善，腹胀脘痞症状减轻，纳食改善，舌质偏暗，舌体偏胖，苔白，脉沉。处方：生黄芪 30g，远志 9g，葛根 30g，鸡血藤 15g，桂枝 9g，当归 10g，石菖蒲 20g，牡丹皮 12g，豨莶草 30g，三七粉 3g，郁金 12g，白芍 10g，赤芍 10g，水蛭 6g，川芎 10g，甘草 9g，黄芩 12g，何首乌 15g，生地黄 15g，熟地黄 15g。14 剂，水煎服，日 1 剂，早晚分服。

按：患者为老年男性，平素喜食肥甘厚腻，喜饮酒，脾胃运化失常而酿成痰湿，阻碍水湿代谢，气血生化乏源，气虚则血行不畅，瘀血阻滞脑窍，故肢体偏枯不用，言语謇涩；气血不行，则筋脉失其所养，故偏身麻木；脾胃运化受阻，则见脘痞食少便溏，气虚则乏力短气；舌暗淡，边有齿痕，苔白腻，舌下络脉迂曲，脉沉涩皆为气虚血瘀之象。故治当用益气活血通络之剂。

方中太子参、麦冬、五味子取生脉饮之义，用太子参代人参，益气健脾；石菖蒲，化痰开窍，明耳目，出声音；川芎、三七、橘络，活络通窍，直达病所；川芎、牡丹皮，活血祛瘀；大黄，通便而不耗气，推陈致新，使体内结滞瘀血得散；葛根，善入阳明经，协助升腾胃气，解肌舒筋；远志、郁金，疏散气机，助力桔梗沟通上下；枳壳，理气宽中；金银花、连翘，清散郁热。二诊时，去太子参、麦冬、五味子、枳壳、金银花、连翘、桔梗、橘络、生大黄，加黄芪甘温大补元气，使气旺以促血行，瘀去络通；加当归，活血通络而不伤血；患者偏身麻木，经络不通，故加用攻窜搜剔之水蛭、养血通络之鸡血藤、祛风通络之豨莶草，共奏通经活络之功，引诸药之力直达络中；白芍、桂枝，调和营卫；赤芍，活血凉血，祛瘀生新；茯苓、甘草，健脾和胃，健运中州；黄芩，壮脾胃，活血生血；泽泻，渗湿泻热。三诊时，患者病情较前稳定，上方去茯苓、泽泻，加何首乌、生地黄、熟地黄滋补肝肾，以补其本。

（供稿：吴作君，张春燕　整理：张琼　完善：张凤霞）

二十七、输卵管阻塞性不孕验案

王某，女，35 岁。2007 年 10 月 9 日初诊。

主诉：人流术后，继发不孕 3 年余。

现病史：3 年余前行人流术，随后同居未避孕，至今未孕，为求子遂来就诊。末次月经 2007 年 9 月 23 日，5 天净，量少，色暗红，有少许血块，偶有经行腹痛，伴经前乳胀及经行腰酸。现为月经周期第 17 天，带下量少，色白，近两日带下呈锦丝状，少腹时作痛，偶有腰酸，纳可，夜寐多梦，二便调，舌质红、苔薄白，脉细弦。

月经史：月经初潮 13 岁，5 ～ 6 天 /30 天，量中，色暗红，偶有血块，无痛经，伴经行腰酸、经前乳胀。

辅助检查：性激素、甲状腺功能未见异常。超声引导下子宫输卵管造影显示：1. 左侧输卵管不通（远段阻塞可能）；2. 右侧输卵管不通（近段细弱，中远段阻塞可能）。男方精液常规检查正常。

西医诊断：继发性不孕症（输卵管阻塞性不孕）。

中医诊断：不孕症（肾虚血瘀）。

治法：益肾促排，化瘀通络。

处方：生黄芪 20g，生牡蛎 30g，山甲珠 10g，川芎 9g，制何首乌 20g，山慈菇 12g，当归 10g，山药 15g，枸杞子 20g，三棱 6g，鸡血藤 15g，柴胡

6g，制鳖甲 15g，莪术 6g，白芍 10g，赤芍 10g，炙甘草 10g。30 剂，水煎服，日 1 剂，早晚分服。

二诊：患者于 2007 年 10 月 23 日月经来潮，量中，色暗红，夹血块，无痛经，经前乳胀、腰酸较前好转，纳寐可，二便调，舌质红、苔薄白，脉细弦。处方：生黄芪 20g，制何首乌 20g，枸杞子 15g，制鳖甲 15g，山慈菇 20g，当归 10g，菟丝子 20g，路路通 15g，生牡蛎 30g，桂枝 10g，盐杜仲 15g，巴戟天 10g，山甲珠 10g，夏枯草 12g，生薏苡仁 30g。30 剂，水煎服，日 1 剂，早晚分服。

三诊：患者于 2007 年 11 月 22 日月经来潮，量中，色暗红，夹血块，轻微经行腹痛，经行烦躁，纳差，寐可，二便调，舌质红、苔薄白，脉细弦。处方：生黄芪 20g，山甲珠 10g，夏枯草 12g，枸杞子 15g，茯苓 20g，炙甘草 10g，当归 10g，制鳖甲 15g，皂角刺 10g，半夏 10g，山药 20g，巴戟天 10g，桂枝 10g，生牡蛎 30g，制何首乌 20g，陈皮 10g，白芍 12g，赤芍 12g。30 剂，水煎服，日 1 剂，早晚分服。

四诊：患者未诉明显不适，纳可，寐安，舌暗、苔薄白，脉沉。处方：炒白术 12g，党参 20g，熟地黄 20g，白芍 12g，当归 6g，山茱萸 20g，菟丝子 20g，桑寄生 10g，黄芩 12g，枸杞子 15g，杜仲 15g，砂仁 6g，炙甘草 9g，苎麻根 20g。30 剂，水煎服，日 1 剂，早晚分服。

五诊：患者无不适，月经未至，时有小腹胀痛，自测已怀孕。

按语：该患者人流术后继发不孕 3 年余，平素月经周期尚规律，但色暗红，夹血块，偶有经行腹痛，说明胞宫有瘀滞，加之经行腰酸，经行乳痛，结合全身症状，属肾虚血瘀证。本病以瘀滞为标，肾虚为本，治疗重在将滋补肝肾与活血化瘀结合应用。首诊以益气活血通络为主要方向，重点在于治其标。二诊、三诊则以益气补肾为主，兼以化痰、通络、祛瘀，重点在于治其本。四诊时，患者诸症皆除，应以调养脾肾为主，先后天同调，固护根本，促排助孕。

（供稿：吴作君，张春燕　整理：张琼　完善：张凤霞）

【师门传承临床典型验案】

一、痤疮验案

吴作君老师临床常用的2首治疗痤疮的方剂，笔者于临床应用多次，效如桴鼓。

处方一：金银花15g，连翘12g，蒲公英20g，赤芍12g，黄芩12g，夏枯草15g，野菊花15g，白花蛇舌草15g，苦参10g，炙甘草9g，浙贝母12g，牡丹皮12g。

处方二：白芍15g，当归12g，牡丹皮12g，金银花15g，蒲公英20g，败酱草15g，赤芍12g，白芷10g，桔梗20g，夏枯草10g，生牡蛎30g，炒栀子6g，淡豆豉15g，生薏苡仁30g，炙甘草9g。

【验案举隅】

验案1

胡某，男，20岁。2019年1月9日初诊。

主诉：反复颜面部痤疮5年。

现病史：患者5年前出现颜面部痤疮，时轻时重，近日病情加重就诊。查体可见额部、面颊等部位红色丘疹及粉刺，舌鲜红，中裂纹，少苔，脉弦细数。

诊断：痤疮，青春痘。

中医辨证：热毒炽盛，瘀热蕴结。

治法：清热解毒，化瘀祛湿。

处方：白芍15g，当归12g，牡丹皮12g，金银花15g，蒲公英20g，败酱草15g，赤芍12g，白芷10g，桔梗20g，夏枯草10g，生牡蛎30g，炒栀子6g，淡豆豉15g，生薏苡仁30g，炙甘草9g。7剂，水煎服，日1剂，早晚分服。

二诊：服药后皮疹明显好转，无粉刺，面颊红色丘疹消退，遗留暗红色痕迹，额部少量粉刺及红色丘疹，胃纳可，二便调，舌鲜红、少苔，脉弦细。考虑其舌质明显鲜红，热象明显，加大清热解毒力量，调整处方：金银花15g，连翘12g，蒲公英15g，赤芍12g，黄芩12g，夏枯草15g，野菊花15g，白花蛇舌草15g，苦参10g，炙甘草9g，浙贝母12g，牡丹皮12g。14剂，水煎服，日1剂，早晚分服。

三诊：服上药后皮疹消退，舌鲜红较前好转。嘱服用牛黄清心丸1丸，2次/日。服用3～5日停用。嘱用冬瓜薏苡仁红豆熬汤（1个小冬瓜，2把生薏苡仁，1把红小豆）善后。忌烟酒及辛辣油腻厚味。

随访1年，未再出皮疹，遗留的红色痕迹亦消失。

方解：此方清热解毒力强，用于痤疮时间短、热毒炽盛者。金银花、连翘、野菊花、蒲公英、白花蛇舌草清热解毒，牡丹皮、赤芍凉血活血，黄芩、苦参苦寒燥湿，夏枯草清肝火、散郁结，浙贝母软坚散结，有助于消除皮疹遗留痕迹，炙甘草解毒和中，调和诸药，有类似糖皮质激素的作用而无激素的不良反应。诸药合用，从热、湿、瘀三方面一举成功治愈。

验案2

刘某，女，35岁。2021年10月22日初诊。

主诉：反复颜面部痤疮20年。

现病史：患者20年前出现颜面部痤疮，时轻时重，近3个月病情加重，伴脱发，在外服用多种中药无效后就诊。查体可见额部、面颊、口周等部位红色丘疹，舌淡嫩、薄白苔，舌底鲜红，脉细数。

诊断：痤疮，青春痘。

中医辨证：脾虚湿盛，瘀热上扰客面。

治法：健脾助运，清热祛湿。

处方：白术12g，茯苓20g，白芍15g，当归12g，牡丹皮12g，金银花15g，蒲公英20g，败酱草15g，赤芍12g，白芷10g，桔梗20g，夏枯草10g，生牡蛎30g，炒栀子9g，淡豆豉15g，生薏苡仁30g，炙甘草9g。7剂，水煎服，日1剂，早晚分服。

随访：服药21剂，皮疹消退。

方解：此方祛湿散结凉血作用偏强，用于痤疮日久、湿热瘀血内蕴较重者。夏枯草、生牡蛎软坚散结，金银花性味甘寒，最善清热解毒疗疮，有“疮疡圣药”之称，蒲公英清热解毒，消痈排脓，白芍、当归养血活血，牡丹皮、赤芍凉血活血解毒，淡豆豉、炒栀子取栀子豉汤之义，败酱草、白芷透发阳明经气，生薏苡仁淡渗利湿。

按：痤疮属中医学“粉刺”“肺风粉刺”“痤痱”“酒刺”等范畴，是发生在毛囊、皮脂腺的慢性皮肤病。《医宗金鉴·外科心法》“肺风粉刺”曾记载：“此证由肺经血热而成。每发于面鼻，起碎疙瘩，形如黍屑，色赤肿痛，破出白粉汁。”此病主要病机为肺热脾湿，若久病不愈，则兼瘀血阻滞。痤疮不只出现于青春期，高雄激素性痤疮患者可持续至30～40岁或更久。血清中雄激素水平升高，主要是睾酮；雌激素和黄体生成素降低。这种情况治疗难度相对较大。从热、湿、瘀三方面入手，根据肺热脾湿的基本病机，结合患者具体情况灵活运用经验方，取得了非常好的临床效果。

（供稿/整理：王旭敏）

二、漏尿验案

么某某，女，68岁，已婚。2012年3月14日初诊。

主诉：漏尿多年，近期加重。

现病史：患者因漏尿多年，近期加重前来就诊。症见尿少而频，产生后不能自已，夜间尤甚，无排尿热痛感，眠差，不畏寒热，偏向喜热，盗汗，偏头痛（左侧），大便调，纳可，耳痒，渴不欲饮，腰膝酸软，精神可，面色㿠白，乏力体胖，易怒。舌苔薄白，舌面有裂纹、色紫，脉沉弦细。

既往史：子宫摘除术后，心脏支架术后。

辨病辨证依据：《素问·六节藏象论》云：“肾者，主蛰，封藏之本。”根据问诊及舌脉情况，辨证为肝肾阴虚证，又因其长期阴血亏虚，阴损及阳，造成脾肾阴虚的同时也有阳虚之象，脾阳虚则不能正常固摄尿液，从而出现尿失禁，而肾阳不足则膀胱气化不利，出现尿少而频，患者渴不欲饮是因其担心尿多而不敢多饮水所致。

西医诊断：膀胱活动过度。

中医诊断：漏尿（肝肾阴虚证）。

治疗：桂附地黄丸合缩泉丸加减，配合针灸治疗。

处方：桂枝 12g，附子（先煎）15g，熟地黄 20g，山药 20g，酒山茱萸 9g，茯苓 20g，泽泻 9g，牡丹皮 20g，益智仁 20g，乌药 20g，金樱子 20g，桑螵蛸 15g，海螵蛸 15g，煅龙骨 20g，煅牡蛎 20g，干姜 6g。7 剂，水煎服，日 1 剂，早晚分服。

针灸穴位：三阴交、气海、关元、天枢、中脘、次髎。

方解：方中缩泉丸涩尿止遗，与桂附地黄丸并温针灸温脾肾阳而助膀胱气化及尿液的固摄，以先增加尿量、减少频次为目的。患者长期漏尿加之绝经前后失于调养，肾阴虚证明显，故以桂附地黄丸中的六味地黄丸成分滋养肝肾之阴，降虚火，以达到改善盗汗、腰膝酸软、易怒的目的。同时在方中增加桑螵蛸、海螵蛸、金樱子等收涩之品，肾阳足则脾阳亦增（先天资后天），所以脾阳固摄之力增强，漏尿则止，桂附地黄丸中桂附之属有阳中求阴之义，则盗汗、腰膝酸软、失眠、易怒收效明显。

随访：治疗 3 周后患者漏尿止，病情显著好转。

（审核：修丽梅　供稿：高彦杰　整理：宋长恒）

三、面瘫验案

章某某，女，67 岁。2021 年 12 月 3 日初诊。

主诉：面瘫多年，近期加重。

现病史：患者自述其因面瘫多年，多方治疗无效，近期加重前来就诊。症见面部抽动不能自已，眼睑开合不利，肢体运动正常，眠差，怕冷，情绪波动时面部抽动更甚，大便不调，小便可，纳可，胃部常有不适感甚或疼痛，身体瘦弱，面色萎黄，舌紫，苔薄黄，脉弦而数。患者叙述病情时思路清晰，语言严谨。

既往史：子宫肌瘤，轻度萎缩性胃炎，肠息肉术后，腰椎间盘突出。

辨病辨证依据：《素问·风论》曰："风气与太阳俱入，行诸脉俞，散于分肉之间，与卫气相干，其道不利，故使肌肉愤䐜而有疡。"根据望诊、问诊结合脉诊可知，患者面部抽动不能自已，但思路清晰且肢体运动正常，说明患者自身的主要病症仅是面部的抽动，排除中风的可能。中医认为，风性轻扬，善袭阳位，患者病位及病症符合风邪侵袭的特点，所以诊断为风邪扰络之证。望其面黄，舌苔微黄，舌色紫，知其为虚热而瘀；与其交谈时，听其声音有些低沉，又女性常为血虚，故诊为血虚而瘀。脉弦而数，舌苔黄说明瘀证日久而化热生风；又因其胃部常常不适，大便不调，肠胃属阳明经，阳明经乃多气多血之经，女性又有月经之事，可见其血虚血瘀的所在经络为阳明经，细观其面部肌肉萎缩之处正是阳明经所行之处。四诊合参，辨为阳明经受风邪所扰。血虚生风，血瘀亦生风，本病是中医的类中风之证，按此证治疗应会奏效。师说治本病重在扶正祛邪兼解郁，想此患者确有血虚之证，又有血瘀和风证的邪实之象，女性本身就易肝郁，虽然患者本身性格开朗，但细问知其经历确多波折，故大胆使用血府逐瘀汤加减并配合外治法调其经络。

西医诊断：面神经麻痹。

中医诊断：面瘫（血瘀证）。

治疗：血府逐瘀汤加减，配合温针灸及刺络放血。

处方：柴胡 15g，赤芍 15g，麸炒枳实 20g，炙甘草 6g，川芎 20g，当归 15g，生地黄 20g，桔梗 12g，牛膝 9g，白附子（先煎）15g，僵蚕 6g，蜈蚣 1 条，郁金 12g。14 剂，水煎服，日 1 剂，早晚分服。

针灸穴位：血海、合谷、颊车、下关、牵正、攒竹、风池。

方解：血府逐瘀汤本身活血化瘀，本着"治风先治血，血行风自灭"的治疗理念，并且方中柴胡、郁金疏肝解郁、清热凉血，针对其血瘀日久而化热；白附子、僵蚕、蜈蚣可息风止痉，取牵正散之义；方中四物汤既活血化瘀又补血活血，嘱患者服用方药时用黄酒送服以使其发挥最佳药效。

同时施以针灸刺络治疗，3周后患者的面部症状明显缓解，考虑其患病日久，遂从第4周起予大活络丸（同样黄酒送服）引药上行，并配合针灸继续治疗，21天后患者基本痊愈。

（审核：修丽梅　供稿：高彦杰　整理：宋长恒）

四、头痛验案

刘某某，女，61岁。2023年1月7日初诊。

主诉：头痛多年，加重1个月。

现病史：患者因头痛多年，加重1个月前来我院治疗。症见头痛每年发作，今年尤甚，平时用头风片等止痛类药物、针灸等治疗均未见效，胸部及乳腺胀痛拒按，素有胸闷气短，胃部隐隐不适，48岁绝经后无过多其他症状，仅是头痛如前，怕冷，大便不调，小便数，遇冷加重，若手足部遇冷，便觉胃肠不适、胃部更会明显冷痛不适，舌苔薄白，舌边有齿痕，脉弦数细。

辨病辨证依据：《素问·风论》曰："风气与阳明入胃，循脉而上至目内眦。"《丹溪治法心要》云："风寒外邪者，当解散。"患者来诊时头痛明显，重点叙述头痛，但描述不清是刺痛还是空痛、钝痛，疼痛位置亦不固定，由此判断其头部确实有风邪侵袭；又见患者体瘦，面色不佳、无红润之色，脉弦数细，更是判定头部是风邪上犯，因其怕冷明显，虽脉见数象，但表现并无热象，细思之，亦是因寒而瘀，久而化热，故显数脉，至此先诊其为风寒上犯而头痛，寒性收引，日久体虚，则见血瘀之象，所以诊断其为风寒头痛。

西医诊断：神经性头痛。

中医诊断：风寒头痛。

治疗：四物汤合桂附地黄汤加减，配合刺络放血和针灸。

处方：川芎20g，当归20g，生地黄20g，白芍15g，白芷12g，柴胡12g，黄芩12g，羌活12g，独活12g，藁本12g，桂枝12g，附子12g。14剂，水煎服，日1剂，早晚分服。

针灸穴位：风池、大椎、大杼（刺络放血）。

方解：根据患者所述及四诊所得知其为风寒头痛，方用桂附地黄汤温经通脉除其寒邪，四物汤补血活血，本着“治风先治血，血行风自灭”的治疗理念灭其风邪，风灭则寒除，虚而得补，瘀处得活，但方中温经通脉之药必须要有活血补血化瘀之药才能奏效，因此方选四物汤合桂附地黄汤加减而成，并配合外治刺络放血和针灸治疗，治疗 1 周后症状明显减轻，2 周而愈，其他身体不适也明显缓解。

（审核：修丽梅　供稿：高彦杰　整理：宋长恒）

五、汗证验案

验案 1

闫某某，男，72 岁。2021 年 3 月 15 日初诊。

主诉：汗出多年，身体有异味，近期加重。

现病史：患者因汗出多年，身体异味重，前来就诊。症见汗出涔涔，不分寒暑，身体有腐臭酸腥之味，自述身体素来强健，去他院检查并无他证。腰痛，二便调。精神可，细问知其年轻时以体力劳动为主，体胖，呼吸均匀，反应灵敏，眠可，怕热、喜凉。问诊期间可见其汗涔涔自额头而下，脊间、胸前衣襟湿透。面色红润，舌苔薄白，脉沉滑。

既往史：高血压、前列腺增生。

辨病辨证依据：《丹溪心法》云：“自汗属气虚、血虚、湿、阳虚、痰。东垣有法有方，人参、黄芪，少佐桂枝。阳虚，附子亦少用，须小便煮。火气上蒸胃中之湿，亦能汗，凉膈散主之。痰证亦有汗。自汗，生姜大忌，以其开腠理故也。”结合患者就诊时的种种表现和四诊情况辨其为汗证。因其汗出时，患者自述怕热喜凉，又因其汗味重，乃热迫津出之象，且身体虽壮但年事已高，腰痛为肾虚之证；长期出汗，阴液已亏耗，为阴虚阳亢之象，阳亢则热，热迫津出，汗则更盛，但其阳亢表现不明显；细问知其有高血压病史，知其原本有热，热迫津液，阴虚，热则更盛，汗出更甚；又问知其有前列腺增生情况，身体水液不循常道而出，故想若能引水入常道随小便而解，汗证则消。

西医诊断：内分泌失调。

中医诊断：汗证（湿热蕴结）。

治疗：龙胆泻肝汤合五苓散加减。

处方：车前草9g，木通9g，黄芩12g，龙胆12g，栀子12g，当归15g，熟地黄20g，泽泻9g，柴胡12g，甘草6g，茯苓20g，桂枝12g，猪苓12g，炒白术15g，竹茹15g，清半夏9g。7剂，水煎服，日1剂，早晚分服。

二诊：患者服药1周后复诊反馈汗证明显缓解，并且前列腺方面排尿等待、滴沥症状也明显缓解。经四诊知其稍有疲劳感，思其有水液流失过多之象，故在原方基础上增强补气之力以增其固摄汗液的能力，还能生其液，防止五苓散利水太过。处方：黄芪30g，生白术20g，防风12g，桂枝12g，茯苓20g，猪苓12g，泽泻9g。7剂，水煎服，日1剂，早晚分服。

三诊：1周后又来复诊，患者自述其汗证已经完全消失，身体异味也消失得踪影全无。细问知其疲劳感没有完全消失，多梦，经四诊知其脾虚血弱、心神失养。处方：丹参20g，茯苓20g，白术20g，炙甘草9g，当归12g，黄芪30g，酸枣仁30g，远志20g，龙眼肉6g，木香15g。7剂，水煎服，日1剂，早晚分服。

按：回想治疗过程总结，从肾主水液，脾可运化水湿的角度出发，健脾益肾、引水归源，治疗效果明显。随访治愈后无复发。

验案2

李某，女，72岁。2022年8月3日初诊。

主诉：汗出多年，近期加重。

现病史：患者因汗证多年，近期加重，前来我院就诊。症见动时汗出更甚，怕热畏风，面色晦暗，心悸，眠差，情绪低落，身材偏胖，偶见小便短少而频，大便调，纳可。呼吸音重，舌紫、苔薄白，脉沉弦滑。

辨病辨证依据：《素问·阴阳别论》曰：“阳加于阴谓之汗。”《金匮要略·脏腑经络先后病脉证》曰：“见肝之病，知肝传脾。”患者就诊时情绪低落，脉沉弦而滑，辨其有肝郁化热之象，化热日久；体胖，舌边齿痕，知其有脾虚运化失职而痰湿过盛之证。总体来说，肝郁脾虚之证，肝郁化热，湿性趋下，挟热下注而出现小便短少而频；热居于内，迫津外出，便会使玄府异常开放，汗出如注；又因脾虚固摄失常，玄府关闭失常，动则汗出加重。据此用龙胆泻肝汤合六君子丸加减成方。

西医诊断：内分泌失调。

中医诊断：汗证（气虚不固）。

治疗：龙胆泻肝汤合六君子丸加减。

处方：车前草 9g，川木通 9g，黄芩 12g，栀子 12g，当归 15g，龙胆 12g，地黄 20g，泽泻 9g，柴胡 15g，炙甘草 6g，姜半夏 9g，陈皮 9g，茯苓 20g，白术 20g，丹参 20g。7 剂，水煎服，日 1 剂，早晚分服。

服药 1 周患者汗止大半。第 2 周复诊见其病邪已衰，健脾祛痰利湿热，水循常道而汗渐止，效不更方，1 周后复诊时原方又进 7 剂。又 7 天后来复诊时叙述其汗证已经好转 2/3，经四诊发现虽然其汗证缓解大半，但脾肾虚好转不明显，脾肾虚恐汗证复发，故在原方基础上加用补脾肾药得方：柴胡 12g，车前草 9g，黄芩 12g，川木通 6g，龙胆 12g，栀子 12g，当归 15g，地黄 20g，泽泻 6g，炙甘草 6g，茯苓 20g，生白术 20g，山药 20g，山茱萸 9g。服药后复诊汗证已愈。

（审核：修丽梅　供稿：高彦杰　整理：宋长恒）

六、发热验案

周某，女，60 岁。2015 年 9 月 11 日初诊。

主诉：持续发热 1 个月余（家属代述）。

现病史：患者发热，体温在 37 ～ 38℃之间 1 个月余，未见缓解，遂来就诊（由家属代述）。症见头晕，乏力，纳食不香，渴喜热饮，易出汗，动则尤甚，怕冷，不喜凉风，大便无力溏薄，小便调，眠可。视频中见患者面色萎黄，舌体薄，舌边有齿痕，舌苔微黄，语音低微。

辨证辨病依据：综合患者面色、舌象、语声，认为本证系因饮食劳倦，损伤脾胃，以致脾胃气虚、清阳下陷所致。脾胃为营卫气血生化之源，脾胃气虚，纳运乏力，故饮食减少，少气乏力，语声低微；清阳陷于下焦，郁遏不达则发热，因非实火，故其热不甚，病程较长。四诊合参，辨为气虚发热证。

西医诊断：发热。

中医诊断：气虚发热。

治疗：补中益气汤加减。

处方：炙黄芪 30g，炙甘草 9g，党参 20g，当归 12g，陈皮 6g，升麻 6g，柴胡 9g，炒白术 15g，生姜 3 片。7 剂，水煎服，日 1 剂，早晚分服。

患者服药第 2 天热退身安，第 3 天出院，第 4 天前来诊室就诊并表示感谢。就诊时诉：身体乏力、头晕有所好转，纳食不香仍在，大便无力，小便可，畏风，渴喜热饮，面色萎黄，善太息，少气懒言，舌苔薄白，脉细数。遂将前方更为：炙黄芪 30，炙甘草 9g，党参 20g，当归 12g，陈皮 6g，升麻 6g，柴胡 9g，炒白术 15g，鸡内金 20g，炒麦芽 20g，佛手 12g，丹参 20g。7 剂，水煎服，日 1 剂，早晚米汤送服。

7 日后复诊，患者面色红润，语声柔和有力，自述诸证好转，只有胃部稍有不适，遂停服汤药，给予补中益气丸口服 3 周，并腹部温针灸治疗。1 个月后诸症悉除，随访未复发。

（审核：修丽梅　供稿：高彦杰　整理：宋长恒）

七、胃痞验案

姚某，女，57 岁。2019 年 11 月 2 日初诊。

主诉：胃脘胀痛 2 年，加重 1 周。

现病史：患者 2 年来胃部胀痛反复发作，1 周前因饮食不慎，胃部胀痛加重。现症见胃脘胀痛，餐后加重，纳食尚可，时时嗳气，无烧心泛酸，大小便正常，体乏无力，夜间入睡困难，易醒，醒后难以复睡，舌质略红、苔薄白，脉细弦。

既往史：宫颈锥切术。

实验室检查：血常规未见异常。纤维胃镜检查诊为慢性萎缩性胃炎。病理活检提示，胃窦部黏膜腺体萎缩，轻度肠上皮化生。

西医诊断：慢性萎缩性胃炎。

中医诊断：胃痞（气虚血瘀）。

治法：健脾益胃，理气活血。

处方：党参 10g，丹参 10g，莪术 15g，白术 15g，茯苓 10g，炙甘草 3g，柴胡 10g，郁金 10g，白芍 20g，延胡索 15g，鸡内金 10g，陈皮 10g，半夏曲 l0g，枳壳 10g，炒酸枣仁 20g，首乌藤 30g。7 剂，水煎服，日 1 剂，早晚分服。

二诊：服上方 7 剂，胃脘胀痛明显减轻，入睡顺利，但夜半仍易醒，纳食渐馨，怕进食冷物，舌质暗红、苔薄白，脉细滑。前方去柴胡、郁金，加桂枝 10g，生黄芪 20g。7 剂，水煎服，日 1 剂，早晚分服。

三诊：胃脘胀痛基本消失，多食时仍觉胃部不适，精神体力好转，睡眠较前安稳，不易惊醒，舌脉如前。效不更方，前方加减治疗半年。

2020 年 7 月 2 日复查胃镜提示慢性浅表性胃炎。病理活检提示中度炎症。

按：慢性萎缩性胃炎的治疗，当固护脾胃之气，才能逐渐恢复其纳运、升降的功能。本病病情多迁延，“病初气结在经，久病则血伤入络”，临床遣方用药，不可拘泥于疼痛固定、刺痛或舌底络脉迂曲的瘀证才用活血之药，对于该病当从气虚血瘀论治。根据“久病则虚”“久病入络”的中医理论，以四君子汤健脾益气、扶正固本，脾运健则运化复，生化之机旺盛。脾胃运化功能恢复正常，气血才能生化无穷。同时佐以丹参活血化瘀，莪术健脾行气活血。丹参气味苦，性微寒；莪术味微苦，气微香、微有辛意，为化瘀血之要药，性非猛烈而功效甚速。《本草纲目》谓“丹参色赤味苦，气平而降，阴中之阳也……能破宿血也”，《医学衷中参西录》说“莪术能治心腹疼痛，胁下胀痛，一切血凝气滞证，若与参、术、芪诸药合用，大能开胃进食，调血活血”。可见丹参、莪术相须为用，行气化瘀而散结，共奏“辛以散结”之效。脾气虚者多运化无力，湿邪内生，临床上表现的脘闷、纳呆、便溏、舌苔厚腻、病情缠绵难愈等都与湿浊中阻有关，故常合用二陈汤健脾化湿。气虚者多行气无力，因气虚而气滞血瘀，临床上可佐用少量四逆散疏肝和胃，土得木疏，运化乃健，使补而不滞，气行血亦行。白芍、甘草和里缓急，止痛效果明显。研究表明，白芍中含有的芍药苷具有抗炎作用。甘草含甘草泛酸，有保护胃黏膜的作用。因此芍药、甘草对胃黏膜有修复作用，利于该病的治疗。

（审核：修丽梅　供稿：修丽梅　整理：肖智慧）

八、风癣验案

玫瑰糠疹是一种病因不明的急性炎症性自限性皮肤病。皮损为圆形或椭圆形的淡红色或黄褐色斑片，表面覆有糠状鳞屑，好发于躯干和四肢近端，自觉瘙痒。本病与中医文献中记载的“风癣”类似，如《外科正宗》记载：“风癣如云朵，皮肤娇嫩，抓之则起白屑。”

修丽梅老师认为玫瑰糠疹是由湿热泛溢肌肤所致，治疗上以清热化湿、养血祛风为法。

【验案举隅】

杨某，女，34岁。2014年5月29日初诊。

主诉：周身红色皮疹1个月余。

现病史：患者1个月前无明显诱因出现周身红色皮疹，瘙痒难耐，于某医院就诊，诊断为“玫瑰糠疹”，经治疗未见好转。症见周身红色皮疹伴瘙痒，无破溃，周身乏力，纳眠可，二便调，舌质略红、苔薄白，脉细弦。

专科情况：周身红色丘疹伴少许鳞屑，无破溃及渗出。

西医诊断：玫瑰糠疹。

中医诊断：风癣（湿热内蕴）。

治法：清热化湿，养血祛风。

处方：苍术 10g，黄柏 10g，土茯苓 20g，牡丹皮 10g，赤芍 12g，生薏苡仁 30g，防风 10g，白鲜皮 15g，蒲公英 12g，当归 10g，生甘草 6g。14 剂，水煎服，日 1 剂，早晚分服。

二诊：周身红疹明显减轻，瘙痒已不明显，皮疹处脱屑，无新起，纳眠可，二便调，舌淡红、苔白，脉细。处方：苍术 10g，黄柏 10g，土茯苓 20g，当归 10g，赤芍 12g，生薏苡仁 30g，防风 10g，白鲜皮 15g，牡丹皮 10g，紫草 10g，僵蚕 10g，生甘草 6g。10 剂，水煎服，日 1 剂，早晚分服。

随访：服上药后皮疹痊愈。

（供稿：修丽梅　整理：肖智慧）

九、肺癌术后验案

刘某某，男，84 岁。2013 年 11 月 10 日初诊。

主诉：右肺癌术后半年，胸痛 1 个月。

现病史：患者半年前体检发现右肺结节，病理诊断为腺癌，予手术切除治疗。1 个月前患者出现胸胁胀痛迁延至肩背，夜间时有痛醒，甚至彻夜无眠，自觉全身倦怠乏力，腰膝酸软，舌暗红，苔白厚而干，脉沉弦细。纳差，二便调。

既往史：原发性醛固酮增多症合并高血压 20 余年，目前血压控制平稳 140/80mmHg；冠心病，稳定性心绞痛，窦性心律，心界不大，心功能Ⅱ级 10 余年；2 型糖尿病，周围神经病变 10 余年，目前血糖控制良好。

西医诊断：右肺癌术后。

中医诊断：肺积（气滞血瘀）。

治法：活血化瘀，行气止痛。

方药：生黄芪 35g，茯苓 35g，白术 20g，炙甘草 10g，山慈菇 15g，蛇莓 10g，露蜂房 10g，白花蛇舌草 30g，焦三仙各 30g，淫羊藿 30g，紫河车 15g，厚朴 10g，川楝子 10g，续断 15g，杜仲 20g，延胡索 15g。14 剂，水煎服，日 1 剂，早晚分服。

二诊：患者胸背疼痛有所减轻，但仍存在，腰膝酸软等症状好转，纳可，眠欠安。效不更方，治法同前，在原方上稍做加减。

患者自2013年11月10日至2014年10月14日近1年，胸背疼痛明显减轻，已不影响睡眠，胸部CT较术后变化不大，生化、血常规、肝肾功能等检查指标均在正常范围内。随后又继续服用中药（较上方稍减解毒抗瘤之品，偏用补益之剂）巩固治疗2年余，目前患者病情平稳，纳可眠安，无明显不适。

按：修丽梅老师根据多年从医经验总结，肺癌患者病机总属脏腑阴阳失调，内虚为本，瘀毒为标，在处方用药过程中须谨守病机，既要邪正兼顾又要各有侧重，做到辨证施治，以畅达气血，使阴阳和合。

1. 扶正为主

《素问·五常政大论》指出："能毒者以厚药，不胜毒者以薄药。"在肿瘤的治疗中，祛邪抗癌虽然是消除肿瘤的主要手段，但若不顾病情，一味攻邪，反伤正气，更易造成病情的急剧发展，引起严重的后果。根据肺癌阴阳失调、气血失和的病机特点，当循"虚者补之""损者益之""盛者衰之"之旨，以调和阴阳、畅达气血。对于体实以邪盛为主，正气尚未大衰者，治疗重在祛邪；对于邪盛与正虚并存者，治疗以攻补兼施为主；对于体虚以正虚为主者，治疗当以扶正为先。

对于中老年癌症患者，病症初期，其多筋骨强盛，身体盛壮，脏腑功能旺盛，气血充实，故治疗肿瘤时应以攻邪为主，多用理气清热、解毒活血、软坚散结、化痰祛湿、以毒攻毒之法，常用柴胡、木香、白花蛇舌草、土茯苓、莪术、鳖甲、瓜蒌、半夏、全蝎、水蛭等药。而本案患者为老年男性，有多年吸烟史，既往疾病复杂，其脏腑已衰，生机减退，气血亏虚，故治疗肿瘤时用药量宜轻，且应以扶正为主。本方以四君子汤为主，加用温阳之品，如淫羊藿等，使阳气上升，以复其气血冲和之性。根据其肝肾亏虚，方中添加补益肝肾、强筋健骨之品，如杜仲、续断等，另加入血肉有情之药紫河车兼顾阴血。修老师根据患者病情，在治疗前期以扶正祛邪为法，邪正兼顾，到后期邪微之时则偏重扶正，正复邪自安。此法给我们的提示：审症求因，各有侧重。

2. 清解癌毒

人体虽是一个有机整体，任何部位的肿瘤都与全身脏腑功能失调密切相关，但局部的肿瘤总是瘀血、积滞、痰饮、热毒等致病因素在一定的条件下聚结而成的，故清解癌毒之法必不可少。中医历经几千年发展，在清解癌毒方面有其独特的用药特点，目前应用于肿瘤治疗领域上的药物有龙葵、白花蛇舌草、山慈菇、蛇莓等。现代药理研究证实此类药物抗癌效果明确，还具有抗炎止痛等作用。

3. 活血化瘀

该例肺癌患者无论从症状还是体征都可证实其瘀血内滞。考虑其既往原发性醛固酮增多症合并高血压20余年；冠心病，稳定性心绞痛，心功能Ⅱ级10余年，目前虽血压控制平稳，但多年高血压病史，血管张力增加，血小板活性增高，易于黏附、聚集。这些病理改变一为肝风，一为血瘀。因此，治疗时应合理使用活血化瘀药。现代研究表明，诸多活血化瘀药，如丹参、牡丹皮、地龙、赤芍、白芍等，皆具有一定的降压作用，而且还有扩张周围血管、减少血管阻力、改善血清炎症因子水平、减缓动脉粥样硬化进程、逆转或消退左心室肥厚、改善和恢复左心室舒张功能、提高肾小球滤过率、增加水钠排泄等作用。

4. 行气止痛

“气行则血行，气滞则血瘀”，针对肿瘤患者瘀毒内蕴、痰瘀互结之体，在遣方用药时宜加入行气止痛之药。刘某胸胁胀痛，舌暗红少津，乃气机郁滞，气郁化火，血行不利所致，治当行气活血，泻热止痛。故方中加入金铃子散，以川楝子行气解郁，苦寒泻热；“气为血之帅，血为气之母”，血以载气，血行不利而为瘀，以延胡索活血化瘀，辛温散行，两味药共奏行气活血、泻热止痛之效。同时，根据患者纳差等症状推断出患者中焦脾胃运化不及，故方中加入行气之厚朴，以助中焦之运化。

5. 重视兼症

癌症多病势迁延，难以速愈，证候变化亦多有不同，如此例患者因病情迁延，影响中焦运化而纳差，故方中加入消食之焦三仙，稍佐行气之厚朴以助脾胃运化。因此中医治疗常需结合辨证灵活配伍，方能标本兼治，达到综合治疗的目的。

（供稿：修丽梅　整理：肖智慧）

十、甲状腺结节术后验案

张某，女，56 岁。2018 年 12 月 2 日初诊。

主诉：甲状腺结节术后，甲状腺功能减退 2 年。

现病史：患者 2 年前因咽部不适，颈部肿大就诊于某医院，超声诊断为左侧甲状腺结节（4b），予手术切除治疗，术后甲状腺功能减退，每日服半片左甲状腺素钠片。症见口干喜热饮，双目干涩，口腔多处溃疡伴疼痛，时感烦闷、胁肋胀满不适，四末不温，小腿抽筋，眠差，多梦易醒，纳差，大便不成形，小便量少，舌暗红、苔白，脉弦。

西医诊断：甲状腺结节术后。

中医诊断：瘿病（肝脾不调）。

治法：清肝温脾。

处方：柴胡桂枝干姜汤合芍药甘草汤加减。柴胡 12g，桂枝 15g，黄芩 12g，干姜 15g，天花粉 12g，炙甘草 15g，白芍 30g，玄参 30g，生牡蛎（先煎）30g。7 剂，水煎服，日 1 剂，早晚分服。

二诊：服药后口疮已愈，眼干眼涩减轻，烦闷、胁肋胀满不适缓解，仍小腿肚酸痛，四末不温，纳可，眠欠安，易醒，大便不成形，小便调，舌质红、苔薄，脉弦。上方去玄参，白芍加至 60g，加川牛膝 15g。14 剂，水煎服，日 1 剂，早晚分服。

三诊：服上方后腹泻频频，遂停药。小腿抽筋缓解，仍夜眠欠佳，舌质暗红，脉弦。考虑药过寒凉，调整处方为：柴胡 12g，桂枝 15g，黄芩 12g，干姜 15g，天花粉 12g，炙甘草 12g，白芍 15g，生牡蛎 60g（先煎）。14 剂，水煎服，日 1 剂，早晚分服。

四诊：患者诉眼干、口干、小腿抽筋、四末不温均好转，仍偶有易烦闷，夜眠差，夜间入睡困难，纳可，二便调。舌质暗红、苔白，脉弦细。虚热渐除，脾阳始复，治以疏肝健脾。方用逍遥散加减：柴胡 12g，当归 15g，白芍 15g，茯苓 15g，炒白术 15g，生姜 15g，薄荷（后下）6g，炙甘草 12g。14 剂，水煎服，日 1 剂，早晚分服。

守方调治月余，诸症好转。

按：修丽梅老师认为甲状腺疾病与少阳相关，治疗多从肝脾入手，方多用柴胡桂枝干姜汤、逍遥散加减。本案患者肝阴不足，虚火游动，上干头面，见口干，眼干，眠差，反复口腔溃疡，脾阳不足，温阳之力不足，而见四末不温，病机总属肝脾不调。

柴胡桂枝干姜汤又称柴胡姜桂汤，出自《伤寒论·辨太阳病脉证并治》“伤寒五六日，已发汗而复下之，胸胁满微结，小便不利，渴而不呕，但头汗出，往来寒热，心烦者，此为未解也，柴胡桂枝干姜汤主之”“伤寒五六日，头汗出，微恶寒，手足冷，心下满，口不欲食，大便硬，脉细者，此为阳微结，必有表，复有里也；脉沉亦在里也，汗出为阳微。假令纯阴结，不得复有外证，悉入在里，此为半在里半在外也；脉虽沉紧，不得为少阴病，所以然者，阴不得有汗，今头汗出，故知非少阴也。可与小柴胡汤；若不了了者，得屎而解。”此亦由于汗下无法而致亡津液的变证，亦即上节所谓为“微结”者。不过“可与小柴胡汤”，不如柴胡桂枝干姜汤贴切，或传写有贻误亦未可知。又，脉沉紧，当是脉沉细之误。

历代医家对本方证病机阐述不一。吴谦《医宗金鉴》认为，此为邪陷少阳而兼表邪未解。成无已《注解伤寒论》、柯琴《伤寒来苏集》、王肯堂认为，不仅表邪未解、邪陷少阳，更有汗下后津液耗伤病机，而非里热。方有执《伤寒论条辨》亦认为，表邪未解，但存在太阳膀胱气化失常，邪入阳明胃热伤津。胡希恕于 20 世纪 60 年代注解，不但有柴胡证的胸胁苦满，而且有据于胸胁的水微结，微结是针对大陷胸汤证说的，即是说此结轻微，邪在少阳；70 年代注解，汗下后重亡津液，邪在半表半里；80 年代注解，“此为未解”，言既有表证未解，又有柴胡证未解：①大便微结者，可用本方，大便正常服本方可致微溏；②本方用于治疗无名低热，如肝炎发热，可解之。

修丽梅老师在前人经验基础上总结：邪入少阳，气化不利，津液不布，胆火内郁兼太阴虚寒的胆热脾寒证，先予柴胡桂枝干姜汤以清肝温脾，待诸症好转，再培土抑木，予逍遥散由气至血，疏肝补肝，健脾补血，调和肝脾。治疗层次分明，先后有序，而收功甚效。

（供稿：修丽梅　整理：肖智慧）

十一、甲状腺恶性肿瘤验案

陈某，女，32岁。2015年3月16日初诊。

主诉：身体无力，上下楼气喘，月经后期，2～3个月一行，畏寒肢冷，情绪低落。

现病史：2015年于当地某医院甲状腺外科超声检查报告：左侧单一结节0.8cm×0.9cm，边界欠清，血流信号明显，纵横比大于1，淋巴结肿大，进一步检查明确诊断。当地其他医院诊断：考虑甲状腺恶性肿瘤，建议活检穿刺，进一步明确诊断。随后到北京某医院外科就诊，甲状腺B超示：乳头状甲状腺恶性肿瘤。建议：手术治疗。因个人原因，患者选择暂时保守观察，定期复诊。患者明显的症状是全身无力，吃饭喝水有呛咳现象，舌暗红、苔白腻，脉弦细无力。

西医诊断：甲状腺恶性肿瘤。

中医诊断：瘿瘤（气虚血瘀）。

治法：疏肝理气，益气活血。

处方：郁金10g，皂角刺12g，白花蛇舌草15g，蜂房10g，蛇莓10g，生黄芪30g，灵芝12g，九香虫10g，白梅花6g，藤梨根15g，生甘草3g，三七粉（冲服）3g。21剂，水煎服，日1剂，早晚分服。

服药3天后，双手出现轻微脱皮，1周后消失，活动耐力明显好转，上下楼梯还有些气喘，每天嗜睡，心情明显好转。

二诊：诉月经恢复正常，身体还有些乏力、畏寒等不适。处方：郁金

10g，皂角刺 12g，白花蛇舌草 15g，蜂房 10g，蛇莓 10g，生黄芪 30g，灵芝 12g，九香虫 10g，白梅花 6g，藤梨根 15g　生甘草 3g，三七粉（冲服）3g。21 剂，水煎服，日 1 剂，早晚分服。

用药后体力明显增强，还是有些畏寒，每天比较嗜睡，可以正常上班工作。复查甲状腺 B 超：左侧单一结节 0.6cm×0.7cm，边界欠清，血流信号明显，纵横比大于 1，少数淋巴结肿大。

三诊：诉活动耐力明显增强，偶有畏寒症状。处方：郁金 10g，皂角刺 12g，白花蛇舌草 15g，蜂房 10g，生黄芪 30g，灵芝 12g，九香虫 10g，白梅花 6g，生甘草 3g，三七粉（冲服）3g，茯苓 30g，炒白术 30g。14 剂，水煎服，日 1 剂，早晚分服。

服药后体力恢复正常，畏寒消失，转氨酶升高。

四诊：诉偶觉疲劳、畏寒，程度较前明显减轻。处方：郁金 10g，皂角刺 12g，蜂房 10g，生黄芪 30g，灵芝 12g，白梅花 6g，生甘草 3g，三七粉（冲服）3g，茯苓 20g，炒白术 30g，砂仁 6g。14 剂，水煎服，日 1 剂，早晚分服。

辅助检查：甲状腺 B 超示左侧单一结节 0.4cm×0.5cm，边界欠清，血流信号明显，纵横比大于 1，未发现淋巴结。

患者症状改善，对比甲状腺超声，结节缩小，肿大淋巴结消失，心情大悦。

五诊：诉再次月经不调，后期（40 ～ 50 天一行），时失眠伴头痛，偶有心前区刺痛感。处方：郁金 10g，皂角刺 12g，蜂房 10g，生黄芪 30g，灵芝 12g，白梅花 6g，炙甘草 3g，三七粉（冲服）3g，茯苓 20g，炒白术 30g，乌药 10g，虎杖 15g。21 剂，水煎服，日 1 剂，早晚分服。

服药 1 周后，身体恢复正常，心前区刺痛感消失。服药后月经正常，记忆力明显增强。

2016 年 6 月 6 日复查甲状腺 B 超示左侧单一结节 0.3cm×0.4cm，边界欠清，有血流信号，纵横比大于 1，淋巴结构正常。

按：甲状腺恶性肿瘤为西医学病名，是内分泌系统中最常见的恶性肿瘤，在全身恶性肿瘤中占 1.3%。临床上甲状腺乳头状恶性肿瘤是最常见的甲状腺恶性肿瘤，占全部甲状腺恶性肿瘤的 1/2 以上，儿童及 40 岁前的成人发病率高，由于多数肿瘤生长缓慢，因此可长时间局限于甲状腺；但其可经腺内淋巴管扩散至腺体的其他部位和局部淋巴结，因此甲状腺乳头状恶性肿瘤常表现为多发病灶，60.0% 的患者为双侧病灶。中医学对甲状腺疾病早有认识，主要归属于“瘿病”范畴。修老师在总结前人经验基础上，认为肝郁脾失建运、痰气搏结是甲状腺恶性肿瘤发生的根本原因；痰瘀互结、化火成毒是甲状腺恶性肿瘤发展的关键环节；阴阳两虚、痰瘀难祛是甲状腺恶性肿瘤转归的最终趋势。总体而言，虚实夹杂贯穿甲状腺恶性肿瘤的整个病理过程，且虚实相互影响、各有侧重。本案例，修老师以疏肝理气、益气活血为法，患者结节缩小，身体恢复正常，不适感消失，转归良好。

（供稿：修丽梅　整理：肖智慧）

十二、子宫肌瘤验案

武某，女，44 岁。2022 年 7 月 14 日初诊。

主诉：小腹寒凉、手脚冰凉 10 余年。

现病史：患者经前小腹冷痛及腰酸痛，月经量少，色暗红，经期正常，行经期间容易烦躁不安，平素身体虚弱，倦怠乏力，手脚冰凉，双手麻木、发胀，纳差，不思饮食，夜寐不安，大便尚调，小便频数，舌淡胖、尖有瘀点，苔白略腻，脉沉细无力。

中医诊断：癥瘕。

治法：健脾益气，化瘀消癥。

处方：生黄芪 30g，当归 10g，白芍 10g，赤芍 10g，川芎 10g，肉桂 10g，白术 10g，茯苓 12g，杜仲 10g，桂枝 10g，香附 10g，鸡内金 10g，炙甘草 6g。7 剂，水煎服，日 1 剂，早晚分服。

二诊：月经后期 1 周未至，手脚冰凉、双手麻木减轻，仍腰酸、神疲乏力，纳眠尚可，二便调，舌淡胖、尖有瘀点，苔薄微黄，脉沉细。处方：生地黄 12g，熟地黄 12g，山茱萸 12g，益母草 10g，当归 10g，香附 10g，桂枝 9g，白术 10g，茯苓 12g，赤芍 12g，牛膝 12g，泽兰 10g，桃仁 10g，延胡索

10g，炙甘草 6g。7 剂，水煎服，日 1 剂，早晚分服。

三诊：服药 4 天，月经来潮，月经量仍少，有血块，无痛经，周身乏力感减轻，无往日烦躁情绪，纳眠可，二便尚调，舌淡红、苔薄黄，脉沉细。处方：熟地黄 12g，当归 10g，白芍 10g，赤芍 10g，川芎 10g，白术 10g，茯苓 12g，生黄芪 20g，枸杞子 10g，黄精 10g，鸡血藤 30g，玫瑰花 10g，大枣 12g。7 剂，水煎服，日 1 剂，早晚分服。

按：癥瘕的形成不外乎正气不足，脏腑气血失调而致气滞、血瘀、痰湿等集结于胞宫。①气滞血瘀：七情内伤，肝气郁结，肝郁气滞，气滞血瘀；或者由于产后瘀血未尽，渐聚成癥。②气虚血瘀：饮食、过劳或忧思伤脾，或失血过多，气随血脱，气虚无力推动血行，血行迟缓而成瘀。③肾虚血瘀：素体肾气不足，或房劳伤肾，肾气亏损，阳气不足，血行迟缓而成瘀。④脾虚湿阻：忧思伤脾，脾虚运化失职，水湿停聚胞宫。以上 4 种证候可以单独出现，也可以兼而有之，治疗上需辨证论治。遇患者神疲乏力，纳呆懒言，月经量多，腹痛，修老师常用六君子汤健脾益气，脾气强健则运化有力，气血运行复常；脾虚日久，后天无以充养先天，致肾气不足，出现腰酸腿软等症，可予六味地黄丸补益肾气，女贞子、墨旱莲补肾益阴；同时用桃仁、红花活血化瘀，延胡索化瘀止痛，益母草、泽兰活血利水，桂枝茯苓丸软坚散结、化瘀消癥。

（供稿 / 整理：肖智慧）

十三、脑梗死验案

脑梗死属于中医学“中风”范畴。中医学认为，中风是以猝然昏迷、不省人事并有口眼㖞斜、半身不遂、语言不利，或者不经昏仆，或仅以偏僻不遂为重的一种疾病。《黄帝内经》中记载：“虚邪偏于身半，其入深，内居荣卫，荣卫稍衰，则真气去，邪气独留，发为偏枯。”其病机为怒气上攻、饮食不节、瘀血阻滞等原因引起脑脉痹阻。其辨证多为阴阳偏盛，气血逆乱为本，风火交错、痰浊壅滞、瘀血内阻为标，脑络受阻，清灵之气不能与脏腑气相接，形成本虚标实、上盛下虚之证。患者多见肝阳化风，症见半身不遂，偏身麻木，舌强语謇，口苦咽干，尿赤便干，舌红或绛红，苔白，脉弦大。治法常为平肝息风清热。遣方用药方面，止痉常选用天麻钩藤饮加减，组成为天麻、钩藤、石决明、杜仲、首乌藤。多痰，加竹沥、半夏、胆南星；开脑窍，加石菖蒲、远志、佩兰；口眼㖞斜，加防风、僵蚕、白附子；下肢痿软，加牛膝、续断、菟丝子；痰蒙清窍，以导痰饮加减，行气开郁，燥湿化痰，除顽痰胶结；痰浊化热者，可用黄连温胆汤加减，还可配羚羊角粉（鼻饲），以开窍平肝。

【验案举隅】

刘某，男，42岁。2021年7月1日初诊。

主诉：患者因晚餐饮白酒过量，晚间发病时感到说话不利伴并有右侧肢体活动不利。

现病史：急送医院做CT，示左侧基底节和左枕部有大面积低密度影区。血压200/110mmHg，神志弱，反应迟钝，右侧肢体偏瘫，肌张力减退，各种反射存在，病理征阳性。素有高血压病、糖尿病病史，血压在150/100mmHg以上。患者认为自己年轻工作忙，身体没有明显不适，因此并没有很好进行药物控制与治疗。因当地医疗条件有限，未能进行溶栓治疗，只能输液抗感染、对症治疗，维持生命体征。20天后中医接诊：患者浅昏迷，呼叫时可有反应，面色潮红，口眼㖞斜，眼转向一侧。体型偏胖，插有鼻饲管、导尿管，牙关紧闭，舌诊不配合，脉沉弦滑，便干。

中医诊断：中风（肾阴虚损，肝阳上亢）。

治法：滋阴潜阳，息风化痰，开窍通络。

处方：天麻10g，钩藤10g，石决明20g，白蒺藜12g，生地黄20g，石菖蒲20g，远志10g，泽兰10g，牛膝10g，浙贝母10g，天竺黄10g，枳壳10g，白芍12g，黄芩10g，半夏10g，丹参10g，地龙10g，白芷10g，川芎10g，僵蚕10g，14剂，水煎服，日1剂，早晚分服。

另予牛黄清心丸，每日2丸；安宫牛黄丸，每日1丸。鼻饲给药，5天后患者可睁眼，意识逐渐苏醒。

二诊：患者舌能伸出，舌质红、苔根黄腻，脉弦细滑。以前方加减：石决明 20g，生龙骨 20g，生牡蛎 15g，生、熟地黄各 15g，胆南星 10g，黄芪 15g，地龙 12g，木瓜 10g，黄芩 10g，牛膝 15g，丹参 12g，红景天 12g，麦冬 10g，夏枯草 12g，葛根 20g，14 剂，水煎服，日 1 剂，早晚分服。

后以原方加入淫羊藿、秦艽、防风等祛风湿，活血通络。中药治疗 2 月余，加康复训练，同时服用西药降血压。患者病情稳定并能够从事工作。

按：本案为本虚标实证。首先用中药醒脑开窍并化痰息风。缺血性脑卒中虽属血瘀脑部，但风邪入脑是主因。方中有疏散风邪、清阳升散之药，既能调畅血脉，又能引活血药物上行。木瓜、牛膝引血下行且利关节，对患者偏瘫治疗有利；葛根祛风解痉，有降血压之功效；白芷、川芎、丹参，通利脉道，并可引气血上行头目，下行血海；生地黄、麦冬滋阴；石决明、钩藤、天麻、僵蚕潜阳息风；远志、天竺黄配合牛黄清心丸化痰；石菖蒲、泽兰、地龙配合安宫牛黄丸通络开窍。后期再加入淫羊藿、秦艽、防风，意在祛湿滞，疏通经络，活血祛瘀。中西医结合治疗，患者病情稳定。

（供稿：吴作君，吴升平　整理：张凤霞）

十四、癫痫验案

癫痫是由多种病因引起脑神经元异常放电，导致患者临床表现多样化、反复性发作，伴短暂性神经系统功能失常的综合征。由于患者发病时存在气道阻塞，常会发出类似牲畜叫声的声音，民间也称之为“羊角风”。

中医对于癫痫的认识早在《素问·奇病论》中就有记载：“人生而有痫疾者……病为胎病，此得之在母腹中时，其母有所大惊，气上而不下，精气并居，故令子发为癫疾。”在临床中，婴幼儿癫痫常与遗传、产伤等因素相关。

《丹溪心法·痫》曰：“无非痰涎壅塞，迷蒙孔窍。”此病初期实证，多与痰热壅塞心窍相关；久病虚证，多为痰湿扰乱神明所致。

【验案举隅】

张某某，男，17岁。2023年10月15日初诊。

现病史：患者10岁时曾患过脑膜炎，癫痫病史2年余，发病时左侧手足不自主向里转动2～3次，多以半夜或清晨时喊叫或躁动，随即出现神志丧失，口角向一侧歪斜，偶伴小便失禁。脑核磁共振示左颞侧软化灶。脑电图可见棘波形伴脑慢波。症见面色白，形瘦，眠差，便干，舌体大，色淡红，舌尖深红，舌边有齿痕，苔白满布，脉弦细滑。

中医诊断：痫证。

治法：清热涤痰，醒脑开窍，柔肝息风。

处方：定痫丸加减。天麻10g，钩藤10g，石决明10g，栀子10g，黄芩10g，胆南星10g，柴胡6g，石菖蒲15g，远志10g，佩兰10g，僵蚕10g，茯苓15g，牛膝10g，白芷10g，川芎6g，丹参15g，枳壳10g，大黄6g，14剂，水煎服，日1剂，早晚分服。

后在此方基础上，随症加减。患者学习紧张，有睡眠障碍，加炒酸枣仁、合欢皮、合欢花、生龙骨、生牡蛎；便秘，尿黄，加黄连、栀子；舌苔厚腻，加陈皮、生薏苡仁、法半夏；活血则加红景天。患者服用中药汤剂4个月余，症状基本得到控制。

按：癫痫患者服药后痰涎、汗液、尿液、大便等排泄物越多治疗效果越好。部分难治型癫痫患者经中医辨证用药可以减少抗癫痫西药用量，以减少西药的不良反应。癫痫的常见证型为血瘀证、风痰热证、肝肾阴虚证、心脾两虚证等。临床治疗应用频次较多的中药为石菖蒲、天麻、胆南星、半夏、僵蚕、钩藤、全蝎、丹参等，说明化痰、息风、活血药在癫痫治疗中应用较为广泛并且有良好临床效果。

（供稿：吴作君，吴升平　整理：张凤霞）

十五、痴呆验案

本病的中医辨证分型要注意血瘀阻窍和气虚血瘀的差别。①血瘀窍阻者多表现为智力减退，善忘多疑，思维异常，行为古怪，目光呆滞，舌质暗紫、有瘀斑，舌苔薄白，脉弦细或涩，治宜活血化瘀，开窍醒脑，可用《医林改错》通窍活血汤加减：桃仁 10g，红花 10g，赤芍 10g，川芎 10g，白芷 10g，天麻 10g，石菖蒲 15g 郁金 10g，当归 10g，红景天 10g，丹参 10g，葛根 20g。久病气血虚者，加黄芪、熟地黄、黄精补益气血；瘀血重、血虚明显者，加鸡血藤、三七以活血。②气虚血瘀型，治宜益气活血，通经活络，方用补阳还五汤合五子衍宗丸加减：生黄芪 25g，当归 10g，枸杞子 12g，菟丝子 10g，沙苑子 12g，赤芍 10g，桃仁 10g，红花 10g，地龙 10g，石菖蒲 20g，郁金 10g，益智仁 15g。肢体麻木严重者，加鸡血藤、淫羊藿；肢体拘紧者，加全蝎、白芍息风止痉。

【验案举隅】

刘某某，男，67 岁。2021 年 7 月 8 日初诊。

主诉：时发头晕健忘 2 年余。

现病史：患者近 2 年来，始感头晕头痛，失眠，健忘，逐渐发展为表情淡漠，反应迟钝，对外界事物没有情绪。近 1 年病情逐渐加重，伴步态不稳。脑核磁共振显示：脑萎缩。舌紫暗、苔薄黄腻，脉沉细而弱。

中医诊断：痴呆病（气虚血滞，内阻脑络，神明失养）。

治法：清心养血，活血开窍。

处方：生黄芪 20g，川芎 10g，益智仁 15g，苍术 10g，白术 10g，石菖蒲 20g，丹参 15，白芍 12g，葛根 20g，远志 10g，黄精 12g，红景天 10g，牛膝 12g，14 剂，水煎服，日 1 剂，早晚分服。

服药 20 剂后，临床症状有所改善，头晕好转，走路略觉轻松。因睡眠差，加炒酸枣仁 20g，合欢皮 10g。间断服药 4 个月余，患者症状改善，生活基本能够自理。

按：该患者患老年痴呆多年，经补气活血治疗4个月余，病情日趋平稳。脑为元神之府，主宰五脏之志，脑功能失常则神机失用，故应用开窍之品，如石菖蒲、远志以宁心安神。应用补气活血法，使血气上升于脑，获得较好临床效果。

（供稿：吴作君，吴升平　整理：张凤霞）

十六、眩晕验案

中医对于眩晕论述颇多，内容涉及脏腑、病性等方面，如《素问·至真要大论》:“诸风掉眩，皆属于肝。”《丹溪心法·头眩》云“无痰不作眩”。文献还指出无虚不作眩，治疗当以补虚为主；眩晕为肝胆之风阳上于耳，治肝胆痰多者必理阳明。总之，病机不同，临床治法则不同。同时，应注重在辨证基础上与西医学相结合。如对缺血性脑血管病造成的脑缺血及脑动脉狭窄供血不足引起的眩晕，可加桃仁、红花、川芎、赤芍等活血化瘀药物；颈源性眩晕及高血压性眩晕，可加葛根、羌活、防风、白芷等以疏风通络解肌；颅内占位性病变引起的眩晕，则可配合利尿药，如车前子、泽泻、牛膝等以达到利尿、引药下行效果，减轻颅内压异常引发的眩晕症状。

【验案举隅】

验案1

张某，女，41岁。2019年11月5日初诊。

主诉：头晕2周。

现病史：患者因劳累后自觉头晕、房屋旋转晃动，眼睛不敢睁随即呕吐，去医院检查脑CT，未见异常，耳科诊断为梅尼埃病，2周内间断发作，卧床休息方可缓解。症见表情淡漠，面色苍白，需人搀扶。舌质淡红、苔薄白，脉弦细滑。

中医诊断：眩晕（肝阳不足，上犯清空）。

治法：平肝潜阳，镇肝息风。

处方：天麻钩藤饮加二陈汤加减。天麻 10g，钩藤 15g，石决明 20g，黄芩 10g，栀子 10g，陈皮 10g，竹茹 10g，代赭石 15g，姜半夏 10g，荷叶 12g，白芍 12g，石菖蒲 15g，郁金 10g。7 剂，水煎服，日 1 剂，早晚分服。

二诊：舌质红、舌苔白腻而厚，脉弦滑。予龙胆泻肝汤加减：柴胡 6g，半夏 10g，黄芩 10g，菊花 12g，荷叶 12g，石决明 20g，石菖蒲 15g，泽泻 10g，生地黄 10g，栀子 10g，龙胆 10g。7 剂，水煎服，日 1 剂，早晚分服。

按：患者年轻女性，突然起病，耳聋继之眩晕呕吐，睁眼困难，喜避光，符合内耳眩晕症特点，西医诊断为梅尼埃病。临床见舌红，脉弦细滑，病前有劳累诱因，为肝阴不足、风阳上扰清空之窍，造成清窍闭塞而眩晕、耳聋。肝气横侵中宫，胃气不得和降，故恶心呕吐。方中应用石决明、磁石，平肝潜阳，息风降逆；生地黄、白芍，补肝阴不足；竹茹、陈皮、姜半夏，和胃止呕；天麻、钩藤，镇肝息风；菊花、荷叶，上宣清窍；石菖蒲、远志，开窍，补肝肾阴。针对肝胆湿热未除之证，应用龙胆泻肝汤加减，解除湿热。随访观察 4 个月余，未复发。

验案 2

王某，男，50 岁。2021 年 6 月 7 日初诊。

主诉：头晕时发 2 年余。

现病史：患者 2 年来感觉双下肢膝软无力，经常不慎摔倒，双下肢如踏棉无根，有失去平衡之感，时有头晕、瞬间即过，似乎失去知觉，近期症状发作频繁。脑 CT 示：基底节多发性脑梗死伴软化灶。患者有高血压病史，服降压药后血压控制在 120 ～ 140/80 mmHg；眼底动脉硬化症伴高脂血症。颈椎正侧位片示：颈椎病。长期服用西药治疗眩晕，症状改善不明显，故此寻求中医诊疗。患者体胖，舌质红，舌苔薄白，舌裂沟深，脉弦，两侧尺脉较细。

西医诊断：脑动脉硬化，脑供血不足，脑梗死，高血压病。

中医诊断：眩晕（肾阴不足，风阳上扰）。

治法：益阴精，摄虚阳。

处方：生龙骨 15g，生牡蛎 15g，熟地黄 12g，枸杞子 12g，沙苑子 12g，牡丹皮 10g，栀子 10g，白芍 12g，夏枯草 12g，桑叶 10g，菊花 10g，牛膝 10g，葛根 15g，山茱萸 10g。14 剂，水煎服，日 1 剂，早晚分服。

本方加减服用 26 剂，患者自觉足下、两膝有力，眩晕症状明显改善，血压平稳，血脂基本正常。

按：根据临床所见，本例为中老年人脑动脉硬化、脑供血不足引起的眩晕，证属肾阴不足，风阳上扰。故方用生龙骨固肾阴扶阳；熟地黄、枸杞子、沙苑子，填补阴精以实下；白芍，可酸收，柔肝活血；栀子、牡丹皮、夏枯草，清燥热以平肝疏风，清热明目；桑叶、菊花，清轻上浮；葛根，升清阳。后加减调整，加磁石，镇肝息风；加炒酸枣仁、合欢皮，镇静安神。

（供稿：吴作君，吴升平　整理：张凤霞）

十七、失眠验案

中医认为，失眠是由于心神失养导致的正常睡眠障碍。《灵枢·口问》曰：“阳气尽，阴气盛，则目瞑；阴气尽而阳气盛，则寤矣。”强调阴阳平衡则眠安。中医对失眠的病因认识，可归纳为气、火、痰、瘀、虚、内扰，实证多由食滞、痰阻、心肝火旺、痰火扰心而发。失眠久病之病机常为久病有瘀，瘀血阻络，痹阻心脉，心失荣养，夜不能睡。故此，失眠的治疗应谨察机体阴阳，调整虚实，最终达到机体五脏阴阳平衡的状态。

【验案举隅】

验案 1

黎某，女，45 岁。2022 年 9 月 3 日初诊。

主诉：失眠 2 周余。

现病史：患者长期患有十二指肠溃疡伴睡眠质量差，后经人介绍练习功法来调节睡眠状态，但是睡眠状态并没有改善，后改为服中药治疗，共服

80余剂，睡眠状态改善，深睡眠可达到6个小时，中午服药后可以安睡1个小时。

中医诊断：不寐（肝脾不调）。

治法：疏肝养阴、调和气血。

处方：生龙骨20g，生牡蛎20g，白芍10g，柴胡10g，首乌藤15g，炒酸枣仁25g，合欢花10g，黄芩10g，远志10g，合欢皮10g，茯苓20g，桂枝6g，法半夏6g，栀子10g。7剂，水煎服，日1剂，早晚分服。

按：该患者以小柴胡汤加减，调和肝脾阴阳。方中生龙骨，益阴潜阳，镇静安神；远志、炒酸枣仁，养心安神；合欢花，解郁疏肝；首乌藤，取其阳交于阴之功；黄芩、栀子，清热除烦。诸药合用，疏肝养阴，使脏腑各司其职，达到气血平和之目的。

验案2

李某，女，56岁。2023年7月19日初诊。

主诉：失眠1周。

现病史：患者有冠心病史，因工作烦恼，近年来失眠严重，间断服用安眠药。平时多梦易醒，腰酸神疲，下肢乏力，脱发明显，伴有烦热盗汗，胃纳一般，二便尚可，舌质红、舌苔白，脉滑缓无力，

中医诊断：不寐（心脾气血不足）。

治法：养血安神，补益心脾。

处方：党参10g，白术10g，黄芪12g，茯苓20g，苍术10g，远志10g，炒酸枣仁20g，柴胡6g，法半夏12g，首乌藤15g，合欢皮10g，合欢花10g，当归10g，牛膝10g，石菖蒲20g，白芍10g。7剂，水煎服，日1剂，早晚分服。

二诊：睡眠略好转，仍有心烦易怒，脉缓。处方：予原方加血府逐瘀汤化裁。枳壳10g，柴胡6g，生地黄12g，当归10g，川芎10g，生黄芪12g，党参10g，苍术10g，白术10g，怀牛膝10g，茯苓20g，炒酸枣仁25g，桃仁10g，红花10g，白芍10g，熟大黄6g。7剂，水煎服，日1剂，早晚分服。

随访：服上药后患者失眠好转，能入睡，但有时早醒。便干或便溏症状

得到改善，脉象平和。服药2个月余，失眠症状基本治愈，生活工作如常人。

按：中老年人因工作繁忙，极易劳伤心脾，气血亏损，使得患者心神不安、神不守舍而不寐。这类患者常见症状：多梦易醒，心悸健忘，饮食无味，面色少华，舌淡、苔薄，脉细。治疗常用人参归脾汤加减。方中党参、白术、黄芪，补脾益气而健运；当归、白芍，养血荣心；茯苓、远志，养心安神；石菖蒲，芳香入心，配合远志可交通心肾、安神。

中药方剂中应用安神类药物可调整人体的中枢神经系统功能，使脏腑阴阳平衡，改善睡眠质量，尤其是酸枣仁一味，一般每剂在20g以上效果更为明显，既能安神定志，又具有补养心血之功效，对心神不宁的失眠患者尤为适用。

（供稿：吴作君，吴升平　整理：张凤霞）

验案3　应用重剂浮小麦治疗郁证性不寐验案

郭某某，女，36岁，2023年2月24日初诊。

主诉：失眠伴情绪低落20余天。

现病史：口苦，晨起时明显，头汗多，舌暗红，苔白，中竖裂明显，双侧脉均溢出寸位，左寸脉浮细，左尺脉沉取弦细滑，右脉弦细数。小便黄，大便干。

月经及生育史：孕3产2，自2018年流产后月经量少，色黑，子宫内膜薄。末次月经：2023年1月28日。

患者因看到奶奶去世时的一幕，受到惊吓，场景不停在脑中闪回，之后频频出现悲伤哭泣不能自控，感到非常委屈，担心自己生病后子女无人照料。反复去医院就诊，后因查头颅CT提示“腔隙性脑梗死”，使病情更加严重，整天哭泣，彻夜不眠，无法工作及生活。西医诊断为焦虑抑郁状态，给予西药治疗：盐酸帕罗西汀片20mg，1次/日；劳拉西泮片1mg，1次/晚；酒石酸唑吡坦片10mg，1次/晚。服用上药半月余，患者仍不能入睡，情绪无改善。

中医诊断：郁证性不寐（心胆气虚，气滞血瘀兼血虚）。

治法：养心安神，清热除烦。

处方：淡豆豉15g，炒栀子15g，炙甘草10g，浮小麦260g，大枣20g。7

剂，水煎服，日 1 剂，早晚分服。

随访：患者服 7 剂药后痊愈，每晚 10 时左右入睡，至次日早晨 5 时左右醒，恢复正常工作生活，心情愉悦。

按：患者双侧溢出之脉，左寸脉浮细，考虑为心火虚亢；左尺脉沉取弦细滑，考虑为月经将至之象；余脉弦细数，为气滞血瘀、血虚之象。结合患者口苦，小便黄，大便干，但头汗出，有应用栀子豉汤指征。患者失眠，善悲伤欲哭，伴有子宫内膜薄，考虑符合脏躁表现，有应用甘麦大枣汤指征。结合以上分析，给予栀子豉汤合甘麦大枣汤治疗。

按：

1. 关于脏躁。《金匮要略·妇人杂病脉证并治》记载："甘麦大枣汤治疗妇人脏躁，悲伤欲哭，象如神灵所作，数欠伸。"此患者临床表现符合脏躁表现。《高注金匮要略·妇人杂病脉证并治第二十二》记载："脏当指心肺而言。"《金匮要略心典》记载："脏躁，沈氏所谓子宫血虚，受风化热者是也。"吴作君老师认为，脏躁之脏指胞宫，脏躁多见于更年期妇女，且临床发现脏躁患者子宫内膜偏薄。"脏躁之脏为何脏"有待于继续深入研究。

2. 关于甘麦大枣汤。此方包含三味药：浮小麦、甘草、大枣。唐容川说：三药平和，养胃生津化血，津水血液下达于脏，则脏不躁，而悲伤太息诸症自去矣。三味药皆为甘味之品，《黄帝内经》记载："肝苦急，急食甘以缓之。"《高注金匮要略》分析甘麦大枣汤，认为其用药机制不只"食甘以缓其躁"，书中还记载："小麦为心之谷，大枣为肺之果，又皆甘寒甘温，而偏滋津液者，得甘草以浮之在上，则正行心肺之间，而神魄优裕，又岂止食甘以缓其急躁乎哉？"关于甘麦大枣汤的治病机理值得深入探讨，其用量是另一个值得探讨的问题，浮小麦的临床用量多为 15 ～ 30g，大量应用时 90 ～ 120g，考虑此患者病程短，症状重，给予重剂 260g。效果好于小量应用，以此为启发，在临床实践中进一步探索甘麦大枣汤的最佳用量。

3. 关于栀子豉汤。《伤寒论·辨阳明病脉证并治》云："阳明病，下之，其外有热，手足温，不结胸，心中懊侬，饥不能食，但头汗出者，栀子豉汤主之。"此患者反复强调头汗多，但头汗出，结合脉象，符合栀子豉汤证。综上，此患者胸膈有热，热伤心肺津液，胞宫失养，津血不足，月经量少，表现出“善悲伤欲哭”的脏躁表现，同时存在“但头汗出”的栀子豉汤表现，故给予甘麦大枣汤合栀子豉汤治疗，效如桴鼓。

（供稿 / 整理：王旭敏）

十八、高颅压性脑积水验案

高颅压性脑积水是由于脑脊液循环障碍，引起脑室内平均压增加或产生脑室扩大，以致不能代偿正常脑脊液循环功能而出现的一系列临床症状，表现为头痛、站立不稳、记忆力下降等症状。脑 CT 及脑核磁共振检查可明确诊断脑积水。

中医根据其临床症状而辨证论治，如有头痛、眩晕、目蒙等表现则诊断为肝阳上亢，肢体麻木和行走障碍等多为肝风内动，分别予以滋阴潜阳和镇肝息风治疗。

脑积水一般分为两类：一类为先天性脑积水，多由于脑内导水管畸闭或合并脊髓或脊膜膨出所致，为络阻水积型，治法为通络利水，常用药有路路通、石菖蒲、冬瓜皮等；另一类为交通性脑积水，多由湿热血瘀所致，治法为清热利水，活血化瘀，方药以龙胆泻肝汤为主。

【验案举隅】

崔某，男性，47 岁。2008 年 4 月 3 日初诊。

现病史：患者因车祸、脑外伤昏迷急送当地医院，手术祛除颅内积血。第 2 次颅骨、骨瓣修补手术后，颅内脑脊液循环障碍，常头痛和肢体麻木、行动不便。脑核磁共振显示：脑室扩大，脑脊液压力 300mmH_2O。由于患者体质虚弱，不适宜做脑室腹腔引流术，故来中医科就诊。患者体胖，舌质红、少苔，边有齿痕，脉沉细，眠差。

辨证：肝阴不足，肝阳上亢，肝风内动。

治法：滋阴柔肝，潜阳息风，滋养心神，清脑和中。

处方：珍珠母汤加减。天麻 10g，钩藤 12g，菊花 10g，桑叶 10g，白芷 10g，川芎 12g，珍珠母 24g，泽兰 10g，枸杞子 12g，石菖蒲 20g，郁金 10g，远志 10g，牛膝 10g，茯苓 10g，白术 10g，砂仁 10g，黄芩 10g，车前子 20g，炒酸枣仁 25g。14 剂，水煎服，日 1 剂，早晚分服。

患者间断服药 2 个月余，临床症状明显改善。清晨起床后头痛症状明显减轻，睡眠好转，烦躁易怒情绪逐渐平稳，肢体力量增强。

按：患者因脑外伤昏迷，手术后因组织粘连而产生的颅内压增高症状，中医认为属脑络受阻，治疗上应考虑以补督脉疗伤残、化瘀血通经络、充脑益智为根本治疗原则。珍珠母汤具有益阴潜阳、息风镇静等作用，在临床上应用清震汤（苍术、升麻、荷叶）加减也有明显效果。方中天麻、钩藤平肝息风；泽兰利水消肿；石菖蒲、郁金有开窍醒神之效；在此方基础之上加生脉饮，以起到补气血作用。其间加减使用合欢花、合欢皮、知母，养心神，除烦热，症状得到了较好控制。

附：名老中医刘春圃先生治疗脑积水经验

药物以决明子、土鳖虫、王不留行、路路通、龙胆为主。脑内利水：冬瓜皮、茯苓皮、车前子、通草。通络：路路通、石菖蒲、地龙、荷梗。活血：土鳖虫、红花、鸡血藤、牡丹皮。平肝降逆：白芍、川楝子、夏枯草、枳壳、竹茹。清热解毒：金银花、连翘、蒲公英、黄芩、败酱草。

（供稿：吴作君，吴升平　整理：张凤霞）

十九、面神经麻痹验案

本病属于中医“吊线风”“口僻”“面瘫”的范畴。病因多认为与风寒之邪侵袭面部，导致面部气血痹阻，肌肉纵缓不收，经脉失于濡养，脉络空虚有关。

一般认为，在急性期，风邪未去，虽有本虚，但仍以标实为主，治疗应以疏风通络为主；恢复期或后遗症期，邪入脉络，日久气血亏虚，应以补气养血、活血通络为主，并可适量增加虫类药物，以增强活血通络之功。

在临床中本病常见两种类型：①风邪入中型，常以牵正散加减（僵蚕、白附子、全蝎）或九味羌活散加减（羌活、防风、白芍、细辛、甘草、苍术、生地、川芎、黄芩）。面部怕风怕冷加荆芥、紫苏叶；疏风散寒加麻黄、桂枝；耳不通重者加红花、赤芍；面肌痉挛加白芍、黄精。②气虚血瘀型，用当归黄芪汤、桃红四物汤加减。白芍、当归、熟地黄、川芎，养血行血，四药相伍，动静结合，对血虚者可达到补血之功，对血滞者可得行血之效。

【验案举隅】

侯某某，男，58岁。2007年3月1日初诊。

主诉：嘴歪流涎3日。

现病史：患者因生气面部着凉后，感到右耳部疼痛、乳突部有压痛感。次日，右侧面部表情肌瘫痪，笑时流涎，额部抬头纹浅，眼睑不能完全闭合，露巩膜。右侧鼻唇沟变浅，鼓气、吹哨漏气。在当地医院经核磁共振检查，除外脑占位病变，诊断为面神经麻痹。给予激素、维生素综合治疗。病后3天寻求中医诊治，舌质红、苔薄白，脉紧弦。

中医诊断：面瘫（肝郁气滞，风中于络）。

治法：疏风通络，疏肝理气。

处方：牵正散、九味羌活散加减。僵蚕10g，天麻10g，白附子8g，全蝎6g，羌活10g，防风10g，白芷10g，川芎8g，细辛1g，生地黄12g，苍术10g，黄芩10g，白芍10g，牛膝10g，半夏10g，柴胡6g，浙贝母10g。7剂，水煎服，日1剂，早晚分服。

二诊：上方加葛根15g，丹参10g，黄芪15g，党参10g，当归10g，以补气血，扶正祛邪；砂仁6g，可醒脾开胃；减细辛、全蝎，因虫类有小毒，避免造成患者过敏。

服上药15剂后，同时加强患侧面部热敷及局部按摩。3周后症状基本消失，没有留下明显的后遗症，临床治疗效果明显。

按：面神经麻痹应用解表药九味羌活散加减治疗，取其有解散三阳经

（太阳、阳明、少阳）风寒作用。药物组成：羌活、防风、苍术、细辛、川芎、白芷、生地黄、黄芩、甘草。功效：祛湿祛风兼清里热。该方是治疗表证方，因太阳经为一身之表，也为阳之首，可祛风寒兼祛湿，涉及机体各经络。肌肉痉挛，加葛根可解肌透表。

（供稿：吴作君，吴升平　整理：张凤霞）

二十、垂体瘤验案

垂体瘤属于中医“虚劳”“头痛”等范畴，多由先天不足，导致肾精亏虚，水不涵木，肝肾阴亏，肝阳上亢；或脾湿失运，痰湿内生使之气机不畅，脑络受阻所致。痰湿内阻型，患者表现为形体发胖，伴头痛，头晕眼花，视力模糊，视野偏盲，步态不稳，舌质淡红、苔薄白润，脉沉涩；治以豁痰祛湿，软坚散结；方用导痰汤加减，以行气开郁，燥湿豁痰。处方：法半夏10g，茯苓12g，昆布10g，胆南星10g，枳壳10g，天麻10g，丹参15g，赤芍15g，僵蚕10g，白芷10g，川芎10g，半枝莲25g。

中医药治疗对于控制瘤体生长、减少术后不良反应能够起到较好的效果。

【验案举隅】

陈某，女，45岁。2020年12月7日初诊。

主诉：头痛伴右侧视力下降3月余。

现病史：3个月前患者右眼出现偏盲，查MRI发现脑蝶鞍区有一个3cm× 2.44cm大小垂体瘤，血内分泌检查发现生长素和泌乳素升高。患者2020年MRI检查报告示：垂体瘤术后复发，与2018年影像比较考虑肿瘤复发。患者视力较前差，视物模糊，视野缺损，兼有头痛、眠差、记忆力减退等症状，大便可，心烦，多汗，舌红、苔薄黄腻，脉细而数。

西医诊断：垂体瘤。

中医诊断：头痛（肾虚气滞，痰瘀阻络）。

治法：祛瘀化痰，镇静安眠。

处方：小柴胡汤加减。柴胡 10g，半夏 15g，黄芩 10g，胆南星 10g，浙贝母 10g，白芷 10g，川芎 15g，菊花 10g，茯苓 25g，白术 10g，砂仁 10g，苍术 10g，生地黄 20g，牛膝 10g，炒酸枣仁 25g，合欢花 10g，合欢皮 20g，天麻 10g，钩藤（后下）10g。14 剂，水煎服，日 1 剂，早晚分服。

二诊：头痛减轻，记忆力有所好转，视物较前清楚，睡眠明显好转，舌红、苔薄白，脉沉细滑。治以疏肝化痰为主。处方：柴胡 10g，黄芩 10g，法半夏 9g，制胆南星 6g，浙贝母 10g，茯苓 20g，白术 10g，郁金 15g，白芷 10g，川芎 12g，天麻 10g，钩藤 15g，石菖蒲 15g，远志 10g，牛膝 10g，半枝莲 20g。14 剂，水煎服，日 1 剂，早晚分服。

三诊：头痛症状缓解，偏盲和左眼视力好转。

间断服中药汤剂 3 个月余。针对气虚血瘀等症状，加减用药：丹参 15g，僵蚕 10g，菟丝子 10g，青皮 10g，桂皮 6g，赤芍 10g。

随访：患者临床症状明显好转，复查脑核磁共振显示垂体瘤较前没有再增长，临床症状改善，生活质量明显提高。

按：根据脑部疾病特点、中医气血理论及文献报道，对于该病认识多为痰浊瘀阻或痰湿内蕴，瘀血上扰脑窍，阻于脑络，引发头痛、头胀等表现，加之肝开窍于目，有双眼模糊不明表现。对于痰浊偏盛者，治以化痰散结，用半夏、浙贝母、胆南星等；瘀血显著者，用川芎、丹参、赤芍以活血散结；对于双目偏盲、视野缺损者，用菊花、枸杞子以明目祛头风。

（供稿：吴作君，吴升平　整理：张凤霞）

二十一、带状疱疹并肋间神经痛验案

带状疱疹是由带状疱疹病毒引起，影响机体神经功能，表现为皮肤异常反应，且有感染性的疾病。由于皮疹呈带状分布，故被称为带状疱疹。因该病疱疹多发生于人体腰部，民间俗称缠腰火龙。

中医认为，带状疱疹早期主要为湿热交阻，湿毒火盛；后期为火热伤阴，气滞血瘀或脾虚失运，致余毒未清而留下后遗症。临床所见疱疹周围红晕，水疱内充满浆液，舌质红、苔黄腻，脉弦滑而数，均为湿热蕴毒之象。

本病以肝经火热型多见。患者易烦躁、易怒，伴口苦咽干，便干尿黄，舌红、苔黄，脉弦数。皮疹色鲜红，疱壁紧张，疼痛如针刺。治法：清肝火，利湿热。常用方剂：龙胆泻肝汤加减。

部分老年患者因体弱，疱疹消退后，皮肤受损部位依然剧痛不止。该症状多见于气滞血瘀型患者，可见舌质暗，边有瘀点或瘀斑，苔薄白或黄腻，脉弦细。治以加味逍遥散加减，有活血化瘀、行气止痛作用。年老体弱者，可加党参、黄芪以健脾补气。

【验案举隅】

吴某某，男，56岁。2020年8月19日初诊。

现病史：患者因外出劳累加之饮酒，晚上等车时受寒、着凉，第2天即由大腿根部起直达腰骶部出现散状丘疹，色红，感到腰部灼热不适、疼痛。第3天，红色丘疹形成小疱，肋间和腹股沟部疼痛加剧，周身疲乏无力，微恶寒、头痛，体温37.2℃，厌食，夜间不得卧，每2小时起床外涂止痛膏。第4天清晨于医院门诊就医，疱疹处外涂阿昔洛韦乳膏止痛，内服阿伐洛韦抗病毒。1周后病症未见明显好转请中医诊治。症见右下肋部、下腹部疱疹呈红蜡色，个别有浆液，舌红、苔黄腻，脉弦滑数。

中医诊断：带状疱疹（肝经湿热蕴毒）。

治法：清湿热解毒。

处方：龙胆泻肝汤、二妙丸加减。龙胆10g，黄芩10g，栀子8g，泽泻10g，柴胡6g，生地黄12g，苍术10g，黄柏10g，苍耳子10g，桑叶6g，连翘15g，金银花10g。14剂，水煎服，日1剂，早晚分服。

二诊：服14剂后寒热症消，腰骶部疼痛明显减轻，水疱逐渐干燥。上方增减金银花、延胡索（止痛）、川楝子（疏肝气）、炒酸枣仁、合欢花（解忧、安神）。

按：患者肋间神经痛是由于带状疱疹引起，带状疱疹病毒多积聚于脊神经后根，病情发作导致腹股沟及腰骶皮疹并产生剧烈疼痛。中医认为本病由肝火旺而致火盛灼阴引起，火旺由情志不遂及饮食不适产生，该患者湿热由饮酒而致，加之患者因久等出租车心情不畅致肝火亢盛，发展为湿热下注。方用龙胆泻肝汤，方中龙胆、栀子以泻肝火；苍术、黄柏（二妙散）以解湿毒；连翘、金银花、桑叶、甘草清热解毒；赤芍入血清热；苍耳子托毒外出；泽泻利水湿从小便排出；生地黄滋阴润便。服后疗效显著，诸症皆愈。随访患者未留下明显疼痛及后遗症。

（供稿：吴作君，吴升平　整理：张凤霞）

二十二、老年女性尿路感染验案

尿路感染属于中医“淋证”范畴，《素问·六元正纪大论》曰：“小便黄赤，甚则淋。”其病机为热在下焦，常与湿邪相伴随。病久还可转为虚证，其中脾气虚弱或肾气亏损者居多，中药治疗以补中益气汤为核心方，有补中益气而升阳的作用。在尿路感染的治疗中，还应注意：①急性期，利尿消炎，滋补肝肾；②在利尿的同时，应以补气血为主，不要单纯采取消炎措施；③清除下焦湿热与补肾气相举，以控制泌尿系病症反复发作。

应用中医气血辨证、整体观念治疗尿路感染，应以实则轻利、虚则补益为基本原则。在急性期以清热利湿、凉血止血为核心治疗方法，方用八正散合小蓟饮子加减，小腹坠胀痛者，加川楝子、乌药、郁金以理气疏导。气虚不能摄纳、膀胱气化不利者，可见少腹坠痛，尿有余沥，面色㿠白，舌质淡，脉虚细无力，补中益气和利尿通淋并治，常用黄芪、党参、白术、陈皮、当归、熟地黄等以益气养血。脾肾虚弱伴五心烦热、面色潮红者，可配用知柏地黄汤滋阴降火。久病血尿明显者可加三七粉化瘀止血。

【验案举隅】

叶某，女，57岁。2020年7月19日初诊。

主诉：尿频、尿急反复发作4年余。

现病史：患者慢性尿路感染，平常服用左氧氟沙星等药物来缓解症状，但停药后又反复。近1个月来劳累后夜尿增多，每晚3～4次，尿急，睡眠差，多汗，大便秘结。尿检示白细胞（+++），红细胞（++），舌质红、舌尖有痛感，苔薄黄，脉弦细。

中医诊断：淋证（中气不足，气机不畅）。

治法：补气养血，益肾固精。

处方：补中益气汤合逍遥散加减。黄芪 20g，当归 10g，升麻 8g，柴胡 10g，白术 10g，熟大黄 8g，白芍 15g，黄柏 12g，苍术 12g，牡丹皮 10g，怀牛膝 12g，党参 10g，石韦 15g，益智仁 12g，炒酸枣仁 25g，合欢皮 10g，合欢花 10g，炙甘草 6g。14 剂，水煎服，日 1 剂，早晚分服。

二诊：服汤剂 14 剂后，尿频、尿急症状好转但腰痛，患者舌红、苔薄，脉弦。尿常规示白细胞（+）。在原处方基础之上加减：生牡蛎、桑寄生，补肝肾；桑叶、郁金，疏风清热，平肝明目。1 个月后症状好转，随访 4 个月病症未再复发。

按：本案用补中益气汤合逍遥散加减治疗老年女性尿路感染患者，方中当归、白芍、炙甘草，养血滋阴；益智仁，补肾固精；柴胡、升麻、郁金，升举阳气。服药后患者膀胱气化功能基本归于正常，清气下陷、小便频数得到制约，小便淋沥症状得到较好控制，晚间睡眠基本平稳，生活质量提高。

（供稿：吴作君，吴升平　整理：张凤霞）

第四部分

师生学术成果拾粹

一、通经汤治疗痛经证

通经汤组成：当归 15g，赤、白芍各 15g，香附 15g，延胡索 15g，益母草 15 ～ 30g，川芎 10 ～ 15g，佛手 10g，甘草 6g。

方解：当归，补血行血，止痛，调养冲任；赤、白芍，苦、酸，微寒，柔肝平肝，缓急止痛，敛阴益营，活血通经；配甘草治腹中挛急作痛，疗效倍增；益母草、白芍，辛开苦降，活血化瘀以通经，行气开郁以止痛；延胡索、香附，活血行血，既行气分之气，又行血中之气，为止痛佳品；佛手，辛、苦，温，疏肝解郁，行气止痛。全方共奏调气血、调冲任、理气和血、止痛之功。

服法：原发性痛经，按月经周期调治，经前服 5 剂，经期服 5 剂，连服 2 ～ 3 个月经周期。继发性痛经，除按月经周期用药外，多数患者平时尚需服药调治，均以上方加减。

随症加减：乳房胀痛，加柴胡、青皮、橘叶、郁金；小腹冷痛，加桂枝、小茴香、附片、吴茱萸；少腹热痛，便干，苔黄，减香附，加牡丹皮、赤芍、黄柏、栀子、柴胡、大黄；气短心悸，加人参、黄芪、柏子仁；腰腹空痛，头晕耳鸣，加杜仲、党参、枸杞子、菊花；头痛，加白芷；经泻（行经便溏），加茯苓、白术、补骨脂、莲子肉；苔腻，脉滑，加滑石块、白术、佩兰、草豆蔻。

【典型病案】

案 1：蒋某某，女，26 岁。

初诊日期：1990 年 11 月。痛经 2 年，逢冬加重。2 年前值经期，冒雨涉水后痛经。经前、经期小腹凉痛，腰腹如坐凉水中，伴绞痛不可忍，必服止痛片，抱热水袋，卧床 1 ～ 2 天痛才渐缓。经行后错，40 ～ 50 天一行，经血量少、色黑，有小血块。婚后 1 年同居未孕，舌暗、苔白，脉沉弦。末次月经 1990 年 10 月 12 日。基础体温单相。妇科及 B 超检查：盆腔及附件无异常。诊为原发性痛经。

辨证：寒凝血瘀，胞脉不通。

立法：温经散寒，通调冲任。

处方：通经汤加桂枝 10g，附片 10g，吴茱萸 6g，川牛膝 20g。

5 剂药后月经来潮，下黑紫色小血块颇多，小腹绞痛，血块排出后腹痛减轻，仅服 1 次止痛片。效不更方，再进 5 剂。依上方加减调治 2 个月经周期，痛经告愈并妊娠。

案 2：鲁某某，女，34 岁。

初诊日期：1989 年冬。痛经 2 年余，逐年加重。自 1984 年 4 月人流后出现痛经，逐渐加重，经前、经期腰腹疼痛，腰骶部胀痛，行经第 2 天尤甚。小腹发凉，阵发刺痛，经血量少、色黑，有小血块，经前 2 天乳房发胀。月经周期尚规律，带经 5 ～ 6 天。妇科及 B 超检查：子宫底部有结节，触痛。诊为继发性痛经，子宫内膜异位症。

辨证：气滞血癖，胞脉瘀滞。

立法：活血化瘀，软坚散结，疏肝解郁。

处方：通经汤加生蒲黄（包）10g，五灵脂 10g，三棱 10g，莪术 10g，生牡蛎 30g，夏枯草 20g，绿萼梅 10g，肉桂 10g，桃仁 15g，红花 10g（交替选用）。

经前、经期各服 5 剂，平时停药。10 剂药后，腹痛明显减轻，经色仍黑，质稠，量仍少。依上方连服 3 个月经周期，痛经消失。妇科检查：子宫底部结节消失，无触痛。1990 年 1 月、2 月两次 B 超复查：子宫、附件正常，未见结节。追访痛经未发，月经规律。

案 3：许某某，女，29 岁。

初诊日期：1987 年 3 月。行经腹痛 3 年，加重半年。1984 年结婚，婚后半年始行经腹痛，经期尤甚，伴小腹凉，拒按，痛引腰骶部，经色暗紫，有小血块，质黏量少，月经规律，平日带下色白，量中，无味，大便偏干。近 1 年未避孕，未孕，舌暗红，苔厚腻微黄，脉沉弦、尺细涩。妇科检查：盆腔、附件正常，输卵管碘油造影示双侧输卵管细而不通。诊断：1. 痛经。2. 双输卵管不通。

辨证：湿阻血瘀，胞络不通。

立法：活血化瘀，止痛，利湿通络。

处方：通经汤加三棱 10g，莪术 10g，王不留行 20g，滑石块 20g，生牡蛎 30g，车前子（包）30g，石韦 20g。

二诊（1987 年 3 月 26 日）：月经于 3 月 16 日应期而至，腰腹痛减半，经血量仍少，色黑。大便干，日一行。经后血海空虚，仍予通经汤加四物汤及三棱 10g，莪术 10g，生蒲黄（包）10g，五灵脂 10g，石韦 15g，牡丹皮 15g。以后加减用药：生薏仁、泽泻、枳壳、川牛膝、柴胡、生牡蛎、夏枯草、大黄、茯苓、桂枝、桃仁、细辛、杏仁、冬瓜仁。共服 46 剂。诊尺脉已不细涩而停药。5 月 26 日造影示，双侧输卵管已通。同年 7 月怀孕。1988 年 4 月剖宫产一男婴。

体会：原发性痛经，多属功能失调性，按月经周期用药，连服 2 ～ 3 个周期，多数患者可治愈，或有显著疗效。继发性痛经属器质性病变，多属实证、瘀证、虚中夹实证，病情复杂，较为难治。多数患者除按周期治疗外，尚需继续辨证施治，方能收较好疗效。当然，也有少数患者平时不用服药亦能治愈，案 2 便是实例。子宫内膜异位症是临床上较为难治的一种类型，运用上方对个案疗效尚属满意。因其病因病机复杂，有待进一步探求治疗规律。

（吴作君，修丽梅）

二、崩漏治验心得

妇女不在行经期间，阴道突然大量出血，或淋漓下血不绝，称为“崩漏”。《济生方》说：“崩漏之病，本乎一证，轻者谓之漏下，甚者谓之崩中。”

《素问 · 上古天真论》说：“女子七岁，肾气盛，二七而天癸至，任脉通，太冲脉盛，月事以时下……七七任脉盛，太冲脉衰少，天癸竭，地道不通，故形坏而无子也。”说明妇女的性征与年龄增长有密切关系。崩漏一症，应分三期说明其发病原因。青春期，肾气尚虚，天癸初至，冲脉通而未盛，制约血海之力较弱，加之外因所致血热，血热致血海不安，则发崩漏。《沈氏妇科辑要笺正》也指出：崩漏之症，因火者多，因寒者少。然即使是火，也是虚火，非实火可比。故此期崩漏，多为肾气未充，阴虚阳盛，热扰冲任。中年期，妇女多年的经血泻下、妊娠、产乳都以血为主，至阴血耗损。如《灵枢·五音五味》所说"妇人之生，有余于气，不足于血，以其数脱血也"即是此意。此期阴常不足、阳常有余，若逢高热、抑郁、劳伤等因造成阴虚阳盛，热扰冲任，血海浮动，则发崩漏。更年期，肾的功能已趋衰退，加之六淫、七情、饮食不节等原因，脏腑之气不协调，肝藏血、脾统血功能减弱，肾气已无力制约血海，则发崩漏。

【辨证要点】

1. 血热型

本型为临床常见类型，又有实热、虚热之分。

实热多见于青少年时期，或因素体阳盛，肝火易动，或因感受热邪，过食辛辣及助阳之品，致实热伏于冲任，扰动血海。症见经血非时而下，或淋漓不断，或崩漏交替，日久不愈，兼见烦热口渴、便秘溲赤，脉滑数，舌红、苔黄、少津，基础体温波动大。治以清热凉血，止血固冲。方用清热固经汤加减。

药用：生牡蛎、仙鹤草、藕节各 30g，生地黄 20g，白芍、侧柏叶各 15g，黄芩、牡丹皮、茜草炭各 10g，柴胡 9g。

血止后续服清热凉血补虚方：生地黄、女贞子、墨旱莲各 15g，牡丹皮、地骨皮、黄芩、莲子心、五味子、陈皮各 10g，柴胡 9g，甘草 6g。连服 10 剂。若口渴加北沙参 15g，烦躁加百合 20g，经前 5 天加益母草、香附各 10g，以调和气血。

虚热多因素体阴虚，或久病伤阴，或性情抑郁，致虚火内炽，扰动血海。症见经血非时而下，淋漓不净，血量多少不定，质黏色紫，伴心中烦热，失眠多梦，便秘溲赤，舌边尖红、苔少而干，脉细数。治以滋阴清热，止血固冲。用保阴煎加减，经期第 5 日服。

药用：白芍、藕节、仙鹤草各 20g，生地黄、熟地黄、墨旱莲各 15g，阿胶珠 12g，黄芩炭、牡丹皮、荷叶、女贞子各 10g。

血止即加黄芩 10g，藕节 30g。若月经周期少于 3 周，可在经净后，将上方加生牡蛎 30g，贯众 10g，连服 10 剂。若腰膝酸软加炒杜仲 20g，女贞子 10g。

脾肾虚弱，《妇科玉尺》说："思虑伤脾，不能摄血，致令妄行""五脏之伤，穷必及肾"。两脏常常同时不足。先天不足或后天失养、房事不节、忧思过度、饮食劳倦等均可导致脾虚气陷，肾虚失固。症见月经提前或过期、量多、淋漓日久，腰膝痿软，浮肿便溏，不孕等。治以益气固冲止血。方宜固冲汤加减。药用：生黄芪、煅龙骨、煅牡蛎、仙鹤草各 20g，白芍 15g，白术、山茱萸、覆盆子、五味子各 10g，柴胡 5g。浮肿甚加茯苓、泽泻。

2. 血瘀型

冲任受损，或行经、产后余血未尽，复感外邪，以致成瘀，血不归经，发为崩漏。症见经血非时而下，或淋漓不尽，血色紫暗有块或夹杂黏浊之物，小腹胀痛，舌暗、苔厚腻，脉沉细弦，治以活化止血。

药用：益母草 20 ～ 30g，茯苓 15g，木香、香附、柴胡、桃仁、红花各 10g，桂枝 10g。便秘加酒大黄 5g；如有盆腔炎，加败酱草 20g，牡丹皮 10g；经血色黑、腹痛，加三棱、莪术各 10g；有癥块者加生牡蛎 30g，夏枯草 20g。

【典型病案】

赵某，女，34 岁。1992 年 8 月 9 日初诊。4 年来月经量过多，体倦腰酸，血红蛋白 50g/L。近 5 个月，月经无规律，淋漓不净，基础体温单相。舌淡、苔薄白，脉细弱。证属脾肾两亏，冲任失固。治以健脾益肾，固冲止血。方药：煅牡蛎 30g，何首乌、仙鹤草、生黄芪各 20g，生地黄、熟地黄、白芍、贯众各 15g，阿胶珠、柴胡、白术各 10g，三七粉（冲服）3g。加减间断调治 5 个月，血红蛋白升至 108g/L，基础体温双相，月经正常。

（吴作君，修丽梅）

三、“塞流、澄源、复旧”法治疗崩漏的临床体会

妇女的月经周期是三旬一至，月月如此，乃正常生理。如果不在行经期间，骤然大量阴道出血，或持续淋漓不止，称为崩漏。前者出血量大，来势暴急，酷似山崩，故称经崩；后者来势较缓，血量不多，但淋漓不绝，故称经漏。二者病因及治疗基本相同，又可相互转化。“漏者崩之渐，崩者漏之甚”，所以历来常以崩漏并称。本病是妇科病中常见而严重的疾病。

中医学早就有比较完善的治法。如明代万全《妇人秘科》云：“凡妇人女事，初得崩中暴下之病者，宜用止血之剂，乃急者治其标也，四物调十灰散治之，以血止为度。血止即服清热之剂，用犀角地黄汤主之。血止热除，宜用补中益气之剂。”方药之阐述更为详细。《丹溪心法附录》曰：“治崩次弟，初用止血以塞其流，中用清热凉血以澄其源，末用补血以还其旧。若止血而不澄源，则滔滔之热不可遏；若只澄源而不复旧，则孤子之阳无以立，故本末不可遗，前后不紊方可言治。”这些是前人长期临床实践的结晶，是治疗崩漏的大法，一贯为医者所推崇。笔者在临床实践中运用上法治疗崩漏体会如下。

1. 塞流

暴下失血过多，患者有生命危险者，应本着“急则治其标”的原则，首先塞流止血，此乃治疗上最迫切的措施。同时宜加凉血活化之品，如牡丹皮、益母草、三七之类。有凉有散、有止有化，既能阻止其源继续崩溃泛滥，又可化其已离经之败血，更有助于止血。凉中有散，以防留瘀之弊。倘若只塞流而不化瘀，则离经之血既不能复归故道，又不能与新血相合。壅塞经脉，阻滞生机，贻患绵绵，甚则导致积聚等病变。一般来说，塞流止血是治标之法，但也有求本之意。由于气虚摄血失权而引起的崩漏，急以独参汤益气固脱，塞流止血，便是标本合治之法。

病案：张某，女，29岁，北京拖拉机厂工人，平素体弱羸瘦，怀孕3个月，不慎跌扑而小产，此后两个月，阴道出血淋漓不绝，血色紫暗，有血块，腰膝酸软，小腹硬痛，按之不减。面色苍白，唇色暗紫，体倦纳呆，舌暗淡，

脉细涩而弱。辨证为血瘀崩漏，本应化瘀止血，然患者久病正虚，摄血失权，乃为虚中夹实，单攻既不可，纯补更非宜。拟《傅青主女科》“逐瘀于补血之中，消瘀于生血之内”之法，投生化汤加黄芪 30g，益母草 20g，丹参 15g，红花 6g，牡丹皮 10g，藕节 30g，三七粉（冲服）3g。连服 5 剂，血止痛消。继用圣愈汤加益母草 10 剂而善其后。

2. 澄源

病之所起，必有所因。崩漏之症，也要治病求本，在出血量少或停止之时，应进一步追究病因，随证论治。血热宜清热凉血，气虚宜补气摄血，气郁宜疏肝理气，血瘀宜化瘀止血……务必做到辨证求因，审因论治，从根本上解决疾病的症结。如果拘泥于“次清热”之法，一概投以清热凉血之剂，无异削足适履，致犯虚虚实实之戒！纵然症情确属热证，苦寒之剂也不能过用，免伤生发之机。张景岳云：“纵当清热，止有地榆、紫草、柏叶、牡丹皮、栀子之类择甩一二，宜于芩连者已不多见，本无苦寒之理；况失血之后，阳气已馁，更无频服苦寒之法。”

病案：魏某某，20 岁，学生，初诊日期 1991 年 6 月 9 日。平素月经正常，值月经期游园劳累后发现经血量大，持续 1 个月未净。腰酸乏力，纳呆，便秘溲赤，舌红、苔黄、少津，脉滑数稍细。基础体温单相。证属劳伤冲任，血热妄行，用清热固冲之法。药用：煅牡蛎 30g，黄芩、牡丹皮、五味子、贯众各 10g，白芍、生地黄、藕节炭、女贞子、墨旱莲各 15g，白茅根、仙鹤草各 20g。5 剂药后，血净症缓，依前方加减调治 3 个月，基础体温呈双相，月经正常。

3. 复旧

血止热清，要善后调理，巩固疗效。李东垣认为，凡下血证，无不由于脾胃首先亏损，不能摄血归源。脾胃为后天之本、气血生化之源，其功能正常与否，对血证的影响很大，故应调理脾胃使生血统血有权。另外，肾为元阴元阳的根源，藏精而系于胞，为封藏之本。血气皆始于肾，冲任两脉起于胞中。故而崩漏与肾的开合封藏、冲任的亏损有着极为密切的关系。唐宗海《血证论·用药宜忌论》云：“血证之补法……当补脾者十之三四，当补肾者十之五六。”可见调理脾肾，使阴阳气血之生有源，对治疗崩漏、巩固疗效非常重要。

病案：李某，女，32 岁。阴道反复出血，淋漓不绝，血色淡红。每选用清热止血或健脾固冲之剂而血止，但往往相隔数日又复作，屡治屡发。就诊时阴道出血已 5 天，量少、色淡红，心悸气短，头晕耳鸣，肢倦嗜睡，舌淡红、少苔，脉细弱。证属气虚摄血失权。投归脾汤加益母草 15g，阿胶珠 10g，连服 5 剂血止。继服八珍汤以期补虚扶正。6 周后阴道又出血，腰酸腹胀，五心烦热，舌尖红、少苔，脉细弱而数。此案用调理脾胃之法而收功，但愈而不固。辨脉证，乃肾阴不足、冲任不足，虚火妄动而漏红。用六味地黄丸加白芍、龟板各 10g，生地黄、何首乌、阿胶各 15g，三七粉（冲服）3g。5 剂服下，果然血止神爽，继服 10 剂而善后。随访 2 年，月经正常。

总之，崩漏一症，有虚实寒热之分。治疗方法，除遵循“塞流、澄源、复旧”之大法外，应结合具体情况，或消瘀逐血，或寒凉泻火，或收敛固涩，或补气摄血，不可固守不变。在巩固疗效方面更要注意调理脾肾二脏。用药方面，慎用苦寒；辛温行血之品少用为宜，这类药多为血中阳药，易走易动。此外，诸类炭药，亦不宜过早使用或过量使用，若一味固涩收敛，难免闭门留寇，遗患无穷。

（吴作君，修丽梅）

四、芍药甘草汤及其组成成分对子宫收缩抑制作用的研究

芍药甘草汤出于《伤寒论》，方中白芍、炙甘草各 4 两，功能缓急止痛，治腿脚挛急或腹中疼痛。实验研究证实其有镇静、镇痛、松弛平滑肌等作用。中医认为白芍可养血、敛阴、柔肝。现代药理学研究认为，芍药具有镇痛、镇静、解痉、消炎、抗溃疡、降压、扩张血管、松弛平滑肌等作用。甘草的类黄酮成分是平滑肌收缩的抑制剂，具有和胃镇痛、镇咳祛痰、解毒、调和诸药、增强免疫力等作用，可治疗溃疡、胃痉挛、胃痛、咽喉痛等。

曾有报道，芍药甘草汤可抑制骨骼肌收缩，但有关芍药甘草汤及其组成成分抑制子宫平滑肌收缩的实验研究报道不多，本次对芍药甘草汤及其各组

成成分对子宫平滑肌收缩的抑制作用进行了观察。

1. 实验方法

（1）芍药甘草汤血清的制作

用非妊娠的 Wistar 大鼠（12 ～ 23 周龄，平均体重 190g），芍药甘草汤水溶液以 lg/kg 体重经口给药。药后 1h、3h、6h 从腹主动脉采血，获得血清分别为芍药甘草汤血清 1、3、6。

（2）非妊娠大鼠性周期的确认

用蒸馏水冲洗宫腔 2 或 3 次，把冲洗水涂在玻璃片上，进行革兰氏染色，20min 后水洗、干燥。通过 100 倍的显微镜观察宫腔分泌物，确认大鼠的性周期。实验在宫腔分泌物增多、性周期变化少的时间带，即上午 9—10 时进行。

（3）子宫肌条标本的制作

确认大鼠的性周期以后，以乌拉坦麻醉摘出子宫，在 Krebs 溶液中，制作 2mm×7mm 的肌条标本。标本吊在盛有 Krebs 溶液的装置中，温度控制在 36.5 ～ 37℃，供给充足的氧气。使用生理变位计和增幅器等测定肌条收缩变化，用笔式记录器记录。

Krebs 溶液的组成：NaCI 13.5；KCl 5.9；$CaCl_2 \cdot 6H_2O$ 1.2；Hepes 11. 6；葡萄糖 11.6。

（4）药物的浓度

作为诱发物质使用前列腺素 $F_{2\alpha}$（$PGF_{2\alpha}$）0.3μg/mL。芍药甘草汤的浓度为 lmg/mL 与 2mg/mL 两种浓度。芍药甘草汤血清 1、3、6，每种分为 5μL/mL、10μL/mL、20μL/mL、40μL/mL 四种浓度。芍药全根、芍药皮部、芍药木部，每种分别用 1mg/mL、2mg/mL 两种浓度。甘草的浓度为 2mg/mL。

（5）解析方法

通过子宫肌条标本的收缩波型，根据实验前后收缩次数、波型面积的比值计算收缩频率、收缩强度。

2. 结果

（1）芍药甘草汤的直接作用

芍药甘草汤的浓度为 lmg/mL 时，在动情期对收缩频率、收缩强度的抑制作用约为 70%；在间情期对收缩强度的抑制作用约为 50%。芍药甘草汤浓度为 2mg/mL 时，在动情期对收缩频率、收缩强度的抑制作用显著（$P<0.05$）。在间情期对收缩频率有抑制倾向，而对收缩强度的抑制作用非常显著（$P<0.01$），抑制作用约为 30%。

（2）对 $PGF_{2\alpha}$ 诱发收缩的影响

芍药甘草汤血清 1：浓度为 5μL/mL 时，在动情期、间情期收缩频率无变化，但对收缩强度有抑制作用。浓度为 10μL/mL、20μL/mL 时，在动情期对收缩频率有抑制作用，在间情期对收缩强度有抑制作用。浓度为 40μL/mL 时，在动情期对收缩频率和收缩强度均有抑制作用。

芍药甘草汤血清 3：浓度为 10μL/mL、20μL/mL 时，在动情期对收缩频率、强度均无抑制作用；40μL/mL 时，对收缩频率有抑制作用。在间情期 5μL/mL 时，收缩的程度没有变化；10μL/mL、20μL/mL 时，对收缩频率、强度有抑制作用，对强度的抑制作用则更显著。

芍药甘草汤血清 6：在动情期浓度为 10μL/mL、20μL/mL 时，对收缩频率、强度均有抑制作用。

（3）芍药甘草汤及其各组成成分的作用

在高浓度钾离子的溶液中，甘草完全抑制大鼠子宫收缩，芍药甘草汤有一定的抑制作用，而芍药则无抑制作用。$PGF_{2\alpha}$ 诱发的大鼠子宫收缩，可被甘草完全抑制，芍药甘草汤的抑制作用弱于甘草，芍药的抑制作用弱于芍药甘草汤。

（4）芍药各个部位的作用

对于大鼠子宫的自发收缩，芍药各部位（芍药全根、芍药皮部、芍药木部）1mg/mL、2mg/mL 两种浓度，均不显示抑制作用，但对 $PGF_{2\alpha}$ 诱发的大鼠子宫收缩则有显著的抑制作用。抑制顺序为芍药皮部、芍药全根、芍药木部（$P<0.05$）。动情期对收缩频率抑制显著，间情期对强度抑制显著。

3. 讨论

本研究证实，在 $PGF_{2\alpha}$ 诱发大鼠子宫收缩的情况下，芍药甘草汤血清（1、3、6）、芍药甘草汤可抑制大鼠子宫肌条标本的收缩。芍药甘草汤直接作用时也有抑制作用，两种情况均为动情期收缩频率抑制显著，间情期收缩强度抑制显著。原田正敏报道：芍药的水溶液注入家兔的十二指肠，10 ～ 15min 后子宫运动亢进，30 ～ 90min 后子宫运动抑制。本研究显示对于大鼠子宫离体标本的自发收缩，给予芍药甘草汤及其血清后收缩强度被迅速抑制，但也有增加收缩频率的情况，而多数情况是给予药物后很快出现对收缩频率和收缩强度的抑制。

芍药甘草汤血清对大鼠子宫收缩的抑制作用可以考虑为：①芍药甘草汤的消化吸收成分中含有具有收缩抑制作用的生理活性物质。②介导消化吸收的体液调节系统发挥抑制收缩的作用。芍药甘草汤抑制自发性收缩，提示芍药甘草汤血清中含有抑制收缩的物质。芍药甘草汤及其血清对大鼠子宫收缩均有抑制作用，说明两者含有具有抑制收缩的某种类似物质。

临床用芍药甘草汤治疗妇科疾病，尤其治疗痛经的情况较多，可以考虑是其对子宫平滑肌收缩的抑制作用，但用单味甘草或单味芍药治疗妇科疾病的情况不多。在实验中，对于 $PGF_{2\alpha}$ 诱发的大鼠子宫收缩，方药抑制顺序为甘草、芍药甘草汤、芍药。而芍药与甘草共同作用的结果反而弱于单味甘草，认为是药物间的相互作用所致，详细机理还有待于进一步探讨。本研究可能为治疗痛经及避孕药物的开发提供一些理论依据。

（修丽梅，福岛峰子，吉崎克明，栉引美代子）

五、麻黄及其成分对糖尿病改善的探讨

链脲佐菌素（STZ）经常被用于糖尿病动物模型的制作。由链脲佐菌素引起糖尿病的机制是 STZ 引起特殊位点烷基化，进一步导致多聚 ADP- 核糖体激活，胰岛 B 细胞内 NAD+ 和 ATP 耗竭，导致大量反应性氧簇产生，最终使胰岛 B 细胞的机能降低以致变性。投以大量的链脲佐菌素制成的糖尿病动物可以替代人类 1 型糖尿病模型。麻黄是麻黄科植物麻黄的根，具有发汗解表、利水等功效，在临床常用于发汗、解热、抗炎等，但是在中医学古籍中没有治疗糖尿病的记载。用麻黄汤来抑制链脲佐菌素所诱发的糖尿病型小鼠的高血糖，在麻黄汤的构成药物中，麻黄被认为有保护胰岛以及改善糖耐量

的作用。麻黄汤的成分为麻黄、甘草、杏仁、桂枝（图 4.1a）。麻黄中存在很多 alkaloid 和 ephedrine 等成分。Ephedrine 又分为 L-ephedrine 和 D-ephedrine（图 4.1b）。本实验以阐明麻黄中的活性成分为目的，侧重探讨麻黄提取物麻黄碱的成分以及 L-ephedrine 对 STZ 所诱发糖尿病小鼠的影响。

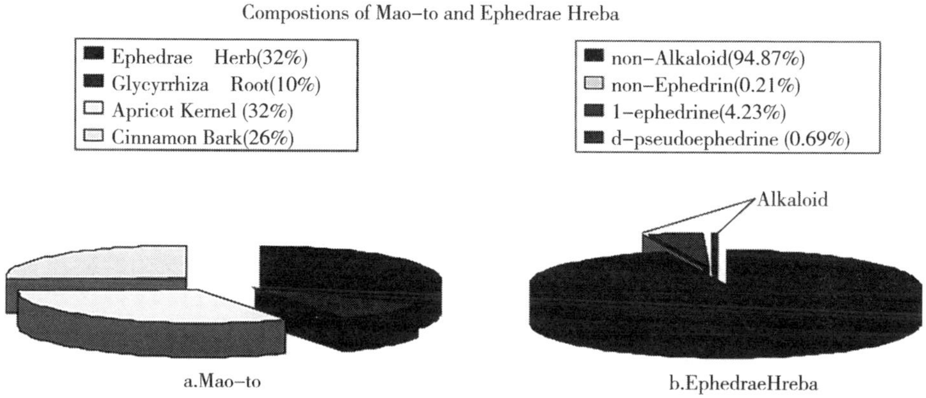

图 4.1

1. 材料与方法

（1）动物

从日本 Kurea 公司（东京）购入雄性 BALB/c 小鼠（8 周龄）作为实验动物。据报道，模型稳定性与性别有关，雄鼠于腹腔注射 STZ 14d 后模型即可稳定，雌鼠腹腔注射 STZ 4 周后模型比较稳。动物在室温 24℃ ±1℃饲养，让其自由摄取固体饲料（CE-2，日本 Kurea）。

（2）试药的准备

从内田药厂购入生麻黄 10g，用蒸馏水 600mL 煎煮成约 350mL，离心后取上清。其中麻黄提取物的收取率是 15%。另外，把粉碎成粗粉末状的麻黄（10g）用酒精提取 3 次，加入盐酸得到乳白色沉淀，从这个沉淀中分离出的 alkaloid 用于实验。Alkaloid 的收取率是 0.7%。L-ephedrine 采用市面销售的试药用于实验。

（3）糖尿病模型的制作

把链脲佐菌素（STZ，Sigma，USA）溶于 10mL 的 citrate 溶液（pH 4.4），以 200mg/kg 注射于禁食 18h 小鼠的腹腔内，然后从小鼠的尾静脉采血。用日本东京山之内会社生产的血糖测试仪测定血糖，在投入 STZ 第 4 天后，把血糖值在 200 ～ 500mg/dL 范围内的小鼠选为实验动物。在投入 STZ 的第 4 天后，把实验用的药物用水溶解，作为小鼠的饮用水，让小鼠饮用 2 周。药物的投入浓度分别为麻黄 2.86mg/mL、Alkaloi 0.0125mg/mL、L–ephedrine 0.0125mg/mL。把单独饮水的糖尿病小鼠作为对照组。

（4）胰脏的组织检查

给药 2 周后取出胰脏，用 10% 中性福尔马林溶液保存。在用石蜡包埋后进行 Hematoxylin–eosin 染色。一部分用布胺溶液进行再固定后，做 Gimori's aldehyde–fuchsin 染色。

（5）统计

数据用 Student's t–test 进行检验和分析。

2. 结果

（1）麻黄成分对血糖值的影响

以高血糖（200 ～ 500mg/dL）的小鼠为对象，探讨麻黄提取物，分离麻黄碱及 L–ephedrine 对血糖值的影响。血糖值在试药投入前和投入开始的第 3、6、14 天进行测定。饮水的糖尿病对照组的血糖值持续上升，而以麻黄提取物、alkaloid 以及 L–ephedrine 经口给药小鼠的高血糖被抑制，但是抑制的时期不同。麻黄提取物组的血糖值与对照组相比，在投入的第 3 天显示降低的趋势，在投入的第 14 天明显降低（$P < 0.05$）。Alkaloid 投入组和麻黄提取物组在第 14 天同样明显降低（$P < 0.05$）。L–ephedrine 投入组在第 3 天呈现出最强的血糖抑制作用（$P < 0.05$），但是在第 6 天与对照组没有差别（图 4.2），或许由于活性成分的纯化会使这种效果出现得更早。

（2）对体重的影响

体重的测量结果显示，投入水的糖尿病对照组体重持续减少；到第 6 天药物投入组全部显示抑制体重减轻的倾向；第 14 天 alkaloid 投入组与对照组相比，出现体重下降；麻黄提取组与 L-ephedrine 投入组与对照组相比具有抑制体重下降的趋势（图 4.3）。

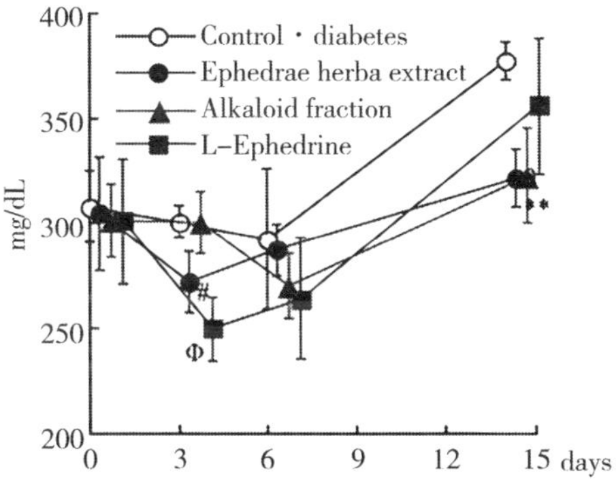

图 4.2

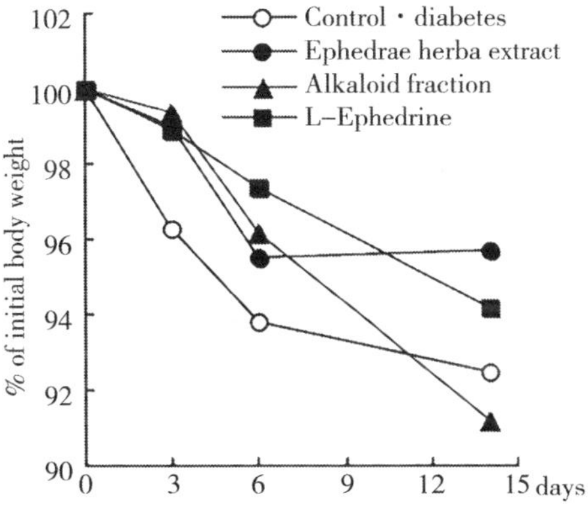

图 4.3

（3）组织检查

①组织所见　在饮水的糖尿病对照组的胰组织成像中显示出胰岛萎缩，用 aldehyde-fuchsin 染色完全看不见阳性 B 细胞。麻黄提取物、alkaloid 以及 L-ephedrine 投入组与对照组相比，出现胰岛再生现象，用 aldehyde-fuchsin 染色后在胰岛中发现多数阳性 B 细胞再生（图 4.4）。

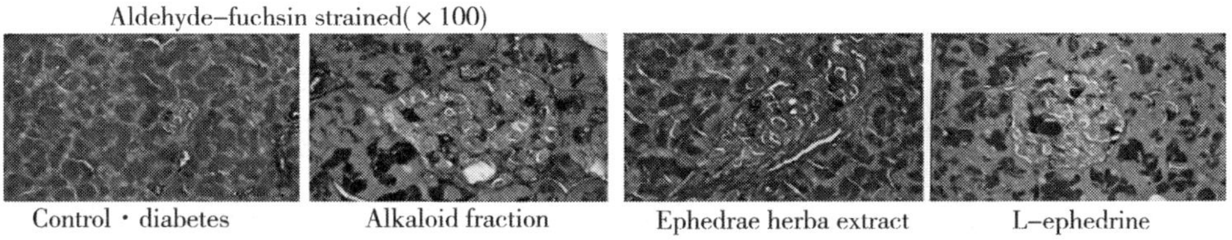

图 4.4

②胰岛的数量及面积　饮水的糖尿病对照组的胰岛数以及其胰岛面积占胰组织的面积比例减少，而麻黄提取物以及 L-ephedrine 投入组的胰岛数比糖尿病对照组有明显的提高（$P < 0.05$）。Alkaloid 投入组也有增加的倾向（图 4.5a）。Alkaloid 及 L-ephedrine 投入组的胰岛面积有显著的增加（$P < 0.05$ 及 $P < 0.01$），麻黄提取物的胰岛面积也有增加的趋势（图 4.5b）。麻黄提取物 alkaloid 以及 L-ephedrine 投入组在胰组织中所占胰岛面积的比例有显著改善（$P < 0.05$ 及 $P < 0.01$），特别是 L-ephedrine 投入组在胰组织中所占的胰岛

面积改善得最显著（图 4.5c）。

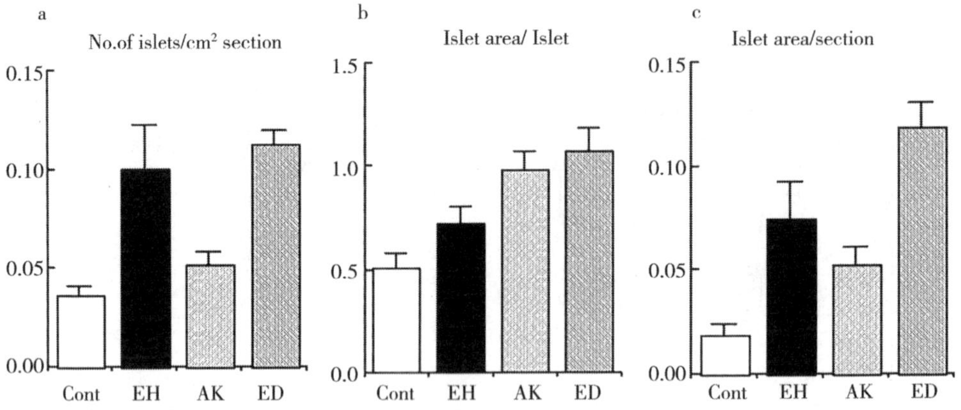

图 4.5

3. 讨论

麻黄的成分主要有 alkaloid、多糖类 tannin、feruloylhistamine 等，ephedran 是 alkaloid 的主要成分，ephedrine 又分为 L–ephedrine 和 D–ephedrine。据报道，用麻黄水提取物向小鼠腹腔内注射，7h 及 24h 后便可看到血糖值显著降低，多糖类的 ephedran A–E 是其活性本质。但是，ephedran A–E 经口给药却是无效的。一方面对于正常小鼠，即使 ephedran 经口给药也会造成急性低血糖，这证明 ephedran 具有刺激交感神经的作用。

我们已经报道了麻黄汤及其构成成分麻黄都具有明显抑制高血糖作用，对于 STZ 所引起的胰岛损害有明显改善，麻黄能够抑制实验后血糖的上升。麻黄的这些效果在投入后的数日中被发现，并不伴有体重的减少，考虑是交感神经刺激以外的机制。

因此，为说明麻黄及 alkaloid 和 L–ephedrine 对糖尿病症状缓解的作用机理，用 STZ 诱发糖尿病小鼠，经口给麻黄及其成分以探讨其对高血糖的作用及对组织的影响。结果是麻黄对 STZ 所诱发的糖尿病小鼠的高血糖具有抑制作用，这与我们以前的报道一致。另外，麻黄中的 alkaloid 和 L–ephedrine 也被认为有此作用。麻黄在投入后的第 3 天及第 14 天对血糖值的增加有所抑制，L–ephedrine 在第 3 天开始抑制血糖的升高。L–ephedrine 与麻黄相比较，作用快，时间短，考虑有可能麻黄降血糖的活性成分不仅仅是 L–ephedrine。

作为消耗性疾病经常可以看到糖尿病患者的体重下降。麻黄提取物、alkaloid 及 L-ephedrine 能够抑制糖尿病小鼠体重的下降。临床上也有报道用麻黄及 L-ephedrine 对糖尿病症状有改善作用，与本研究结论是一致的。

STZ 对糖尿病小鼠胰岛的损害是显而易见的。可以预想由于麻黄及其成分对血糖值增加的抑制而直接影响胰脏组织。根据所观察到的胰岛数量、面积及胰岛组织像，说明麻黄提取物、alkaloid 及 L-ephedrine 能够提高胰岛数量和面积，进一步使胰组织中胰岛所占胰组织面积的比例增加。其中，L-ephedrine 被认为最能明显改善胰岛的再生。另外，在再生的胰组织中通过 aldehyde-fuchsin 染色所显现的阳性 B 细胞在胰岛中多数被确认。考虑麻黄及其成分对糖尿病的作用是使变性和萎缩的胰岛再生，促进胰岛中胰岛素的分泌，改善高血糖，且不降低正常动物血糖。

根据以上结果进行综合推断，麻黄发挥抑制高血糖的作用主要成分是 L-ephedrine。众所周知，L-ephedrine 对中枢神经有兴奋作用，但其对胰脏的直接作用却没有相关报道，因此本研究的结论是一个创新。

我们已经报道了用包含麻黄的中药汤剂给 2 型糖尿病患者服用 1 个月，使其血糖值和 HbA1c 下降。另外也报道，用中药人参汤抑制由于多次投入 STZ 所引起的自身免疫性糖尿病小鼠以及 NOD 小鼠的糖尿病的发病。这次用小鼠所确认的 L-ephedrine 对胰组织的效果提示，也许有经口服用的糖尿病药物代替胰岛素的部分治疗作用。本研究通过应用中药降糖的结果，可能会给糖尿病患者带来一点新的福音。

（修丽梅，刘继前，尚宪荣，三蒲亮，小林崇雄，宋清华，张凤霞，丁宗铁）

六、赵永昌脱疽方治疗糖尿病足临证经验

著名外科专家赵永昌通过 60 余载的临床实践，概括出糖尿病足以血脉瘀阻夹热毒型为多，辨证施治，总结出赵氏脱疽汤和赵氏脱疽膏，并在临床实践中获得满意疗效。

糖尿病足属中医消渴病之兼证脱疽。关于消渴病患者并发脱疽，中医古籍中有许多论述。唐代孙思邈《千金方》有“消渴之人，愈与未愈，常思虑有大痈，何者？消渴之人必于大骨节间发生痈疽而卒，所以戒亡在大痈也”的记载。隋代巢元方《诸病源候论》记载消渴病有八候，其中包括“痈疽”。唐代王焘《外台秘要》记载“消渴病……多发痈疽”。元代朱瑞章《卫生宝鉴》记载:“消渴者足膝发恶疮，至死不救。”元代朱震亨《丹溪心法》详细记载了糖尿病脱疽的临床症状:“脱疽生于足趾之间，手指生者间或有之，盖手足十指乃脏腑支干，未发疽前先烦躁发热，颇类消渴，日久始发此患。初生如粟黄疱一点，皮色紫暗，犹如煮熟红枣，黑气蔓延，腐烂延开，五指相传，甚则攻于脚面，犹如汤泼火燃。”明代汪机《外科理例》记载了比较典型的消渴伴发脱疽者，如“一膏粱年逾五十亦患此，色紫黑，脚焮痛……喜其饮食如故，动息自宁，为疮善症……次年忽发渴，服生津等药愈盛，用八味丸而愈。”明代陈实功《外科正宗》曰:“夫脱疽者，外腐而内坏也。此因平昔厚味膏粱熏蒸脏腑，丹石补药消烁肾水，房劳过度，气竭精伤……未疮先渴，喜冷无度，昏睡舌干，小便频数……已成为疮形枯瘪，内黑皮焦，痛如刀割，毒传足趾者。”清代魏之琇《续名医类案》载:“一男，因服药后做渴，左足大趾患疽，色紫不痛，若黑若紫即不治。”以上描述说明古代医家早已认识到糖尿病可以并发肢体坏疽，其对症状的描述及预后的判定与现代医学已非常相近。

赵永昌认为，消渴病之脱疽为本虚标实、虚实夹杂之证，本虚盖因久病消渴，耗伤气阴，甚而阴损及阳，阳气不能输布温煦四末，阳气虚，血行不畅，瘀血内生，或阴虚燥热，热灼津血，血黏成瘀，瘀血阻络，肌肤失养。复因外伤毒邪侵入，败坏经络，腐烂肌肤筋骨，导致肢端红肿溃烂，甚则变黑坏死。其治疗的关键在于改善下肢血供，并通过内治与外治二者配合，达到事半功倍的效果。

赵氏脱疽汤方药组成为黄芪、党参、当归、干姜、地龙、皂角刺、黄连、葛根、天花粉等，每日 2 次，口服。方中黄芪托毒生肌，党参补中益气，当归等药活血化瘀、消肿止痛，地龙、皂角刺散瘀通络，黄连等药清热祛湿，天花粉、葛根等滋阴清热消肿以制约诸药之燥性，干姜温中以制约黄连的苦寒之性。诸药配伍，共奏活血化瘀之效，兼以祛湿、滋阴清热、托毒生肌消肿。综观全方，以降低血糖、扩张血管及改善微循环为主，兼以抗炎和促进伤口愈合。

现代药理研究显示，黄芪有效成分多糖和皂苷可影响机体非特异性免疫功能，提高机体抗感染力，还可改善微循环，增加毛细血管抵抗力，防止理化因素所致毛细血管脆性和通透性的增加。雷正一等研究表明，黄芪可改善血液流变学，抑制亢进的血小板功能，其机理与增加红细胞变形能力以及调节花生四烯酸代谢使血栓素 B2（TXB2）降低 6- 酮前列腺素 F_{1a}（6-keto-PGF_{1a}）升高及血小板内环磷腺苷（cAMP）含量升高有关。此外，黄芪有扩张血管、抑制血小板聚集、改善微循环的功效，可能主要与黄芪可改善血小板功能与血浆内皮素水平有关。当归等具有扩张血管、改善微循环、抗炎及降低血脂的功效。李成军等研究表明，当归多糖（AP）能明显降低 2 型糖尿病大鼠的血糖、糖化血红蛋白和改善 2 型糖尿病大鼠的血脂情况，说明 AP 可能是通过降低血脂和胆固醇来发挥作用，能很好地预防和治疗糖尿病及其并发症。皂角刺等有抗炎及降低血脂等作用；葛根可降血糖，改善微循环，降血脂和抗氧化。刘竹寺等研究表明，葛根煎剂可明显降低四氧嘧啶诱导的糖尿病大鼠空腹血糖和胰岛素水平，而胰岛素敏感指数明显提高，增加糖耐量，改善胰岛素抵抗。黄连、天花粉等具有降血糖及抗炎之功效。华卫国等研究表明，黄连素能降低血糖，改善大鼠神经传导速度，升高血清胰岛素和生长抑素，降低血清生长激素。黄连素治疗糖尿病及糖尿病性神经病变的机理，推测与在降低血糖的同时，改善与糖尿病相关的多种激素水平可能有一定关系。党参可扩张血管，傅盼盼研究结果提示，党参能够显著降低糖尿病小鼠血糖，调节小鼠血脂代谢，抑制糖异生，促进糖原合成，改善胰岛素抵抗。地龙可改善微循环、抗炎和促进伤口愈合。张波等研究显示，穿山龙的水溶性提取物制剂薯蓣皂苷片能不同程度地降低全血黏度、血浆黏度和纤维蛋白原，缩小血液凝聚系数，减少微循环滞留时间，早期应用有防治糖尿病及血管疾病的作用。

赵氏脱疽膏方药组成为地黄、当归、牡丹皮、紫草、轻粉等。用法：摊于纱布上贴敷患处，每日 1 次。方中以地黄、牡丹皮、当归、紫草等药为主，地黄清热生津，凉血止血，逐血痹，填骨髓，长肌肉；牡丹皮清热凉血，活血行瘀，用于痈肿疮毒，跌扑伤痛；当归补血、止血、行血、养血、和血，生肌健骨；紫草凉血活血，清热解毒，用于烧伤、湿疹、丹毒、痈疡等。全方共奏活血止痛、凉血解毒、排脓消肿、敛疮生肌之功。现代药理研究显示，地黄等有抗炎、抗血小板聚集等作用，牡丹皮有抗炎、抗菌、抗变态反应等作用，当归有抗炎、镇痛、抗菌、抗病毒、抗血栓、抗氧化、抑制血小板聚集等作用，紫草有抗炎、促进伤口愈合等作用。全方以抗炎、抗菌、抗凝为主，兼有镇痛、促进伤口愈合等功效。

案 1：曹某，女，58 岁，2009 年 3 月 26 日初诊，糖尿病史 2 年。主诉：右足趾破溃疼痛，双下肢发凉、麻木，口干渴，体瘦，纳眠可，便溏。查：右足趾破溃暗紫，破溃面积约 $9cm^2$，皮肤发凉干燥，肌肉萎缩。趺阳脉搏动消失。舌暗红、苔薄白，脉细涩。中医诊断为脱疽，辨证属血脉瘀阻，热盛伤阴，气阴两虚。西医诊断为糖尿病足，Wagner 分级为 1 级。治宜益气养阴清热，活血通络。处方：口服赵氏脱疽方，外用赵氏脱疽膏。2 周后右足趾破溃愈合，双下肢疼痛麻木减轻，Wagner 分级为 0 级。4 周后右足趾破溃愈合，疼痛麻木症状消失，Wagner 分级为 0 级。

案 2：王某，男，75 岁，2009 年 10 月 13 日初诊，糖尿病史 8 年。主诉：左足趾破溃，创面可见脓性分泌物，疼痛麻木，夜间痛，静息痛，口干，四肢乏力，纳眠可，小便可，大便干。查：左足趾破溃，破溃面积约 $3cm^2$，皮肤发凉干燥，肌肉萎缩。趺阳脉搏动消失。舌暗红、苔薄白，脉沉涩。中医诊断为脱疽，辨证属血脉瘀阻，热盛伤阴，气阴两虚。西医诊断为糖尿病足，Wagner 分级为 1 级。治宜益气养阴清热，活血通络。处方：口服赵氏脱疽方，外用赵氏脱疽膏。2 周后左足趾破溃处创面减小，脓性分泌物减少，双下肢疼痛麻木减轻，Wagner 分级为 1 级。4 周后左足趾破溃愈合，疼痛麻木症状消失，Wagner 分级为 0 级。

案 3：汪某，女，62 岁，2009 年 11 月 16 日初诊，糖尿病史 22 年。主诉：

左足破溃，双下肢发凉、疼痛麻木，口渴引饮，气短，精神不振，纳眠可，二便调。查：左足趾破溃，破溃面积约 $1cm^2$，皮肤发凉干燥，肌肉萎缩。趺阳脉搏动消失。舌暗红、苔薄白，脉细弱涩。中医诊断为脱疽，辨证属血脉瘀阻，热盛伤阴，气阴两虚。西医诊断为糖尿病足，Wagner 分级为 2 级。治宜益气养阴清热，活血通络。处方：口服赵氏脱疽方，外用赵氏脱疽膏。3 周后左足趾破溃处基本愈合，双下肢疼痛麻木减轻，Wagner 分级为 1 级。6 周后左足趾破溃愈合，疼痛麻木症状消失，Wagner 分级为 0 级。

（修丽梅，刘继前，仝小林，尚宪荣，曹建春，王吉亭，曹刚，李光宗，黄强，罗毅文，严雪梅）

七、“赵氏脱疽方”干预 AGEs 及糖尿病足相关因子的研究

糖尿病现已成为世界上发病率高、对人体健康威胁严重的疾病之一，而糖尿病足是糖尿病严重的并发症之一，常导致患者残疾，甚至截肢，严重影响患者的生活质量。糖尿病足的形成是一个多因素多环节参与的病理过程，其发病机制尚不完全清楚。近年来，医学界对其研究已日渐深入，但对于一些糖尿病足致病因子的研究还不多也不够深入，而起关键作用或者有信号放大作用的因子可能是未来临床治疗的新靶点。

1. 研究方法

（1）研究对象

2009 年 9 月至 2010 年 4 月间北京中医药大学东方医院血管外科及中国中医科学院广安门医院外科住院患者。将符合诊断标准及纳入标准的 39 例患者纳入本次研究。

（2）病例分组

将符合纳入标准的 39 例患者随机分为 3 组：实验组 1（纯中药组）共 13 例，女 4 例，男 9 例，年龄（67.92±10.71）岁，病程（11.92±6.13）年；实验组 2（中西药组）共 12 例，女 5 例，男 7 例，年龄（61.67±12.27）岁，病程（11.92±8.33）年；对照组（纯西药组）共 14 例，女 4 例，男 10 例，年

龄（64.71±11.36）岁，病程（7.79±2.40）年。3组患者在性别、年龄构成、病程构成上无显著性差异（$P>0.05$），具有可比性。

（3）给药方法

3组受试者日常使用的降糖药物不变，并均给予基础治疗：①前列地尔注射液10μL（入壶）+生理盐水100mL，静滴，日1次；②血栓通注射液450mL+生理盐水250mL，静滴，日1次；③桂派齐特320mg+生理盐水500mL，静滴，日1次；④有创面感染时，根据药敏选择抗生素（一般为头孢替安1g+生理盐水100mL，静滴，日2次）。

在上述治疗的基础上，实验组1口服赵氏脱疽汤100mL，日2次，并用赵氏脱疽膏外敷，日1次；实验组2口服赵氏脱疽汤100mL，日2次，并用依沙吖啶外敷，日1次；纯西药对照组口服己酮可可碱400μL，日3次，并用依沙吖啶外敷，日1次。

（4）疗程

4至6周为1个疗程，患者于治疗前、疗程后做各项指标检测。

（5）统计方法

使用SPSS 18.0统计软件，测定数据以 ±s 表示，3组间疗效比较采用秩和检验，3组间一般情况比较采用 t 检验。

2. 结果

（1）临床疗效比较（表4.1）

表4.1　临床疗效比较（n，%）

级别	例数	临床治愈	显效	有效	无效	总有效率
实验组1	13	5（38.4）	6（46.2）	1（7.7）	1（7.7）	92.3
实验组2	12	3（25.0）	6（50.0）	2（16.7）	1（8.3）	91.7
对照组	14	2（14.3）	5（35.7）	4（28.6）	3（21.4）	78.6

（2）一般情况

①空腹血糖（FPG）　表4.2显示，治疗前3组间FPG基本无显著性差异，治疗后3组与治疗前比较都有显著性差异（$P<0.05$）。治疗后3组间FPG比较，实验组1、实验组2无明显差异（$P>0.05$），均小于对照组，有

显著性差异（$P < 0.05$）。

表 4.2　各组受试者 FPG 检测结果（$\bar{x} \pm s$）

组别	例数	治疗前	治疗后
实验组 1	13	8.21±1.16	5.70±0.54 $^{\circ}P$=0.043
实验组 2	12	8.38±1.51	5.73±0.31 $^{\circ}P$=0.020
对照组	14	8.23±1.10	6.10±0.42 $^{*}P$=0.043 $^{\#}P$=0.020

注：其他两组分别与实验组 1 比较：$^{*}P < 0.05$，$^{**}P < 0.01$；其他两组分别与实验组 2 比较：$^{\#}P < 0.05$，$^{\#\#}P < 0.01$；其他两组分别与对照组比较：$^{\circ}P < 0.05$，$^{**}P < 0.01$（下列表同此注）。

②餐后血糖（2hPG）　表 4.3 显示，治疗前 3 组间 2hPG 基本无显著性差异，治疗后 3 组与治疗前比较都有显著性差异（$P < 0.05$）。治疗后 3 组间 2hPG 比较，实验组 1、实验组 2、对照组无明显差异（$P > 0.05$）。

表 4.3　各组受试者 2hPG 检测结果（$\bar{x} \pm s$）

组别	例数	治疗前	治疗后
实验组 1	13	10.48±1.85	8.62±0.81 $^{\circ}P$=0.040
实验组 2	12	10.64±1.17	8.42±0.84 $^{\circ}P$=0.015
对照组	14	10.84±1.43	9.43±1.09 $^{*}P$=0.040 $^{\#}P$=0.015

③糖化血红蛋白（HbAlc）　表 4.4 显示，治疗前 3 组糖化血红蛋白基本无显著性差异，治疗后 3 组都有显著性差异（$P < 0.05$）。治疗后 3 组间糖化血红蛋白比较，实验组 1、实验组 2 无明显差异（$P > 0.05$），均小于对照组，亦有显著性差异（$P < 0.05$）。

表 4.4　各组受试者糖化血红蛋白检测结果（$\bar{x} \pm s$）

组别	例数	治疗前	治疗后
实验组 1	13	8.34±1.80	5.95±0.85 $^{\circ}P$=0.029
实验组 2	12	9.29±1.58	6.06±0.70 $^{\circ}P$=0.040
对照组	14	9.16±1.74	6.59±0.56 $^{*}P$=0.029 $^{\#}P$=0.040

（1）血脂

①高密度脂蛋白（HDL）　表 4.5 显示，治疗前 3 组间 HDL 基本无显著性差异，治疗后 3 组与治疗前比较都有显著性差异（$P < 0.05$）。治疗后 3 组间 HDL 比较，实验组 1、实验组 2 无明显差异（$P > 0.05$），实验组 2 与对照

组有明显差异（$P < 0.01$），实验组 1 与对照组有显著性差异（$P < 0.05$）。

表 4.5 各组受试者 HDL 检测结果（$\bar{x}\pm s$）

组别	例数	治疗前	治疗后
实验组 1	13	0.90±0.13	1.40±0.90 $^{\circ\circ}P$=0.000
实验组 2	12	0.95±0.18	1.35±0.06 $^{\circ\circ}P$=0.000
对照组	14	0.87±0.15	1.19±0.04 $^{**}P$=0.000 $^{\#\#}P$=0.000

②总胆固醇（TC） 表 4.6 显示，治疗前 3 组间 TC 基本无显著性差异，治疗后 3 组与治疗前比较都有显著性差异（$P < 0.05$）。治疗后 3 组间 TC 比较，实验组 1、实验组 2 和对照组无明显差异（$P > 0.05$）。

表 4.6 各组受试者 TC 检测结果（$\bar{x}\pm s$）

组别	例数	治疗前	治疗后
实验组 1	13	6.67±0.86	4.32±0.68
实验组 2	12	6.65±0.88	4.49±0.68
对照组	14	6.44±1.11	4.47±0.72

（4）晚期糖基化终末产物（AGEs）

表 4.7 显示，治疗前 3 组间 AGEs 基本无显著性差异，治疗后 3 组与治疗前比较都有显著性差异（$P < 0.05$）。治疗后 3 组间 AGEs 比较，实验组 1、实验组 2 无明显差异（$P > 0.05$），均小于对照组，亦有显著性差异（$P < 0.01$）。

表 4.7 各组受试者 AGEs 检测结果（$\bar{x}\pm s$）

组别	例数	治疗前	治疗后
实验组 1	13	111.38±10.97	47.27±3.81 $^{\circ\circ}P$=0.000
实验组 2	12	107.26±13.16	46.59±4.03 $^{\circ\circ}P$=0.000
对照组	14	110.20±13.07	69.23±4.16** P=0.000 $^{\#\#}P$=0.000

3. 讨论

糖尿病患者急慢性并发症的首要因素是高血糖。有研究报告提出，血糖与微血管并发症有极为密切的相关性，与大血管及神经病变亦有相关性。在高血糖状态下，红细胞内的血红蛋白和血浆中的血浆蛋白被糖化，形成糖化血红蛋白，其升高程度与微血管瘀血和血管病变相一致。糖尿病患者长期高血糖状态可以引起内皮细胞功能异常，导致大血管及微血管的病变，是糖尿病下肢病变的重要病理基础。同时，血脂异常是糖尿病并发大血管病变的主要危险因素之一，糖尿病血脂异常的特点为甘油三酯（TG）升高，高密度脂蛋白（HDL）降低，低密度脂蛋白（LDL）轻、中度升高。季氏研究结果表明，2 型糖尿病患者往往伴有脂代谢紊乱合并高脂血症，认为高总胆固醇（TC）引起红细胞膜脂质成分和结构发生改变，红细胞膜中胆固醇、细胞膜的流动性下降，红细胞变形性降低。红细胞变形能力降低不仅引起周围组织血流量减少，而且血液携带和释放氧的能力下降，导致微循环障碍，表明脂代谢障碍是糖尿病及其并发症的原发性病理生理变化。糖尿病的高血糖状态会加速非酶糖基化反应以及形成早期糖基化产物，导致机体自发不断地生成 AGEs，糖尿病患者 AGEs 水平明显升高。而 AGEs 被认为会导致胰岛 B 细胞的功能丧失甚至凋亡，而致血糖的进一步升高，加速 AGEs 形成。AGEs 导致糖尿病足的机制可能包括：① AGEs 在细胞外基质的蓄积，引起异常的蛋白交联，使血管的弹性减低、血管壁增厚、血管腔狭窄；② AGEs 和许多细胞表面的 AGEs 受体结合，影响多种信号传导途径，可引起多种蛋白质基因表达水平的改变；③ AGEs 在细胞内的蓄积抑制一氧化氮（NO）的生物活性。

著名中医外科专家赵永昌积数十载临床实践，提出以“补消法”治疗痈疽证，总结出赵氏脱疽方（包括口服赵氏脱疽汤，外用赵氏脱疽膏），疗效确切。其“补消法”寓意补其亏耗之阴津，消其热毒：补其因久病迁延所耗之气血，消其气血运行失畅所致脉络瘀阻，兼有通络止痛消肿之效；消其因肉腐而生之脓毒，补以生其因“脓不泻则筋烂”之肌。本实验结果表明，在赵氏脱疽汤干预下，实验组空腹血糖、餐后血糖和 HbA1c 在治疗后较对照组改善明显。推测赵氏脱疽汤通过控制血糖影响氧自由基的形成、蛋白激酶 C 的激活和糖基化终产物的产生，从而促进血液循环恢复，改善血管功能；血脂改善明显说明赵氏脱疽方降脂作用明确，通过调整糖、脂代谢紊乱，改善和恢复血液携带和释放氧的能力，以防治糖尿病并发周围血管病变；AGEs 明显改善，实验组较西药对照组疗效显著，说明赵氏脱疽方可能是通过降低血糖、减少内源性 AGEs 的产生而降低患者的循环中 AGEs 水平，从而改善一氧化氮的生物活性，改善血管弹性，促进血液循环，以治疗糖尿病足。综上所述，赵氏脱疽方内外兼治糖尿病足，疗效显著，在极大程度上提高了糖尿病足的治愈率及有效率，降低了致残率。

（修丽梅，温金莉，曹建春，王吉亭，曹刚，李光宗，黄强，尚宪荣，刘继前，王亚娜，施萍，罗毅文）

八、糖尿病足辨证分型与血液循环检测指标的相关性研究

糖尿病足（DF）属于中医学“脱疽”的范畴，是糖尿病严重的并发症之一，致残率及死亡率都很高。

1. 一般资料

依据全国高等医药教材建设研究会规划教材第 7 版诊断标准确诊为糖尿病足的患者 56 例，均为中国中医科学院广安门医院内分泌科住院与门诊患者。56 例患者按中医辨证分为 3 组。寒湿阻络组：共 20 例，女 10 例，男 10 例；年龄（55.92±7.80）岁；病程（128.00±105.25）月；临床表现为患肢（趾）喜暖怕冷，麻木，坠胀疼痛，劳累加剧，皮肤苍白，触之发凉，趺阳脉搏动减弱，舌淡、苔白腻，脉沉细。血脉瘀阻组：共 18 例，女 8 例，男 10 例；年龄（57.83±9.45）岁；病程（135.50±129.68）月；临床表现为患肢（趾）暗紫，坠胀，疼痛加剧，入夜难眠，下垂更甚，皮肤发凉干燥，肌肉萎缩，趺阳脉搏动消失，舌暗红或有瘀斑、苔薄白，脉弦涩。湿热毒盛组：共 18 例，女 6 例，男 12 例；年龄（58.70±9.35）岁；病程（138.89±78.14）月；临床表现为患肢（趾）剧痛，日轻夜重，局部肿胀，皮肤紫暗，浸淫蔓延，破溃腐烂，肉色不鲜，身热口干，便秘溲赤，舌红、苔黄腻，脉弦数。正常对照组：共 22 例，女 10 例，男 12 例；年龄（54.71±5.62）岁；无糖尿病、高脂血症、原发性高血压、肥胖症等代谢综合征。4 组患者在性别、年龄构成上无显著性差异（$P > 0.05$）。糖尿病足患者 3 组间病程构成上亦无显著性差异（$P > 0.05$）。

2. 方法

（1）检测方法

对各组进行激光多普勒血流检查，采用的仪器为由瑞典 Perimed 公司研究开发的微循环与 Peri Flux 激光多普勒仪，操作人员为糖尿病实验室资深检验员，各组受试者均在血管检测室进行检查，室温控制在 22 ～ 25℃，均采取仰卧位，平躺休息 20min 左右，检测双下肢小腿内侧下 1/3 处皮肤血流灌注量，选取位点时注意避开大血管及毛发较多的位置，记录基础血流量及加热至 44℃后的血流量，并分别计算出加热前后百分比［(加热后 – 加热前）/ 加热前 ×100%］。血糖、血脂水平检测由我院生化实验室资深实验员完成。

（2）统计学处理

使用 SPSS 13.0 统计软件，测定数据以均数 ± 标准差（$\bar{x}\pm s$）表示，两组间比较用 t 检验。

3. 结果

（1）各组受试者激光多普勒血流检查

加热前各组下肢血管灌注量基本无显著差异；加热后灌注量血脉瘀阻组与湿热毒盛组较正常对照组有显著下降（$P < 0.05$ 或 $P < 0.01$）；加热前后百分比变化糖尿病足 3 组较正常对照组均有显著下降（$P < 0.05$ 或 $P < 0.01$），且 3 组间比较，寒湿阻络组＞血脉瘀阻组＞湿热毒盛组，亦有显著性差异（$P < 0.01$ 或 $P < 0.01$）。结果见表 4.8。

表 4.8　各组受试者激光多普勒血流检测结果（$\bar{x}\pm s$）

别组	n	加热前	加热后	百分比
寒湿阻络组	20	9.54±4.62	$40.72\pm29.67^{\#}$	$351.52\pm82.48^{*\#\#\circ\circ}$
血脉瘀阻组	18	7.32±2.68	$32.37\pm13.52^{*}$	$253.11\pm87.33^{**\#}$
湿热毒盛组	18	$7.11\pm2.56^{*}$	$23.55\pm10.33^{**}$	$187.39\pm81.21^{**}$
正常对照组	22	$10.55\pm6.17^{*}$	49.51±24.96	480.43±209.64

注：与正常对照组比较，$^{*}P < 0.05$，$^{**}P < 0.01$；与湿热毒盛组比较，$^{\#}P < 0.05$，$^{\#\#}P < 0.01$；与血脉瘀阻组比较，$^{\circ\circ}P < 0.01$。

（2）各组受试者血糖、血脂水平检测

血糖，糖尿病足 3 组较正常对照组均有明显增高（$P < 0.01$），3 组间比

较无明显差异。总胆固醇，湿热毒盛组明显高于正常对照组（$P < 0.01$），寒湿阻络组与血脉瘀阻组较正常对照组无显著性差异，三组间比较，湿热毒盛组>血脉瘀阻组>寒湿阻络组，有显著差异（$P < 0.05$ 或 $P < 0.01$）。甘油三酯，血脉瘀阻组与湿热毒盛组较正常对照组明显增高（$P < 0.05$ 或 $P < 0.01$），三组间比较，湿热毒盛组>血脉瘀阻组，湿热毒盛组>寒湿阻络组，有显著性差异（$P < 0.05$ 或 $P < 0.01$）。高密度脂蛋白，湿热毒盛组较正常对照组明显降低（$P < 0.05$），寒湿阻络组与血脉瘀阻组较正常对照组无显著性差异，三组间比较亦无显著差异。低密度脂蛋白，血脉瘀阻组与湿热毒盛组较正常对照组均有明显增高（$P < 0.01$），三组间比较，湿热毒盛组>血脉瘀阻组>寒湿阻络组，有显著性差异（$P < 0.01$）。极低密度脂蛋白，血脉瘀阻组与湿热毒盛组较正常对照组均有明显增高（$P < 0.05$ 或 $P < 0.01$），三组间比较，湿热毒盛组>寒湿阻络组，有显著差异（$P < 0.01$）。结果见表 4.9。

表 4.9 各组受试者血糖、血脂水平检测结果（$\bar{x} \pm s$）

组别	n	GLU	CHO	TG	HDL	LDL	VLDL
寒湿阻络组	20	$9.35 \pm 2.22^{**}$	$4.64 \pm 0.71^{\#\#\circ}$	$1.21 \pm 0.29^{\#\#\circ}$	1.37 ± 0.28	$2.57 \pm 0.47^{\#\#\circ\circ}$	$0.56 \pm 0.17^{\#\#}$
血脉瘀阻组	18	$10.7 \pm 1.99^{**}$	$5.09 \pm 0.52^{\#\#}$	$1.47 \pm 0.44^{*\#}$	1.35 ± 0.14	$3.37 \pm 0.44^{**\#\#}$	$0.69 \pm 0.21^{*}$
湿热毒盛组	18	$11.79 \pm 2.59^{**}$	$5.95 \pm 0.84^{**}$	$2.06 \pm 0.88^{**}$	$1.24 \pm 0.19^{*}$	$3.77 \pm 0.31^{**}$	$0.74 \pm 0.21^{**}$
正常对照组	22	4.94 ± 0.42	4.92 ± 0.46	1.19 ± 0.27	1.40 ± 0.24	2.77 ± 0.26	0.55 ± 0.15

注：与正常对照组比较，$^{*}P < 0.05$，$^{**}P < 0.01$；与湿热毒盛组比较，$^{\#}P < 0.05$，$^{\#\#}P < 0.01$；与血脉瘀阻组比较，$^{\circ}P < 0.05$，$^{\circ\circ}P < 0.01$。

4. 讨论

糖尿病严重威胁全球人类健康。近年来，我国糖尿病患病率逐年增加，全国糖尿病普查显示：我国 1979 年糖尿病患病率为 1.0%，1989 年增至 2.02%，1996 年增至 3.21%，2002 年粗测为 4.27%。预计到 2025 年，将达到 2.5 亿人以上，而大约 15% 的糖尿病患者将在其生活的某一时间发生足溃疡或坏疽。在糖尿病患病人数增加的基础上，糖尿病足已成为糖尿病患者致残、致死和能力丧失的主要原因。

糖尿病患者长期处于高血糖状态，使 HbAlc 明显增高，红细胞的变形能力下降，红细胞通过微血管的能力受影响，红细胞聚集，其变形能力下降，从而导致全血黏度增加。而全血高黏状态在糖尿病足的发病过程中，起到了明显的促进作用。同时，高脂血症及血小板聚集功能增强，可引起微血管内皮损伤，从而导致不同程度的微循环功能异常。并有研究报道，高胰岛素血症可通过某些机制引起内皮细胞功能失调及毛细血管高压，毛细血管高压可使液体和蛋白逃逸增加和基底膜增厚，最终导致毛细血管舒张受限及调节功能失调。糖尿病患者微血管病变是糖尿病足的病变基础。通过测定加温前后血流值的改变，可反映毛细血管最大程度的扩张能力。我们选择了局部加温至44℃，诱发皮肤血管最大舒张的方法，来揭示糖尿病足患者微血管病变情况。研究结果显示，糖尿病足3组的加热前后百分比均明显低于正常对照组（$P < 0.05$ 或 $P < 0.01$），提示糖尿病足3组均有较明显的下肢血管灌注不足、血管舒缩功能减弱。各证型间比较也有明显差异（$P < 0.05$ 或 $P < 0.01$），微血管病变情况由轻到重为寒湿阻络组、血脉瘀阻组、湿热毒盛组。湿热毒盛型微血管病变情况最为显著，说明其微循环功能最差，可能与此型湿热毒浸淫血脉，血脉受损最重有关。

糖尿病患者持续高血糖和脂质代谢异常可加速神经损害和动脉硬化的发生，而神经和血管病变是糖尿病足发生的基本机制。本研究显示，糖尿病足3组的血糖均明显高于正常对照组（$P < 0.01$），而各证型间无明显的差异，这一结果与李红等的研究结果相似。

研究调查表明，糖尿病患者脂质代谢紊乱与糖尿病足发生密切相关。在糖尿病脂质代谢紊乱中，血脂异常以甘油三酯（TG）升高和HDL-C降低为特点。西医中的高脂血症属于中医学中的“痰浊”“热毒”“瘀血”范畴，病机为本虚标实，本虚为脾肾亏虚，标实为痰瘀热毒阻滞血脉，主要原因为饮食不节，过食肥甘，损伤脾胃，使痰浊之邪不得宣泄，留于血中，久而成痰浊热毒之血，所以高脂血症与“痰浊”“热毒”“瘀血”密切相关。本研究中血脂水平比较，糖尿病足3组总胆固醇、低密度脂蛋白、极低密度脂蛋白及甘油三酯水平较正常对照组均有不同程度的升高，而高密度脂蛋白水平相对偏低，其中以低密度脂蛋白与甘油三酯水平增高更为显著，这一结果与欧阳芳等的研究结果相似。各证型间比较，以湿热毒盛组脂质代谢紊乱更明显（P

< 0.05 或 $P < 0.01$），血脉瘀阻组次之，寒湿阻络组较轻。

总之，糖尿病足及其中医不同证型与激光多普勒血流检查、血糖、血脂水平之间均有较显著的相关性，揭示了糖尿病足中医辨证分型与血液循环检测指标之间的联系，为糖尿病足的中医辨证分型提供量化依据，从而为糖尿病足的中医诊疗标准化提供了一定的参考。

（修丽梅，汪卫东，仝小林，王芳，付英杰，刘喜明，楚晓燕，温金莉，施萍，严雪梅）

九、应用收敛法治疗更年期汗出经验一得

潮热汗出是妇女在更年期前后常见的一种病症。临床中，常见一些患者来修老师处诊病，虽然有比较严重的潮热汗出症状，但因未影响正常生活而一直未予重视，来诊病的主要原因是其他疾病或痛苦。此时修老师会用一些简单药对兼顾此症状，疗效显著。

现代医学认为，妇女随着年龄的增长，卵巢功能衰退，雌激素下降，引起性轴功能失调，自主神经功能紊乱而出现此症状。《黄帝内经》认为："七七任脉虚，太冲脉衰少，天癸竭，地道不通。"处于更年期的妇女经历了月经、怀孕、生产、哺乳等阶段，肝血屡伤，肾气渐衰，任脉、太冲脉虚衰，最终至天癸竭。修老师认为此时妇女潮热汗出，其根本原因乃肾精渐亏，阴阳失衡。根据《黄帝内经》"阴在内，阳之守也；阳在外，阴之使也"理论，可进一步分为阴虚、阴阳两虚两种类型。阴虚者，阴不能内守，阳气浮越，故潮热汗出；阴阳两虚者，为病程日久，阴损及阳，阳虚不能固摄，加之阴虚阳气浮越，阴津外泄。

1. 止汗经验之收敛固涩

对更年期妇女阴虚兼有内热，阳气未见明显不足者，修老师常用"收敛止汗"方（麻黄根 15g，浮小麦 30g，五倍子 20g，芡实 15g）加减。

麻黄根甘，平，敛肺止汗。《本草纲目》曰："风湿、伤风、风温、气虚、血虚、阴虚、脾虚、胃热、痰饮、中暑、亡阳、柔痓之诸证自汗，皆可随证

加而用之。盖其性能行周身肌表，故能引诸药外至卫分而固腠理也。”《得配本草》记载：“引补气之药外至卫分而止汗。”故麻黄根可用于各种原因引起的多汗，并可引诸药至卫分，起到引经之作用。现代药理研究得出结论，麻黄根生物碱部分能够抑制微热或烟碱所致的发汗。修老师对麻黄根的使用有其独特的心得，在临床治疗汗症中多用之。《本草纲目》记载，浮小麦具有益气除热，止自汗盗汗、骨蒸虚热、妇人劳热之功效。修老师经常告诉我们：更年期妇女，肝肾多不足，真阴不足则相火妄动，虚火扰心，而浮小麦甘、凉，可养心除烦而止汗，临床多用到30g。《卫生宝鉴》单用浮小麦炒焦研末，治疗盗汗及虚汗不止。颜正华在辨治汗证时，强调调和阴阳、调和营卫，在治本的同时，善于使用固涩敛汗之品如麻黄根、浮小麦、煅龙骨、煅牡蛎等治标，以标本同治。五倍子涩、酸、咸，有入肺清金、收敛固脱之功效。《本草备要》记载：“涩，敛肺。咸酸，其性涩，能敛肺……郑赞寰曰：焙研极细，以自己漱口水调敷脐上，治盗汗如神。”成志荣用五倍子与五味子调成糊状贴脐治疗盗汗，有效率可以达到91%。楼兰英自拟五倍二仙汤加减治疗更年期汗证疗效显著，其中以五倍子酸甘敛阴止汗；芡实甘、涩，平，归脾、肾经，可健脾利湿，固涩肾气。《本草崇原》曰：“芡实气味甘平，子黄仁白，生于水中，花开向日，乃阳引而上，阴引而下……”修老师引申其意为交通阴阳，阴阳运行畅通自如，则汗出自止。上方中，诸药配伍，麻黄根引诸药至卫分，固腠理而止汗；浮小麦除烦止汗；五倍子收敛止汗；芡实健脾固肾，交通阴阳。该方表里兼顾，在内祛邪扶正，通调阴阳，在外收敛固涩，共助收敛止汗之效。

2. 止汗经验之秘益精气

对更年期妇女肝肾阴精不足，阴损及阳，伴有阳气不足表现者，修老师常用“秘益精气”方（金樱子15g，桑螵蛸20g，海螵蛸20g，莲子10g）加减。

修老师认为，金樱子酸能收敛、涩能固脱，善于治疗下元虚冷之肾失固藏证。《本草经疏》曰：“气薄味厚，阴中阳也。入足太阳、手阳明，兼入足少阴经……此药气温味酸涩，入三经而收敛虚脱之气，故能主诸证也。”《景岳全书》记载："味涩，性平……故善理梦遗精滑，及崩淋带漏，止吐血衄血，生津液，安魂魄，收虚汗，敛虚火……此固阴养阴之佳品……"现代药理研究发现，金樱子含有较多的鞣质，与黏膜等部位接触后能沉淀或凝固局部的蛋白质，从而在表面形成较为致密的保护层，可以防止汗液大量渗出。桑螵蛸甘、咸，平，归肝、肾经。《本草纲目》曰："肝、肾、命门药也，古方盛用之。"临床中，修老师善于应用金樱子合桑螵蛸，二者补肾助阳以收敛固涩。海螵蛸味咸、涩，性温，归肝、肾经，又主入血分，女子以血为本，故用此药既可补肝肾精血不足，又可收敛固涩。此三味药，既固护肝肾精血阴阳之不足，又因收敛之性敛汗液。少佐莲子补肾健脾，养心，能使心肾交而成既济之妙。诸药相合，标本兼顾，疗效甚佳。修老师在辨证选用以上方剂的同时，亦常配伍煅龙骨、煅牡蛎以潜镇浮阳，调和阴阳，固涩敛汗。王宁自拟益脾补血汤治疗更年期汗证，应用浮小麦入心经（心主血，汗为心之液，血汗同源），煅牡蛎入肾经，二药同用，补心肾以敛汗固肠，尿频加桑螵蛸、覆盆子、金樱子，疗效显著。

3. 验案举例

案 1：王某某，女，53 岁。2012 年 2 月 16 日初诊。主诉：乏力半年余。患者半年前，周身乏力，疲倦，腰部胀痛，劳累后偶有双下肢水肿，夜眠浅、夜梦多，并伴有潮热汗出，偶有头晕头痛，胸闷气短，易烦躁，纳可，二便调。舌质暗红、苔白腻，脉弦滑。诊断为更年期综合征，肝肾不足，阴虚内热证。处方：生地黄 20g，知母 10g，续断 10g，杜仲 10g，青蒿 10g，佛手 18g，郁金 10g，车前子 30g，滑石 20g，麻黄根 10g，浮小麦 30g，芡实 10g，煅龙骨 30g，煅牡蛎 30g，炒酸枣仁 50g。14 剂，水煎服，日 1 剂。患者 3 月 1 日复诊时，诉服药后，乏力、烦躁、多汗、胸闷气短、下肢浮肿均有好转，睡眠醒后可继续入睡，夜梦仍多，偶有胃胀不适。舌暗红、苔白，脉弦。修老师根据效不更方原则，在上方中将炒酸枣仁加量至 60g，加川楝子 10g。后患者服用药物 1 个月余，主方未变，随症加减。3 月 29 日就诊，诸症均好转，汗出较前减少，偶有汗出。

案 2：梁某，女，53 岁。2012 年 3 月 8 日初诊。主诉：高血糖半年余。患者半年前查餐后血糖 12μmol/L，未进行治疗。现患者口干口渴，消谷善饥，夜晚下肢浮肿，伴胸闷、潮热汗出，眼睛干涩，大便调，夜尿 2 ～ 3 次。舌暗红、苔薄白，脉弦。诊断为糖尿病，阴阳两虚，虚热内扰。处方：干姜 9g，黄连 30g，葛根 60g，天花粉 30g，芦根 20g，知母 30g，黄芩 30g，车前子 30g，滑石粉 30g，麻黄根 20g，金樱子 30g，桑螵蛸 30g，海螵蛸 30g，浮小麦 30g，五味子 30g，三七粉 3g。3 月 22 日复诊，患者餐后血糖 9μmol/L，胸闷、潮热汗出明显好转，下肢浮肿、眼睛干涩、消谷善饥好转，但仍觉口干口渴、烦躁易急，二便调，舌暗红、苔薄白，脉弦滑。修老师将上方减去麻黄根，加石斛 10g，青蒿 10g，木贼草 10g。坚持服用上方，随症加减。4 月 5 日复诊，患者血糖控制良好，汗出明显好转。

（王晓旭，修丽梅，宋坪，张琪，肖智慧，王振萍）

十、从《金匮要略》虚劳病篇解读“虚不受补”

虚劳，又称虚损，是由于多种原因引起的以脏腑亏损、气血阴阳不足为主要病机的多种慢性虚损性、消耗性、进行性证候的总称，相当于现代医学的慢性消耗性疾病和功能衰退性疾病。“虚不受补”一词最早见于清代陈士铎所著《本草新编》，其中《十剂论》曰：“或疑需用补剂，是虚病宜于补也。然往往有愈补愈虚者，岂补剂之未可全恃乎……愈补愈虚者，乃虚不受补，非虚不可补也。故补之法亦宜变。补中而增消导之品，补内而用制伏之法，不必全补而补之，更佳也。”之后“虚不受补”一词散见各种医籍，但至今尚无医家系统论之。

1. 解读虚劳之病名

虚劳作为中医病名，首见于张仲景《金匮要略》血痹虚劳病篇。文中，张仲景虽没有直接写明虚劳产生的原因，但从虚劳既有“脉极虚”“面色薄”“发落”“盗汗”“亡血”“失精”等症，又有“脉大”“小便不利”“马刀侠瘿”“腹满”“里急”“腹中痛”“肌肤甲错”“两目黯黑”等症，可见虚劳病有虚有实。据张仲景原意，正虚和邪实是不能截然划分的，正虚容易导致邪实，邪实也易损伤正气，正所谓“邪之所凑，其气必虚；留而不去，其病则实”。由此可见，虚劳在《金匮要略》里的含义并不同于现代定义的虚证，而是强调全身整体虚损的状态，即“久虚不复谓之损，久损不复谓之劳”。

2. 解读虚劳之治，解决“虚不受补”

古人云：“万病不离虚实，万方不越补泻，故治实之法，犹易知易行，惟治虚之法，自古难之。”有人会问治虚有何难，虚则补之即可。殊不知治虚之所以难，难就难在有虚必有实，虚和实往往并见，所谓“虚不受补”，或即指此。所以《金匮要略》所言虚劳的治法不单纯是“虚则补之”，而是根据虚证的轻重深浅、夹杂的邪气、病人脾胃的状况以及年龄等的不同而辨证施治，攻克“虚不受补”之难。

（1）补而更虚，“虚不受补”——补有取舍，贵在调补

纵观张仲景治虚劳诸方，偏重调补、缓补，而不取峻补。如小建中汤、黄芪建中汤、桂枝加龙骨牡蛎汤俱是在益胃气、和营卫的桂枝汤基础上加味而成，其方“平淡无奇”，于调和中补益。正如徐忠可所云“桂枝汤外证得之能解肌祛邪，内证得之能补虚调阴阳”。又如肾气丸，于阴中求阳，补中又佐茯苓、泽泻、牡丹皮之三泻，调补之意深寓，且制丸为剂。丸者，缓也，缓补以生“少火”。这种补法的精究，正是为了更有效地扶正固本。虚劳之病，诸虚不足，多方面失去协调维系，故不能单纯地补益阴阳，正如《灵枢》所云：“阴阳俱不足，补阳则阴竭，泄阴则阳脱。如是者可将以甘药，不可饮以至剂。如此者，弗久不已，因而泄之，则五脏气坏矣。”此时，若违其道而行之，补阳则阴消，补阴则阳消，补气则上浮，补血则生滞。更有虚不受补，或药入即吐，或稍补则变证蜂起者，故只有调补方为上策。

（2）补而碍胃，“虚不受补”——胃气为本，建中轻补

胃气、中气皆指脾胃之气，乃后天生化的源泉。《黄帝内经》强调“五脏者，皆禀气于胃，胃者，五脏之本也”“有胃气则生，无胃气则死”，人以胃气为本，故人们把胃称为“后天之本”。

张仲景继承了《黄帝内经》学说，把这一理论应用于虚劳病的治疗，如“虚劳里急，悸，衄，腹中痛，梦失精，四肢酸疼，手足烦热，咽干口燥，小建中汤主之”。本条病机为阴阳两虚，寒热错杂。阳虚生寒则里急腹中痛，阴

虚不能固摄阳气，阳气外浮则梦失精，阴虚致虚热内生，则手足烦热、咽干口燥、衄。治疗此证须用甘药，方用小建中汤，重用胶饴，温中补虚，甘气入脾，健运脾胃，调畅气机，正如尤怡的《金匮要略心典》所说“欲求阴阳之和者，心于中气，求中气之立者，必以建中也”。

此证亦是由阴阳两虚所致，寒热错杂于一体，但以调和营卫、健运脾胃为先，用甘药平补脾胃之气。若用六味之品，易滋腻碍脾，补则更虚，究其本源，应属阴阳两虚，治疗不能以寒治热，以热攻寒，唯有小建中汤，取甘温建中法，俾中气旺，气血生，阴阳自和，方能归于“阴平阳秘”。由此启示后人：脾胃为后天之本，为气血生化之源。药物亦经脾胃功能的运化方能输布全身，发挥其疗效。不但脾胃有病会影响药物的消化吸收，某些药物也会增加脾胃负担，甚至损害脾胃的功能，加重脾胃的病变，所以在具体运用时应加以注意，如益气须忌壅滞，养血须忌滋腻，滋阴须忌苦寒，助阴须忌泄气等。所以，补虚一定要固护脾胃的功能，切记保护胃气的重要性。

（3）补而上火，“虚不受补”——补中有泻，阴阳互根

张仲景在阴阳气血诸虚的治疗中，特别强调补中有泻，阴阳互根。

如“虚劳腰痛，少腹拘急，小便不利者，肾气丸主之”。此虚劳腰痛为肾阴亏虚，阴损及阳，气化不利。其证属肾阳虚，而方中为何用少量温阳药于滋阴之中呢？因肾为先天之本，内寓真阴真阳，为水火之脏，以水火既济为常，如阳虚火衰，当温阳助火，但滥用温热，或一味温补则反损肾水。且阴阳互根，阳生于阴，阴生于阳，孤阳不生，独阴不长，故用少量温阳药于滋阴药中，实取其从阴引阳，少火生气之意，不在峻补，意在微微生火，使其阴阳协调，肾气自健，因而以“肾气”为名。正如柯韵伯《伤寒来苏集》所云：“意不在补火，而在微生火，即生肾气也，故不曰温肾，而名肾气。”

（4）补而助邪，“虚不受补”——扶正祛邪，攻补兼施

虚劳之病，必有气血阴阳之不足，虚损有应补者，但不可妄补，宜先查其有无实证，如“虚劳诸不足，风气百疾，薯蓣丸主之”。虚劳病，气血阴阳诸不足，易受外邪侵袭，此条病机为虚实夹杂，若纯用补益之品易壅滞气机，使邪气留恋，故治以补七疏三，攻补兼施为先。药用当归、川芎、芍药、地

黄、麦冬、阿胶以滋阴养血，人参、白术、茯苓、干姜、豆卷、大枣、甘草、神曲以益气调中。张仲景着重调补脾胃，脾胃健运，饮食增加，自可达到滋生和恢复气血阴阳的目的。同时，仲景兼顾脾气之输运和饮食之消化，药用柴胡、桂枝、防风以疏风散邪，杏仁、桔梗、白蔹以理气开郁，考虑到虚劳之病，实难骤补，服量过多恐滞气机，遂以百丸为剂，缓缓图之。诸药合用，滋脾壮气，补祛兼施，扶正不恋邪，祛邪不伤正。

又如张仲景用大黄䗪虫丸治疗虚劳日久，干血内生之证："五劳虚极羸瘦，腹满不能饮食，食伤、忧伤、饮伤、房室伤、饥伤、经络营卫气伤，内有干血，肌肤甲错，两目黯黑。缓中补虚者，大黄䗪虫丸主之。"虚劳日久不愈，经络气血运行无力，从而产生瘀血，即所谓干血，此同为虚实夹杂之证。虽从邪正两方面来看，正虚为本，瘀血为标，但是瘀血内积，阻滞气化，更致正气不复，正虚不运则瘀阻日增。正如清代吴瑭《医医病书》所言："如有实证碍手，必当先除其实。不然，虚未能补，而实证滋长矣。古谓：症有三虚一实者，先治其实，后治其虚，盖谓虚多实少，犹当先治其实症也。"此时，若瘀血不去，新血不生。张仲景当机立断，认为当务之急须以祛瘀为主，方以大量活血化瘀、通络穿透虫类药消瘀，又辅以少量养血之品，以求攻邪不伤正，祛瘀之中又见扶正之意，体现寓补于攻之法。更为精妙的在于方中虽有扶正之品，但究以峻品攻邪为主，恐虚劳之身服之有伤正之弊，故又制以丸剂，取缓消瘀血、渐复正气之意，即文中概为"缓中补虚"之法。

3. 小结

综上所述，补益这一法则贯穿于张仲景治疗虚劳病的整个虚损过程中，但这里的虚劳不等同于虚证，切不可妄补，补益须有侧重，需要鉴别，辨证施补，否则将产生"虚不受补"。在中医经典导读李成卫老师的指导下，笔者认为，对虚劳病之治，须注重如何补益虚劳这一全身整体的虚损状态，重视如何避免"虚不受补"这一情况，注意补有取舍，调补为主；胃气为本，建中轻补；补中有泻，阴阳互根；根据邪正关系，祛邪以扶正，攻补兼施。

（肖智慧，修丽梅，张琪，王亚娜，王晓旭，施萍）

十一、修丽梅老师中医治疗糖尿病经验总结

目前，治疗糖尿病的方法种类繁多，中西医各具特色。修丽梅老师立足于临床，结合经典，汲取名家经验，提出“湿热致消”的观点，通过中医药治疗，取得显著的效果。

1. 病机新解

西医认为糖尿病由遗传及环境因素共同引起，以胰岛素缺乏及胰岛素作用障碍为主要病因。中医学虽无糖尿病之病名记载，但典型的糖尿病会出现多饮、多食、多尿、乏力、消瘦，或尿有甜味等主要临床表现，可归于“消渴”的范畴。“消渴”首载于《素问·奇病论》，“此肥美之所发也，此人必数食甘美而多肥也，肥者令人内热，甘者令人中满，故其气上溢，转为消渴”，认为脾瘅可转为消渴。传统认为，消渴多以燥热为标，阴虚为本，修老师立足于临床，结合经典，进一步提出“湿热致消”的观点，认为消渴以湿热留恋、胃肾阴虚为多见。修老师根据《素问·奇病论》关于脾瘅的论述，强调五味入口，胃为之腐熟，脾为之行精气，而脾喜燥恶湿，故津液在脾，常致湿热留恋，伤及阴分，发为消渴。然病变日久，又可伤阴耗气，致气阴两虚；甚者，由阴及阳，致阴阳两虚。在临床诊治时，则应“观其脉证，知犯何逆，随证治之”，细察阴阳，明辨标本。

2. 因证立法

治消之法，张景岳以虚实为纲，实火则清，虚火则补；程钟龄则以三消立论，《医学心悟·三消》有云：“治上消者，宜润其肺，兼清其胃；治中消者，宜清其胃，兼滋其肾；治下消者，宜滋其肾，兼补其肺。”修老师认为消渴的病机多为湿热留恋，胃肾阴虚，而阴虚内热最易伤气，故以清热燥湿、益气养阴作为临床的治疗方法。

3. 以法制方

根据上述病因病机及治则治法，修老师总结出了治疗糖尿病的常用经验方：黄芩 40g，黄连 30g，熟地黄 20g，生黄芪 20g，芦根 20g，天花粉 20g，

石斛10g，乌梅10g，干姜9g，生甘草6g。主治：多食易饥，口渴，尿多，大便干燥；甚者湿与热合，脘腹痞闷，饥不欲食，渴不引饮，大便黏腻；气阴两伤则尿频量多，混浊如膏脂，腰膝酸软，头晕，耳鸣，乏力；舌红、苔黄腻，脉细滑数。或内热炽盛，或湿热相裹，或气阴两虚，或其中有兼夹者，当随症加减。

本方源于张仲景《伤寒论》“伤寒本自寒下，医复吐下之，寒格更逆吐下，若食入口即吐，干姜黄芩黄连人参汤主之”。原方以干姜冠首，四味药皆为三两，寒热并用，辛开苦降，用以治疗厥阴病寒热格拒之食入口即吐。正如陈修园所说：“芩连苦降借姜开，济以人参绝妙哉。四物平行各三两，诸凡拒格此方开。”修老师深谙仲景之学，却不拘泥于经典，且目睹了仝小林老师重用芩连的苦寒降糖之疗效，以生黄芪易党参，并加养阴润燥之药，遂成此方。

方中以黄芩、黄连、熟地黄、生黄芪为君。《素问·奇病论》提到了脾瘅的治法：“治之以兰，除陈气也。”王冰注：“兰草味辛热平，利水道，辟不详除陈久甘肥不化之气者，以辛能发散故也。”由此可见陈气乃陈久肥甘不化之气，即湿气。佩兰芳香醒脾除湿气以疗脾瘅，而“肥者令人内热，甘者令人中满，故其气上溢，转为消渴”，故治疗消渴还需考虑湿邪久蕴化热的病机。湿热留恋，胃肾阴虚往往致“消渴”缠绵不愈，治疗颇为棘手，苦燥易伤阴液，养阴又易助湿，因此本方重用芩连，清热燥湿；火热内生，煎熬津液，常致肾阴亏虚，正如张景岳所云“若真水不足，则悉属阴虚，无论上、中、下，急宜治肾，必使阴气渐充，精血渐复”，用熟地黄大补肾水，壮水之主以制阳光，又可制芩连苦燥耗劫真阴之性；林兰老师也常常使用地黄，以滋阴调理内分泌疾病疗效甚好。《素问·阴阳应象大论》云“壮火食气”，火热易耗气伤津，故取甘温之生黄芪补中益气，又可防熟地黄碍胃助湿之性。

本方以芦根、天花粉、石斛、乌梅为臣。其中以甘寒之芦根、天花粉、石斛入胃、肾两经，清热生津，且芦根利小便之功较为平和，既导湿下行，又不伤及阴液，正如叶氏所云“夹湿加芦根、滑石之流”“通阳不在温而在利小便”；以酸涩之乌梅入肝、脾两经，生津止渴。

本方以干姜、生甘草为佐使药。干姜辛、热，甘草甘、平，入脾、胃经，以防止苦寒伤中之弊，配芩连可辛开苦降，中开湿郁。甘草配黄芪以增强其补脾益气之功，又可调和诸药。

综上所述，修老师治疗糖尿病的处方立足于其病因病机，以清热润燥、益气养阴为主要治疗原则，本方清热又不伤阴，养阴又不助湿，通过诸药之配伍，标本兼治，从而达到“阴平阳秘”、降低血糖、控制糖尿病的作用。一旦辨证精确，往往能达到很好的疗效。

4. 常用剂型

修老师于日本工作期间开始使用免煎颗粒，回国后在临床上亦较多采用此种剂型，至今已 20 余年。中药免煎颗粒在保证药物原有性味、归经、功效的同时，还有随时随地辨证加减药物、方便快捷等优势，可在一定程度上增加患者的依从性，对于一些急症及慢性病的治疗具有重要意义。

5. 病案举例

温某，男，75 岁。2014 年 2 月 13 日初诊。主诉：多食、口渴、多尿 5 年，加重 3 个月。患者 5 年前出现多食、多尿、口渴，就诊于内分泌门诊，确诊为 2 型糖尿病，予阿卡波糖 50mg，每日 3 次口服治疗，血糖控制可。2013 年 11 月起患者自觉上述症状加重，血糖升高，餐后血糖波动在 11.3mmol/L 左右，遂于 2014 年 2 月 13 日来修老师门诊就诊。症见多食易饥，渴不欲饮，小便频数，心烦易怒，脘腹痞闷，腰膝酸软，大便 1 ～ 2 日一行，不成形、发黏，舌质红、苔薄腻微黄，脉弦细滑数。诊断为消渴，证属湿热留恋，肝郁化火，胃肾阴虚。治宜清热利湿，疏肝解郁，养阴生津。处方：黄芩 40g，黄连 33g，芦根 20g，熟地黄 20g，天花粉 20g，石斛 10g，乌梅 10g，柴胡 18g，佛手 18g，郁金 10g，合欢皮 15g，炙远志 12g，益智仁 10g，生甘草 6g。免煎颗粒 14 剂，日 1 剂。2014 年 2 月 27 日复诊，患者诉其多食、尿多、渴不欲饮、心烦易怒、腰膝酸软等症状好转，餐后血糖控制在 10.0mmol/L 左右。将处方调整为：黄芩 40g，黄连 30g，芦根 20g，天花粉 20g，乌梅 10g，石斛 10g，柴胡 18g，佛手 18g，郁金 10g，合欢皮 15g，生甘草 6g。14 剂，日 1 剂。后患者坚持服中药 3 个月，餐后血糖降至 8.0mmol/L 左右，且已不需服用阿卡波糖。现患者仍坚持服用中药，血糖控制可。

6. 讨论

修老师将清热药、养阴药、补气药等不同作用药物进行合理配伍，通过清热燥湿、养阴生津、滋补肝肾、补中益气等治疗糖尿病，又免煎颗粒剂能随时调整用药之便，效果颇佳，为临床治疗糖尿病提供参考。但本文仅为临床经验总结，并未经过大样本的临床随机对照试验以验证其具体的有效率，以期日后通过具体的临床研究进一步将其完善。

（王佳，赵世同，肖智慧，李海雪，修丽梅）

十二、谈“二阳结，谓之消”在消渴病中运用与演变

“消渴”首见于《素问·奇病论》，认为禀赋不足、过食肥甘、五脏虚弱以及情志不畅是引起消渴的病机，典型表现为“三多一少”，即多食、多饮、多尿和消瘦。近现代医家多认为“阴虚为本、燥热为标”是消渴的病机，在疾病终末期又会出现“阴损及阳”甚至“阴阳俱损、肾阳衰惫”的病理状态。在这一过程之中，不同医家结合临床症状以不同脏腑作为切入点治疗消渴病，产生了肺燥、胃热、肾虚、肝郁、心火以及多脏腑病变、气血津液病变等多种致病理论。但《黄帝内经》作为中医理论发展的奠基之作，后世医家思想不离其要义，其中对于消渴病机的论述“二阳结，谓之消”应作为治疗消渴病的关键切入点。

1. 基于“二阳结，谓之消”的消渴病病机理论

“二阳结，谓之消”首见于《素问·阴阳别论》，目前普遍认为二阳指胃经和大肠经，《素问·气厥论》也间接对二阳的所指进行了阐述，认为是大肠之热传于胃脏，导致人“善食而瘦”。唐代王冰注解“二阳结”，认为“二阳”为胃与大肠俱热结；直至金元时期“补土派”开创者李东垣《兰室秘藏·消渴门》将这一理论与消渴病的临床症状紧密结合起来，“二阳结谓之消，二阳者阳明也，手阳明大肠主津，病消则目黄口干，是津不足也。足阳明胃主血，病热则消谷善饥，血中伏火，乃血不足也。结者津血不足，结而不行，皆燥热为病也”，认为胃和大肠结热后出现的津液干涸、消谷善饥等症状均是

“结”造成的。同时期的寒凉学派代表刘完素就《黄帝内经》所提及的这一病机理论对消渴小便多的成因做了系统分析，其在《三消论》中论述：“燥热太甚，而三焦肠胃之腠理怫郁结滞，致密壅塞，而水液不能渗泻浸润于外，荣养百骸……虽复多饮于中，终不能浸润于外，故渴不止。小便多者，为其多饮，不能渗泄于肠胃之外，故数溲也。”不同于同时期其他医家认为的消渴病五脏皆热而膀胱独寒的病机理论，刘完素认为，多尿为胃肠结热怫郁于肌肤腠理，导致人体玄府密闭而气机不能升降出入，津液不能润养四肢口窍而偏泻于膀胱，进一步将消渴病典型症状以“二阳结”为原点阐述发微。而攻下派张子和在《儒门事亲》中秉承了《黄帝内经》所云“二阳结”胃与大肠的病位，并且认为消渴病首先归因于燥热，同时对刘完素“消渴小便多”的病因观点表示赞同。倡导“阳常有余而阴常不足”的滋阴派代表朱丹溪在“二阳结”的基础上提出了消渴病养气、降火、生血的三大治疗大法。至清代，喻昌的《医门法律》阐述这一“结”形成的过程为“若有所劳倦，伤其大气宗气……于是谷气留于胃中，胃中郁而为热，热气熏入胸中，混合其衰少之气，变为内热，胸胃间不觉易其冲和之旧矣”，明确了由于饮食劳倦等因素影响了宗气的形成，从而导致脾胃运化水谷的功能减退，谷气逐渐郁而成热邪，进而生火为起始，随后胃中因为内火煎灼津液进入一种“坚燥”状态。《医门法律》云：“胃中坚燥，全不受水之浸润，转从火热之势，急奔膀胱，故溲数。”津液从尿中流失，内燥更加剧烈，因此这时的脉象变为“坚数相搏”的消渴病状态，表明了消渴病多饮、多尿并伴全身干燥不得濡润是由于胃热不受水润、水流膀胱造成的。“结”字不仅指中焦气血瘀滞、邪气留结，更有谷气与中焦热气搏结成块、化燥化热的意义，而这种“火邪”状态是不能通过饮水的方法“扑灭”的，反而会如同水入焦炭，愈演愈烈。“二阳结”中足阳明胃经的病变备受关注，而手阳明大肠经的“结”似乎未过多涉及，但《医学衷中参西录·医论》论述：“阳明胃气以息息下行为顺，为其息息下行也，实时借其下行之力，运送所化饮食达于小肠。”说明无论是小肠、大肠，其功能正常与否必借胃府之气得以运行。胃主通降，大肠主传导，两者密切相关。大肠主津，当中焦结热、耗津日久，势必影响大肠对津液的吸收与食物的传化，再者肺与大肠相表里，消渴病初起上消阶段即会因胃肠之火上炎而煎灼肺津从而间接影响大肠的功能，两脏之间的津液耗竭、火热内生互为因果，推动了疾病进展。中医认为，胃和肠是运化食物水谷的腔道，具有“泻而不藏”的功能，“结”是胃中燥热与食物相胶着化热而成，与饮食密切相关，上述病理状态日久势必影响胃的腐熟和通降功能，同时导致脾的运化、散精等功能持续受损而伤脾气、害脾阴，甚至最终阴阳俱损，加剧食物精微不能被运化转输于四肢而出现停滞中焦的情况，形成恶性循环。因此，从动态的视角理解“结”字的含义，更能深入理解消渴病的演变规律。

2.“二阳结，谓之消”在古代方药中的应用

对于消渴病的分期，影响最深远的是三消论。“三消”首见于宋代《太平圣惠方》，至金元时期刘完素、张子和以及朱丹溪等均以三消作为消渴病的治疗分期，这一分类在明代王肯堂的《证治准绳》中得到规范的描述。本文从三消分析“二阳结”理论对于古代医家治疗消渴病思路的深远影响。

（1）上消与“二阳结，谓之消”

肺为娇脏，寒热之象均会随机体状态变化而出现变化。脾与肺之间的关系可概括为“所生受病”，即脾土受病而累及肺金。消渴病由于中焦的燥结，“脾气散精”的功能失调，不能向肺脏疏散津。明代医家董宿在《奇效良方》中论述此消的特点为“上消者肺也，多饮水而少食，大便如常，小便清利，知其燥在上焦也。治宜流湿以润其燥”。“上消”的治则发展至清代程钟龄更明确为“治上消者，宜润其肺，兼清其胃……夫上消清胃者，使胃火不得伤肺也”。以上医家的观点均强调了“二阳结”的胃火在上消的治疗中是不可忽视的。在治疗上消的名方中，刘完素推崇的人参石膏汤和张景岳、张元素、李东垣、成无己以及张锡纯等推崇的白虎加人参汤均用石膏大寒以清胃热，辅以人参、粳米滋胃中阴液、固护胃气。朱丹溪在消渴方中加入天花粉、牛乳、藕汁和生地黄汁滋补肺胃阴液，黄连末清热燥湿泻胃火；或以四物汤滋阴养血的同时加入五味子、人参、麦冬和天花粉，煎入生藕汁、生地黄汁和人乳，这与前方滋阴清热的组方思路是一致的。此外还有张景岳玉女煎中石膏清胃火，麦冬益胃生津；程钟龄二冬汤中黄芩、知母泻胃火，同时以天冬、麦冬、天花粉和人参滋肺胃阴液。综上可见，历代医家用药组方无不体现清心肺热的同时兼清脾、胃、大肠热，并滋胃阴、健脾助运，及补充上焦阴液以固护真阴的思想。

（2）中消与“二阳结，谓之消”

中消在《黄帝内经》中亦称作“瘅”，是胃热极深、胃火极炽而形成胃中伏火的阶段。《脉症治方》中论述：“中消者，脾移热于胃也，善食而瘦，大便燥而小便黄。”由于胃中积热、阴液受损，胃府必定自索饮食以自救，奈何水谷一入中焦即火化，更加助燥，因此形成多食善饥的状态。胃主通降、喜润恶燥，“二阳结”的病变破坏了胃正常的通降和滋润功能，后世医家朱丹溪、张锡纯、沈金鳌、王叔和以及孙一奎等以调胃承气汤加减作为治疗中消的专方，其中大黄苦寒，涤荡肠胃且入脾、胃、肝和大肠四经，专泻“二阳”之火；辅以芒硝咸寒泻大肠湿热、润燥软坚；外加滋阴的麦冬、葛根、天冬、芦根和天花粉等药物，共奏泻火滋阴之功。此外，孙思邈和张子和推崇加减三黄丸，该药由大黄、黄芩和黄连组成，并随四季不同气候改变组方药量，三药同用以解胃肠结热兼清上焦心火。张元素的顺利散用厚朴、枳实和大黄三药专攻中焦以泻阳明火。朱丹溪用四物汤加知母、石膏、滑石和寒水石以降胃火。在中消阶段，胃本脏的泻热药力量大大加强，但是不可一味苦寒攻伐，导致胃气的衰竭，同时以大黄、芒硝、枳实和厚朴等将火热向下经肠导出，给热邪以出路，并且方中普遍配以甘寒之药，在清热之中带生津之意。此外，黄连猪肚丸亦是治疗中消的经典名方，以猪肚这一血肉有情之品补因“热结”损耗的胃肠，攻伐之中寓有健脾、生胃气之意。李东垣的生津甘露饮在苦寒降胃火的药中加入白豆蔻、木香、藿香和兰香等药物以温中健运、芳香醒脾、燥湿化痰。以上组方思路均突出在中消的治疗上，不仅要泻胃肠之火，还应予健脾助运、醒脾燥湿等法以保护胃肠本身的运化功能。可以说，这些治法是对“结”内涵的深化。

（3）下消与“二阳结，谓之消”

消渴病始于胃而灼于肺、降火于肾，当“二阳结”发展到疾病的后期则出现小便如膏油浑浊有脂液、面色黧黑以及形瘦耳焦等症状，这是由于燥热下及胃底、大肠、小肠，使脂液凝浊，不能分疏清浊而导致小便浑浊如油，其病位仍为胃肠。从五行可以理解为脾胃热结则克肾，为“土克水”造成胃中脾精下陷，导致小便甜。《张氏医通》云：“肾者，胃之关也，肾司开阖，肾气从阳则开，阳太盛则关门大开，水直下而为消。”因此“二阳结”发展到下消势必津液大亏，肾水枯涸必在疾病终末期阴损及阳导致肾阳虚。在下消的治疗上，古代诸方多用《金匮要略》中的肾气丸加减，在滋肾水降火的同时温补肾中元阳，但为何在胃肠热结基础上仍添桂枝、附子等温药，历代医家对此有独到的见解。张景岳《景岳全书》云：“阳虚之消，谓宜补火，则人必不信。不知釜底加薪，氤氲彻顶，槁禾得雨，生意归巅，此无他，皆阳气之使然也。”同样，孙一奎《赤水玄珠》认为：“譬如釜中有水，以火暖之，又以板覆之，则暖气上腾，故板能润，若无火力，则水气不能上升，此板终不得润。”他们均提出了暖药蒸腾肾中之水以润泽五脏六腑的观点，且桂枝、附子的温补之力尽在肾，不会助燥于中焦而有抱薪救火的后患，因此下消中温阳药的使用与“二阳结”的病理状态是并行不悖的。

此外，在治疗下消的古代名方中加味地黄、下消六味以及加味地黄汤等均以六味地黄丸为基础加减，组方中均用山药补脾气。在下消阶段，“结”依旧存在，但不再表现为以热象为主而变为肌肉瘦削、神疲乏力等脾气虚衰的症状。朱丹溪认为“山药属土，而有金与水，宜入脾、肺、肾而补虚……得补则邪自去、脾自健，于是土盛生金，金盛生水，功效相仍矣”，体现了健脾益气法在“下消”治疗中的重要性。

3.“二阳结，谓之消”古代方药立法内涵

从古代名方看“二阳结”病机对应的治疗原则，发现其内涵是多层面的。针对“结”，笔者认为有以下六方面内涵：①胃肠因“结”而郁热化火，治疗应予以清泄胃肠火热之品。②胃肠的消化功能受阻必生湿热，除少食肥甘厚味不复加重胃肠负担以外，应加益气健脾、行气助运以及芳香醒脾、燥湿健脾之品以化“结”而改善胃肠本身的生理功能。③因“结”而热，由“热”伤阴，势必出现津液耗散，《黄帝内经》中亦有“热淫所盛，佐以甘苦，以甘泻之。热则伤气，气伤则无润，折热补气，非甘寒之剂不能”之论，因此甘寒生津润燥是针对这一病机的主要用药思路。④胃中燥热为土旺，土旺必克水，肾必会因为“结”而受损，尤其是疾病的后期，因此温补肾阳是疾病后期治疗大法。⑤胃肠“结”而化火日久，脏腑受煎灼，必定“壮火食气”导致气虚的发生。另外，土旺则母病及子，土生金，因此必伤肺脏，肺主气，故应在治疗消渴病全程投以益气之品，防止消渴病的进一步恶化。⑥“结”虽可导致火热内生、运化失司，但是脾胃的运化功能要依靠脾阳的推动，因此疾病中后期过用寒凉不仅达不到理想的治疗效果，反而会助痰生湿，治疗中应适当加入温中健脾药物，动静结合、寒温并用方为深入理解“结”的病机内核。总之，消渴病因“二阳结”的病机，要尊崇肺、脾、肾三脏同调，针对消渴病三消中的不同阶段以清热滋阴、健脾散结、补气益肾为基本治法。

4.“二阳结，谓之消”在古代饮食调摄中的运用

消渴病除方药论治外更应注重饮食调摄和日常起居的管理，其思想内核与组方所对应的立方内涵一脉相承，早在《黄帝内经》中就提出消渴病不可服膏粱、芳草、石药等助湿化热之品。至唐代，提出食治的“食治鼻祖”孙思邈在《备急千金要方》中强调消渴病应节制饮食、劳欲，更开篇直言：“安身之本，必资于食；救疾之速，必凭于药。不知食宜者，不足以存生也；不明药忌者，不能以除病也。”同时对于医生提出治病必先洞察病机源头，先以食物调摄改善疾病状态，食疗不愈才能立法组方下药，对于消渴病饮食调摄的重视可见一斑。根据古代方药立法内涵，笔者分两个方面研究“二阳结”在古代饮食调摄中的运用。

（1）甘寒滋阴“白藕汁”

白藕汁膏组方出现在《素问病机气宜保命集》《活法机要》《丹溪治法心要》中，其中包含“黄连末、生地汁、牛乳汁、白莲藕汁”，四味药合为丸剂，并且方后对于剂量的描述均为日服三十丸，每日服十次，可见其用量之大，使复方更多偏向饮食调摄的范畴。藕汁单用治疗消渴在《儒门事亲》中亦被强调：“夫三消渴，或取生藕汁，顿服之亦愈矣。”由此可见，金元四大家对藕汁治疗消渴的饮食调摄是非常重视的。藕禀土气而生，能补中养神，益气力；藕汁性味甘寒的同时不仅入心，更能直入脾胃，除热清胃的同时补益脾气。

（2）清粥自调，滋阴清胃

北宋《太平圣惠方·治消渴诸方》中共18首方后要求“清粥饮”，其中包含瓜蒌根丸方、麦门冬丸方等，涉及消渴、消渴中消、消渴烦躁、消渴口舌干燥、消渴饮水过度等集中治疗上消以及中消症状的方剂。“清粥饮”在南宋代方书《鸡峰普济方·消渴》中出现4次，主要出现于“苁蓉丸：治消肾，小便滑数，四肢羸瘦，脚膝乏力”之后以及“薯蓣丸治消肾：小便滑数，四肢少力羸瘦，困乏全不思食”等以治疗下消为主的方剂中，说明“清粥饮”的调服方法于三消均适用，并且在宋代广为流传。食疗的作用方式温和持久，故而不可专力于降火彻热，应以清补为第一要义，用甘寒、甘平之物缓祛热结。其中服药后饮粥的调摄法源自《伤寒论》，本为微微发汗解表同时固护胃气之意，宋代医家将其用于消渴病中，以质地清稀的“清粥”除胃中“结热”，添补脾胃津液，徐徐将结聚的热邪消散并健脾滋阴，达到清热而不伤阴的调养效果。

5.“二阳结，谓之消”现代方药中内涵的迁移与演变

施今墨治疗消渴病的药对中绿豆衣和薏苡仁专清二阳结热，以绿豆衣清热解毒、薏苡仁利水渗湿健脾；并且施老认为“二阳结”仅为消渴病的一种病机，同时只将这组药对运用到以口渴多饮为主的上消之中，从而缩小了“二阳结”的内涵。

颜德馨秉承金元以后三消论治的思想，病初专治中焦，投以消渴方或人参白虎汤，传承了古方从“二阳结”立法的思想与方药。颜乾麟在其师颜德馨理论基础上认为“二阳结”应加苍术、白术以运脾健脾，并防止方中的苦寒药物害胃，进一步深化了“结”的内涵。

胡翘武和吴以岭均从脾胃中宫论治消渴病。胡翘武治疗老年性糖尿病认为其无典型消渴病“三多一少”症状，而是以脾气虚弱为主，治疗以健脾益气、运脾温中、健脾养阴、滋养胃阴为治疗大法。吴以岭认为从脾络学说出发，“脾”和现代医学“胰腺”在解剖形态学和生理功能方面密切相关，而糖尿病就是以胰腺功能受损为发病起始，因此将“二阳”与现代解剖学联系起来，并且提出运脾津、通脾络法治疗消渴病的思路。以上两位医家扩大了

“二阳结”理论在消渴病病程中运用的范围，并增加了“二阳”的解剖学内涵，但仍沿袭了《黄帝内经》的思想内核。在此基础上，高濯风从手阳明大肠主津、足阳明大肠主液的生理功能分析“二阳结”，认为二经燥结、气化失司即现代医学所指的神经、体液调节及各种激素的内分泌失调，导致胰岛功能的受损，他的研究丰富了“结”的现代病理学内涵。

王学良等将“二阳结”理论应用到糖尿病合并心脏病的治疗中，认为胃肠燥热导致消渴病胸痹的发生属于心胃相关的“子病及母”，在治疗上应治病求本，“实则泻其子”。在组方上以桃核承气汤为基本方，以通腑泻热逐瘀为主的治法治疗糖尿病合并心脏病，取得了一定的临床疗效。

6. 总结

本文通过文献研究并对古代医家名著进行归纳总结，剖析了基于“二阳结，谓之消”的消渴病病机理论，并梳理其对应的理法方药、饮食调摄，发现“结”的病机理论在医家的不断探索中逐步深化并呈纵向延伸，由“结”可推出六层不同的治疗含义；同时，“二阳结”的思想也渗入了消渴病的饮食调摄中，其大义不离清中寓补，滋阴增液；而且饮食调摄之品专行中焦，直泻胃肠之火，用材虽不似组方精妙，但仍朴素地反映了《黄帝内经》对后世治疗消渴病的名家的深远影响。在现代医家理论体系中，“二阳结，谓之消”理论涵盖了消渴病的总病机，某一发展阶段甚至疾病全过程，甚至还将此理论迁移至其他脏腑的病变中，成为阐述其他脏腑病变治疗的理论依据，由此可见这一理论的外延正在不断扩大并呈横向延伸。因此，对“二阳结，谓之消”理论多义性的剖析，将有助于丰富消渴病的中医临床诊治思路。

（夏弋钦，修丽梅）

第五部分

传道授业

一、狐惑病诊治经验

狐惑一病首见于《金匮要略·百合狐惑阴阳毒篇》，本篇所述病证的临床症状比较复杂，为一种反复发作的综合性症候群，临床上也容易被口腔科、皮肤科、眼科视作单独的、孤立的局部疾病而单独分科治疗，不能获得应有的疗效，造成了误诊误治。

张仲景提出眼部、口腔、咽喉、二阴蚀烂溃疡，蚀于下，蚀于上，它们之间有内在的联系，是一种独立的综合性疾病，并命名为狐惑病。《金匮要略》对狐惑病的症状和治疗有比较详细的论述，唐、宋、明、清时期，对于本病的论述和治疗有了进一步的发展。

此病属于慢性病，反复发作，至今仍属于疑难病之一，有必要进一步探讨研究。1937 年，土耳其有一位学者叫 Behcet，他认为本病是一个综合性的疾病，不能分科治疗，并且提出了三个主要的症状，分别是口腔、眼部以及生殖器的损害，将这三个部位症状作为本病的诊断依据，并命名为白塞综合征，也就是以他的姓名进行命名。但 Behcet 对本病未能提出具体的治疗方案，研究至今，西医对本病仍无良好的治疗方法。中医治疗虽然说是有一些好的疗效，但是也还需要进一步提高。

【病因病机】

历代医家对本病病源的论述众多，归纳起来可分为伤寒余热所致，虫害所伤，大病之后，以及梅毒、牙疳、下疳，共四个方面。

第一，伤寒后余热所致。《医宗金鉴》提道：狐惑，毒因伤寒病后，余毒与湿虫之为害。《诸病源候论》云：狐惑之病是喉、阴之病，初起症状如伤寒，伤寒之变而成，亦因湿热毒气所致。

第二，虫害所伤。尤在泾说狐惑虫痹，即所谓虫病也。巢元方在《诸病源候论》中说："凡得伤寒、时气、热病，腹内有热，又人食少，肠胃空虚，三虫行作求食，食人五脏及下部。"又在卷十八中提到，五疳为白疳、赤疳、蛲疳、疳毒、黑疳。黑疳是最严重的，即从胃肠上至咽喉齿龈并生疮，下至谷道伤烂、下利脓血、呕逆、手足心热、腰痛、嗜睡。《千金方》亦云："凡得伤寒及天行热病，腹中有热，又食少，胃肠空虚，三虫行作求食，蚀人五脏及下部。"

第三，大病之后。郭白云（郭雍）曰，狐惑虫病，多因医者汗、吐、下太过，又利小便，虫伤津液，热毒内攻。《千金方》说：凡湿虫者，多是热病后或久病下利不止，或有寒热结在腹中，或易水土湿凉气多生此病。

第四，梅毒、牙疳、下疳。《金匮发微》云：狐惑为阴痹，即今日之梅毒。《医宗金鉴》说：狐惑、牙疳、下疳等疮，古名也，牙疳即惑也，蚀咽腐龈，脱牙穿腮破唇。

古人认为本病病源，有伤寒的后遗、热痹，与这几个都有关系，其实也不尽然。尤其是说三虫，古人说的虫是肉眼看不见的虫，说三虫上下求食，食人五脏之说，实在是让人很难理解。三虫即所谓肠虫、赤虫、蛲虫，是指消化系统的寄生虫。笔者认为与本病没有多大的关系。郭白云也说，虫不安上下求食，更有谓肠胃空虚，三虫行作求食及腑也。蚀是蚀烂之意，湿热郁蒸所致，非虫食喉及肛之谓也。古人所说的虫、蛊虫，这些原因所引起的，有待于进一步研究。

西医学所称的病毒、细菌之类，据有关资料报道，常可在病灶的分泌物中发现滤过性的病毒、梭形的杆菌、奋森螺旋体等。《医宗金鉴》认为是牙疳、下疳的毒，曹颖甫等人认为是梅毒，非也，此病经血清实验，属阴性，可以排除。

根据本病的临床症状分析，其发病机制皆与湿热有关，如口腔、二阴溃疡以及皮肤病、肝病、溃疡等损害，均为湿热壅滞证腐蚀气血所酿成，诸如目赤、心烦、汗出、卧起不安以及口鼻出气热等证，无一不是热邪内扰的表现。咽干为本病常有之症状，与肝、肾二经积热有关系。故本病乃津不上乘所致，非因湿热毒气所致。正如所谓阴热阴物湿朽霉烂、湿热停久，蒸腐气血而成瘀浊等论述所言。总之本病是一种病情闪烁、狐疑多变的特殊性疾病。

本病病机分析，营卫气血、经络脏腑、内外上下无所不痹，实非一脏一腑之疾病，属于湿热毒气所酿成。临床上有偏热，有偏湿，但还没有发现寒湿型，在诊断与治疗上必须重视湿热毒气这一要点。

【临床表现】

狐惑病是以眼、口腔、生殖器的症状为主的全身性疾病，病程较久，反复发作，其主要症状分列如下。

（1）喉舌牙疳、口腔黏膜溃疡：本病初起溃疡多在舌背面、唇、黏膜、牙龈等处，重者满舌皆白腐，累及悬雍垂。

（2）前阴溃疡：常发部位为妇女大、小阴唇，男子阴茎、龟头、阴囊等处。疮面凹陷、大小不等，上皮有一层伪膜，容易脱落，局部疼痛或肿痛。梅毒的血清反应为阴性，也非下疳所致。

（3）肛门黏膜溃疡：有的直肠末端溃疡，突出肛门外；有的肛门外周及会阴等处溃疡，没有瘘管。

（4）眼部症状：初起即见眼部症状比较少见，多发生在迁延日久不愈、反复发作两三年之后的患者。临床表现有目赤、云翳、肿痛，视力也随之受损；也有只觉得视力减退者，日久天长，失治，多致瞎盲。

（5）恶寒发热、关节烦痛：本病虽发冷发热，关节疼痛，但项不强，脉不浮紧，不为汗解，易与伤寒鉴别。脉至可数，但临床也有脉虽数而身无热，或者身热而脉不数者。关节疼痛常见于膝关节、踝关节和腕关节。

（6）皮肤损害：皮肤症状大致可归纳为以下四方面。①呈结节性硬斑，多见于四肢，暗紫色，大如黄豆或蚕豆，按之硬而疼痛，不化脓。②呈角化性结节性硬斑，多见于四肢、手足、肘关节等处，坚硬呈角质状，不化脓。③呈结节性化脓性斑状，多发生于面唇、背部，易化脓渗液。④呈粟粒型结节性红斑，多见于腋下、腹股沟、胸胁部位，呈粟粒样片状，红赤痛痒，不化脓。此外，本病针灸或者是注射针眼处，常有发炎或化脓表现，是为本病的特征。

（7）其他症状：如面色异样的改变，乍赤乍白，体感乍冷乍热；病情严重时可见口干舌燥的症状；出汗，卧起不安，或默默欲眠，声音嘶哑，《金匮要略》百合狐惑阴阳毒篇说，声喝。口鼻出气热、恶心不食、心烦失眠，以上证候都可以见到。

【与白塞综合征比较】

临床实践证明狐惑病颇同于白塞综合征，现将二者加以比较。

白塞综合征的主要证候：①葡萄膜炎伴前房积脓；②口腔黏膜阿弗他溃疡，炎性损害；③外阴、生殖器溃疡。此外，可并发结节性红斑、神经关节的损坏；眼部症状的出现常在后期，初发为虹膜炎，逐渐发展为葡萄膜炎、前房积脓等，日久常致失明。

狐惑病蚀于咽为惑，蚀于阴为狐。目赤如鸠眼，状如伤寒，四肢烦痛，关节沉重，皮肤疮烂，蚀于肛，肛烂可见五脏，默默欲眠，嗜睡，心神烦闷。

白塞综合征表现为口腔溃疡、阿弗他口炎，外阴、生殖器的溃疡，虹膜炎，葡萄膜炎，前房积脓，关节风湿样损害，关节疼痛，结节性、化脓性的红斑，直肠周围炎，还有神经系统的损害。

【诊断与鉴别诊断】

凡具有典型反复发作的眼、口腔、生殖器症状，并常处于慢性者即可诊断。如果在一个长时期内陆续反复地出现眼、口腔、生殖器的症状，最后也可明确诊断。若缺少其中的某一项症状，应怀疑本病，进行随访观察。

本病应该与急性女阴炎、滤泡性口炎等鉴别。急性女阴炎多见于青年女性，发病比较急，以大、小阴唇溃疡为主，可伴滤泡性口腔炎。溃疡的分泌物中容易查出粗大的杆菌，病情较轻，容易治愈。滤泡性口腔炎表现为急性的小水疱，破溃或者呈小的溃疡，数日即可痊愈。当然有时候也会反复发作，但较好治。

【治疗】

本病在治疗上，时任宣武医院中医科负责人王子和与西学中的宋慕玲大夫共同研究，一般多是采用内治外治并用之法。直到今天在临床上也是内治外治并用。内治以甘草泻心汤为主，还有王老所制的治惑丸、狐惑丸。外治用苦参煎熏洗患处或雄黄熏洗肛门，这是《医宗金鉴》上的方子，比如肛门溃疡，有的人用雄黄来熏肛门，效果颇佳。

因病情新旧、轻重不同，疗程也有差异，短的两三周就可以治愈，长的 2 ～ 4 个月。在一般情况下，病情较轻时单服治惑丸，待病情稳定，需服药巩固疗效。

至于反复发作问题，通过随访发现，有的 3 年未见复发，但也有 3 个月或半年复发的。一旦复发，继续服用狐惑丸、治惑丸。病情重者，加服汤药一两个月，配甘草泻心汤进行治疗就可以迅速恢复，再用治惑丸来巩固疗效。但是由于本病易反复发作，需要观察较长时间。

内服药主要是甘草泻心汤。甘草泻心汤是《金匮要略》中的方子，组成为生甘草、黄芩、干姜、人参、炙半夏、黄连、大枣。本方以甘草甘平、泻火为君，而且用量比较大，一般用到 15g、30g，甚至是 60g，生、炙各半。《神农本草经》谓甘草性味甘平，治五脏六腑寒热邪气、金疮肿痛、解毒。《本草纲目》谓甘草有元老之功，普治百病，祛百邪。李东垣说：生用泻火，炙用散表邪，祛咽痛，除邪热，养正气。《伤寒论》治太阳病的甘草都是炙甘草，能解表寒。狐惑病反复发作的症状，其病机正是五脏六腑寒热邪气演变而来。甘草成为对症治疗之良药。黄芩、黄连苦寒清热，除湿解毒。干姜、半夏辛温燥湿，和脾胃，阴凝之邪非辛温不可开解，所以用半夏、干姜来解阴凝之邪气。人参、大枣甘平，佐以甘草扶正气、祛邪气。诸药和用，共为清热解毒、化湿扶正之剂。

如不欲饮食，不闻香臭，可加佩兰、麦冬、黄柏；如口鼻气如火，加生石膏、知母，减干姜；如湿偏盛，可加茯苓、泽泻；下肢肿，可加汉防己、龙胆；如热偏盛，加槐角；如大便干，可加大黄，大黄用量根据大便干的程度可用 3g、6g 或 10g，大黄泻下，又能清热解毒，活血化瘀，王老治狐惑病常用大黄；如五心烦热，去干姜，加苦参、黄连、麦冬、玄参；妇女月经不调，加桃仁、红花；阴血亏，加四物（地黄、白芍、当归、川芎）。以上情况，应根据临床随症加减用药，灵活掌握。

狐惑丸是王老的经验方，组成为槐实、苦参、芦荟、干漆、木香、桃仁、青葙子、广角、犀角。上药共研为细面，水泛为丸，绿豆大，滑石为衣，每次2～3g，每日2～3次，餐后温水送服，病重者可加倍服。服后有轻微腹痛，随后排出大量的黏液便，气味恶臭，肛门有灼热感，小便赤黄。妇女同时前阴排出黏液、浊液，为白带样的黏液或污褐色分泌物，此为病毒排除之佳兆，症状也随之减轻而至痊愈。虽有泻下，但并不伤人，不可早服补剂，以免留邪。本方是根据《圣济总录》之槐角丸、《普济方》的大芦荟丸加减而成，具有清热祛湿、杀虫解毒的功效。因为本病是湿热所结，日久成为毒邪，故立此方。肝为厥阴之脏，本为生火之源，湿生热，热生虫，故用槐角、芦荟、苦参，具有清肝利胆，凉血明目，除阴疮、湿痒，健胃杀虫，润肠通便之功。本草说，凡风邪之中人，留而不去者，则常为瘀而生热，日久五脏六腑皆受病，此当杀虫消积，祛胃肠一切有形之疾。桃仁、甘草，清热解毒，活血化瘀。桃仁性平，无毒，破血行瘀力量很强，徐灵胎说它能够杀血中之虫，可治皮肤血热的瘙痒证。青葙子苦，微寒，无毒，镇肝明目，治虫疥疮疡。犀角苦、酸、咸，寒，清心除烦，解百毒，祛百邪，杀虫，解毒虫。木香苦，温，行气化滞，气顺食开，营卫之和，统领诸药。滑石甘，寒，祛湿热，利小便，通六腑九窍，开腠理，做衣，既能除热利湿，又宜服用，久经试用，疗效可靠，久服无损。服药期间应忌大蒜、猪头肉、驴肉、无鳞鱼、辛辣食物，并忌房室，孕妇慎用。

外用药苦参汤，出自《金匮要略》。用苦参1两，煎汤外洗。苦参，苦，寒，无毒，入少阴、厥阴经，泻火燥湿，治疗前阴溃疡，每日洗之。如有阴痒，加蛇床子5钱，同煎洗。雄黄散，亦出自《金匮要略》，取雄黄9g，用艾掺揉，点燃熏肛门。雄黄性温，常用于杀虫解毒，但雄黄粉不易点燃，使用艾叶揉团将雄黄粉撒于其上，置于桶中点燃，令患者蹲于其上，熏肛门溃疡处。熏前必须将肛门洗干净，熏后保持局部清洁，每日两三次。

《金匮要略》原有赤小豆当归散治疗本病。近代文献多谓有治疗溃疡、排脓效果，用治本病之肛门溃疡效果还是不错的。平常可以多喝赤小豆汤，赤小豆活血化瘀，利水湿，使湿热从小便出，也是食疗的一个方面。

狐惑病治疗方法也是很多的，散见于古人的文献，如《普济方》里统计达29方之多;《千金方》的黄连、薰草、佩兰;《太平圣惠方》的黄芩汤、犀角、黄连、白芍、木通、木香、枳实、射干、人参、半夏、干姜，这都是常用的药物；还有《证治准绳》的雄黄丸（雄黄、当归、芦荟、麝香），都有很重要的参考价值，有待进一步研究。

【临床病案】

验案1

患者女性，23岁，发病开始有结节性红斑，继发口腔黏膜、舌、牙龈、咽喉等部位溃疡、疼痛，发热发冷，周身关节疼痛，视物模糊，前阴及肛门处都有溃疡，恶心，不欲饮食，睡眠差，出汗，面色黧黑，有时面乍赤乍白，纳差，大便干燥，有时带血，腹部疼痛，小便黄，脉涩。于他院诊断为白塞综合征，久治不愈，遂寻求中医治疗。中医诊断是狐惑病，用甘草泻心汤加减。外用苦参煎熏洗前阴、肛门，雄黄熏肛门。

治疗1周以后，视力好转，红斑、结节变软，乍冷乍热症状明显减轻，口腔及肛门溃疡部也有好转。患者自述雄黄熏肛门以后感觉有点儿疼痛，便血不止。脉滑。原方加减。

继续治疗2周后，口腔、肛门部位溃疡基本消失，食欲好转，乍冷乍热症状消失，睡眠仍差，夜间发热、烦躁、出汗，大便稀黏，口臭气热，脉弦滑数。予甘草泻心汤加生石膏30g，黄连、生地榆30g，牡丹皮15g，首乌藤30g，并服用治惑丸，每次3g，日2次。这样治疗了2个月后，全部症状消失。又继续服用治惑丸3个月，以巩固疗效。追访1年，病情未见反复。

验案2

患者男性，28岁，曾在煤窑工作，久卧湿地，湿热蒸腾，后发现口腔、肛门都有溃疡，经常感冒。继而出现舌、咽喉溃疡，四肢、颈项部出现结节性红斑，下肢关节痛，膝关节疼痛为甚，伴有浮肿，行动比较困难，前阴、后阴多处溃疡，视物模糊，右眼近于失明，咽干，声哑，出汗。以上症状，4年间时轻时重，于他院诊断为白塞综合征，治疗9个月，好转出院。1年后又复发，就诊时症见发冷发热，面色黧黑，唇干裂，食欲不振，欲饮水，双下肢有结节性紫斑，硬斑很多，右腿痛得比较重，胫部及足肿，不能穿鞋，关节剧痛，结节小如黄豆，大如小枣，坚硬压痛，有的溃疡流水，有的没破溃，视物模糊，眼前视物缭乱，右眼近于失明，舌左底侧有溃疡，阴囊有溃疡疼痛，被有白膜，头昏，精神困倦，咽喉干燥，舌苔白腻、垢又厚，出气恶浊，自述打针的针眼和针灸的针眼处化脓，脉涩数，大便干，小便黄。综上所述，诊断为狐惑病，湿热俱重，湿热毒日久内蕴。

治疗：扶正泻热，清利湿热。

处方：人参、干姜、甘草、槐角、黄芩、芦荟、黄连、法半夏、木通。除槐角、生甘草30g以外，其他用量均为10g。再用广角片1g，先煎，或广角粉1g，分冲。广角也可以用寒水石15～30g代替，水煎服。

1周后复诊，肛门热、口中热浊之气有所减轻，大便黏，每天两三次，苔白灰，脉缓。予原方加夜明砂、射干、芦荟。2周后复诊，效果较好。周身症状减轻，精神也由沉默转为欢欣愉快，容光焕发。大便排出很多黏液、泡沫，气味恶臭，下肢浮肿、红斑减轻，但仍觉恶心，食欲不振，脉转滑，舌苔白厚，湿浊仍盛，视物不清，眼睛有云翳，阴囊有溃疡。治疗以通络化湿、泻热为主。

处方：苍术、茯苓、木贼、陈皮、白豆蔻、石决明、车前子、黄连、决明子、龙胆、佩兰。水煎服，7剂。另以苦参煎外洗，雄黄熏肛门。

1个月后复诊，精神好，面色转润，目中云翳消失，仍觉视物模糊，手心有时热，脉滑数，舌苔白腻。投以大黄、胡黄连、神曲煎服。治惑丸，每次2g，每日3次。

4个月后复查，患者视力有所恢复，溃疡未再发，关节疼痛减轻，硬结消减大半。由于患者为外地人，需返还原籍，嘱继续服用治惑丸巩固疗效。

方中大黄对胃肠中积食及下焦热效果特别好，不仅可涤荡下焦湿热，还有活血化瘀、消斑消肿的作用。此病案始终用大黄清利导泻，好的还是比较快，说明本病宜疏导宣泄，不宜补涩滋腻。

验案3

患者苏某，男性，38岁。5年前无明显诱因反复出现舌两侧、下唇内侧黏膜溃疡，有时多发，有时单发。3年前又出现下肢皮肤红色丘疹，后来阴茎部也有溃疡，并且有分泌物。视物模糊，眼科诊断为葡萄膜炎，视力降至0.3。为求进一步治疗，遂来本院治疗。

患者开始的症状是发热、关节疼痛、有溃疡、视物模糊、舌苔黄厚腻，湿热较重。用知母石膏汤、二妙散加减治疗，用羚羊角粉0.6g，另用苦参煎外洗。待病情平稳以后改用明目地黄丸，以滋补肝肾，并归芍地黄汤加减，同时用二至丸，患者自觉效果不错。治疗后溃疡已愈，视力逐渐恢复，出院以后，两次复诊，左眼视力由0.6提升至1.2，右眼视力1.5，精神较前好转，溃疡未复发。

对于这个疾病每个医生的看法也不一样。

李稚余认为，此病不单纯是湿热毒，还要考虑内因，如患者素来肝肾阴血不足，复感湿热外邪，则多发此病。所以李老不主张苦寒泻下过重，主张滋阴清热，属于朱丹溪一派。

王子和是伤寒派，思路就不太一样。王老用六味地黄汤加减，重用二至丸、仙鹤草，治疗狐惑病仙鹤草用量为30g。治疗狐惑病，开始用犀角地黄汤加六味地黄，治疗一段时间后用二至丸。如果眼睛不好的话，用石斛夜光丸加减；如果有溃疡，重用当归、白及、熟地黄，加羚羊角粉，有时候还用土茯苓、黄芩；口腔溃疡，用黄连、肉桂、交泰丸。再后一阶段以滋补肝肾为主，六味地黄汤加减，再加上二至丸。如眠差，加合欢花；关节疼痛，用络石藤、天仙藤、威灵仙、白芍，一般威灵仙、白芍、甘草、当归四味药重用，白芍30g，威灵仙20g，甘草10g，止疼效果较好，也有滋补肝肾的作用；眼睛的症状，用石斛、菊花、二至丸、青葙子、密蒙花；有脓，用白芷、桔梗、生薏苡仁；牙龈溃疡，重用地骨皮、栀子；舌尖溃疡，一定要用莲子心、麦冬、黄连，以清心热。

李老在治法上和王老确实是不太相同。我认为都不应该有偏，辨证论治，属于湿热毒过盛的证候，应用半夏泻心、石膏知母汤；如到后期，肝肾不足，就应该滋养肝肾佐以清热解毒。证候不同，疾病发展阶段不一样，用药也不同。

（主讲人：吴作君　录音整理：张凤霞）

二、支气管扩张咯血经验方

简单介绍一下我在临床上治疗支气管扩张咯血的经验方和治疗体会。

支气管扩张咯血为难治病症，此种出血从中医辨证来看不外乎痰、热、瘀、虚等证。痰浊瘀久，火热内生，咳伤肺络，则血内溢。反复咯血，阴血愈发亏损，日久不愈，阴损及阳，造成气阴双亏，因此在治疗上必须是急则治标，缓则治本。治疗原则就是急则清热凉血、化瘀止血治其标，进而大补阴血固根本，修复血管固疗效。

唐容川在《血证论》中言："肺主气，咳者气病，故咳血属之于肺。"肺为华盖，诸脏居其下，故他脏的痰饮水气皆能上熏冲射，使肺逆咳，阐述了咯血的原因。《血证论》治疗血证的总纲为止血消瘀，凝血补虚。

遵此原则，结合自己的临床经验，自拟了咳血凝、咳血安、保肺膏这三个方子，用于不同的阶段，疗效满意。

第一，咳血凝。

咳血凝的药物组成主要有百合 30g，百合甘、淡，微寒，入心、肺，清热润肺止久咳，安养五脏补虚损，并有较好的止血效果；生地黄 20g，牡丹皮 15g，性微寒，入心、肝、肾，凉血止血散瘀，除蒸退热，清血中余热，以防动血；白茅根 20g，大蓟 20g，白及 10g，三七粉 3g，阿胶 10 ～ 20g，清热润肺，凉血止血，并能滋阴补血，祛瘀生新，阿胶还可代替百合固金汤中的当归、白芍，以安肺金；黄芩 10g，贝母 10g，麦冬、天冬各 10g，甘草 10g，清热解毒，化瘀止咳，肺肾双调，母子同济，清凉止血，润肺化痰。水煎服。如果咯血比较重，可以每日 1 ～ 2 剂，每日 3 ～ 4 次，温服；也可以每三四个小时服药 1 次，待血止后，恢复每日 1 剂，每日 2 次。

如有低热加女贞子、墨旱莲，也就是二至丸，还可加青蒿、地骨皮，以清热凉血止血，退低热；如咳嗽黄痰，加枇杷叶、黄芩、羚羊角粉；伴胸闷可加桔梗、瓜蒌、柴胡；兼喘，加款冬花、枳实、蛤蚧（注意：蛤蚧一定要去头足，刮洗干净，也可以掰到药锅里一同煮煎；还可单煎，用蛤蚧水来送服汤药。煎汤代水喝，要多煮几遍，煮到喝着没味儿了就可以不喝了）；如心悸加太子参、五味子、麦冬；便干，加瓜蒌、冬瓜仁、大黄；如便溏，可加茯苓、白术、莲子肉、山药。待血止以后，可将咳血凝配成药丸，常服。急则治其标，缓则治其本。

第二，咳血安。

咳血安药物组成，其中白及 60g，白及甘、涩，微寒，入肺、胃、肝经，收敛止血，兼补肺胃。《本草求真》谓："涩中有散，补中有破。"白及补虚损，尤其是补肺止血效好，止血而不滞，补而不壅，为止血要药。阿胶 50g，补血止血，清肺润燥。三七粉 30g，散瘀止血，瘀散则血至归经，与白及、阿胶同用，治痨瘵咯血疗效倍增。琥珀粉 10g，清肺降气，行血散瘀，止血生肌。仙鹤草 40g，牡丹皮 20g，荷叶 20g，凉血止血，散瘀生新。百合 60g，贝母 30g，杏仁 30g，桔梗 30g，紫菀 30g，黄芩 30g，羚羊角粉 2.4g，清热化痰，润肺止咳。白术 30g，炙黄芪 40g，五味子 20g，熟地黄 30g，白芍 30g，甘草 30g，麦冬 30g，紫苏梗 20g，沉香 6g，培土生金补肺肾，酸甘化阴再清心，佐以疏和降逆气，清火滋水肺自安，共奏凉血止血、清热化痰、补肺益肾之功。滋养肺肾，母子同济，母子双调。因肺属金，肾属水，金能生水，肺肾属于"母子"关系，所以治肺一定要考虑到肾，治肾一定要考虑到肺，这样才能收到较好的效果。上药共为细末，炼蜜为丸 9g，每次 2 丸，每日 2 次。

第三，保肺膏。

保肺膏的药物组成和制作方法：百合 100g，炙黄芪 60g，砂仁 20g，阿胶 100g，川贝粉 30g，白及粉 30g，三七粉 30g，蜂蜜 250g。将百合、炙黄芪、砂仁三味药煎取药液大约 300mL，用药液烊化阿胶后，再溶入川贝粉、白及粉、三七粉，兑蜂蜜 250mL，搅拌均匀后再熬 10 分钟即可。需要注意的是蜂蜜短时间熬制，有安养五脏、补虚劳、养血的功效。每次 2 勺，每日

2 ～ 3 次，兑热水温服，放置于冰箱内或阴凉处保存。全方共奏益气养阴、润肺化痰、祛瘀生新之功，久服有抗衰老、延年的功效。

如大便溏，取药液 500 ～ 600mL，加冰糖减蜂蜜，或者加饴糖。蜂蜜有安养五脏、补肺肾、润便的作用，大便溏改用饴糖，饴糖补中脏的力量强。

治疗支气管扩张咯血病症，止血较为容易，但要除根巩固疗效，时日较长。在临床上，止血通常 6 剂、12 剂，血即可止。如停止治疗，容易反复发作，如遇感冒咳嗽，容易诱发咯血，通过澄源复旧使肺气足、胃气降，肺胃宣发适度，外感无以干之。通过以上治疗能达到血止嗽愈、感冒不发、咯血不犯的目的。因此彻底治疗、防止复发必须得润养，恢复肺的功能，修复支气管，方能巩固疗效。

支气管扩张咯血的食疗：平常可多吃荸荠、莲藕、山药等，荸荠入肺、胃，能凉血止血，化痰生津，还有软坚散结的作用；莲藕，凉血止血，清肺热；山药，补肺补肾，生津止渴。此外，平时可食大鸭梨，梨为肺之果，生梨清六腑之热，熟梨滋五脏之阴，支气管扩张咯血多为肺阴虚燥，平日需滋养肺阴，滋养肾阴。

【临床病例】

郭某某，女，反复咯血 30 余年，逐年加重，近 5 年每遇感冒则咳嗽咯血。既往咯血休克住院，吐血一盆，反复住院三四次，口服卡巴克洛、云南白药效果不明显，颜面、下肢浮肿，纳呆，低热，37.5℃左右，血红蛋白 84g/L。最近一次出院以后，来我门诊调理。患者属于阴血虚燥咯血，舌暗红，舌尖红（火热盛），苔薄白，脉细数。辨证为肺肾两虚，阴虚内热。热伤肺络，致血内溢，须滋阴清肺热、凉血止血，用咳血凝加女贞子 20g（女贞子退低热，补虚劳，补肝肾，止血，尤其治虚劳的低热效果显著），墨旱莲 20g，青蒿 20g。服 3 剂药后，患者自觉好转，不再咯血，仅痰中带血丝。服 6 剂药后咯血即止。之后继续以滋阴补肺补肾、清热凉血止血之法进行调理。咳血安重用了阿胶、白及、三七粉。阿胶补血、养血、止血；白及粉补虚劳、补肺、补胃，止胃中血、肺中血；三七粉甘、苦，性温，入肝经，苦降下泻，散瘀和血，瘀散则血自归经，还有消肿定痛的作用。

（主讲人：吴作君　录音整理：宋长恒）

三、治疗胸痹临床用药介绍

胸痛、真心痛都属于“胸痹”范畴，西医学的冠心病、心绞痛、心肌梗死、心律不齐、心衰等，在治疗上常用治胸痹的方来治疗。

以下主要介绍我在临床上的辨证用药。

心脉瘀阻型，我认为主要是气虚血瘀。在临床上的体会是，心前区疼痛属于气虚血瘀，但要结合脉象。气虚脉，又沉又微又细，寸脉（心脉）又细又涩，伴有胸闷、阵发性胸痛这一类型的临床上比较多见，用生脉饮加失笑散。

病案 1：1962 年，我跟王老去会诊，那时候对冠心病关注较少，遇到一位患者用西药怎么也缓解不了疼痛，王老用失笑散加延胡索，第二天患者痛就止住了，这位患者属于血瘀型，在之后的调理中用生脉饮，补中益气、养心阴，再加上活血化瘀等药。

在临床上，我的体会也是用延胡索效果相当好。延胡索，辛散温通，治疗气血瘀滞引起的各种疼痛，疗效显著。待症状缓解后，再补心阴、补心阳，加活血化瘀药来调理。如遇心阴虚，用天王补心丹、失笑散；心阳虚，用补心丹、柏子养心丹加失笑散。需要注意的是，党参、人参合用，效果也很好。也可以用郁金来代替五灵脂，郁金在临床上用得也是比较广、比较多，郁金代替五灵脂那是相当合适的。郁金，辛、苦，性偏寒，行气解郁，用于治疗气血瘀滞的各种疼痛。再加石菖蒲，郁金入心、肺、肝、胆，石菖蒲入心、肝、脾，二者开窍凝神，共化湿浊。郁金临床用量 10g，可补心气；如为解决疼痛，用量须至 20g，可开心窍。

临床上治疗气虚血瘀型胸痹，用生脉饮（太子参 30g，麦冬 20g，五味子 10g）；如疼痛，用石菖蒲、郁金、延胡索，石菖蒲、延胡索可用至 20g；如疼痛的阶段过去，石菖蒲改用 10g，延胡索改用 6 ～ 10g。另需加生蒲黄 10g，丹参20g，佛手10g，川芎15g，益气养阴，活血通脉，治疗心绞痛；如大便溏，可加茯苓、莲子肉；如失眠，可加酸枣仁、首乌藤；如出汗较多，伴有心慌，可用桂枝甘草龙骨牡蛎汤；如心阳虚，心动悸，脉结代，用炙甘草汤，以补心阳；如食欲差，加紫苏梗、砂仁；如乏力，胸痛射背，左上肢没有力量，可加黄精、当归各10g；如大便干，当归可加至20～30g，以养血；如肝郁脉弦，可加赤芍、白芍、佛手，养血疏肝，白芍补阴血，柔肝之痛，佛手疏散解郁；如舌尖红，有瘀有热，加连翘、莲子心，连翘清心经热，有解郁散结的作用，莲子心清心经热；如舌淡，手凉，脉结代，是心阳不足，加桂枝、甘草各15g；如面色苍白，冷汗出，血压下降，手冰凉，属阳气虚衰，心阳欲脱，一般在临床会诊的时可见，应急服参附汤，或者参附龙骨牡蛎汤，回阳救逆。

病案2：1974年，我在中西医结合病房遇到一位老年女性患者，66岁，血压不稳，手冰凉，脉细微弱，持续两三天。予生脉饮加四逆汤，服药后血压平稳上升。待患者血压平稳以后，考虑其心阳不足，心血瘀阻，气虚血瘀，予以柏子养心丹加理中汤加减治疗，效若桴鼓。

另外一个证型是痰湿内阻，痰湿内阻造成的胸阳不振，如胸闷发憋，多见于体胖的老年人。胸憋胸闷，有时候晚上突然就被憋醒，心慌，夜间睡眠差，查舌苔白腻，脉弦滑，寸脉涩细，涩脉少血，主寒湿，应先祛痰湿。

病案3：1992年8月，我在临床上遇到过这样一位患者，女性，34岁，胸闷欲死10天，加重2天。患者饮食习惯冷饮，脉弦滑，但独取寸脉细涩，治疗重点在祛痰湿。临床上常用小陷胸汤，宽胸开结涤痰，处方组成为瓜蒌60g，黄连尾15g（如用黄连则6g即可），茯苓40g，半夏10g，陈皮10g，紫苏梗10g，佛手花10g。服药5剂后，自觉症状好转80%。由于正值盛夏，汤药后改用疏肝丸进行调理。并嘱患者，9月以后来调理心脏，后用三梗（紫苏梗、荷梗、薄荷梗）加上小陷胸汤，取得不错的疗效。

病案4：1992年7月，患者张某某，58岁，曾于1992年3月住院20天，诊断为心肌梗死。现胸闷伴有窜痛10天，痛引肩背，伴呃逆、纳呆，舌质暗淡、苔根厚、微黄，脉沉弦滑，寸脉微细涩。脉微细乃心气阴两虚，涩脉是血不足。方用小陷胸加二陈汤加减。处方组成：瓜蒌 60g，尾连 15g，半夏 10g，茯苓 30g，陈皮 10g，甘草 10g，紫苏梗 10g，佛手花 10g，厚朴 15g。患者食欲不振，加砂仁、豆蔻仁各 6g。患者服药 3 剂，症状减轻，5 剂后基本痊愈。但考虑患者寸脉微细涩，代表心脏的供血不足，嘱其继续治疗。用柏子养心丹补心阳，配合朱砂安神丸，既清心经火热，又养心安神，取得较好效果。

心阳虚的患者，用柏子养心丸；兼有痰湿，加二陈汤；如脉结代，舌淡，手脚又凉，要重用附子（可以用 6g、10g，甚至用到 20g）；如心脾两虚，用归脾汤加减；如兼有腹胀便溏，可加参苓白术散，或者长期喝莲子粥食疗，养心又养脾；如经常胸闷胸痛并伴有高血压，既有心气阴两虚又有肝阳上扰，要补心，同时兼顾平肝潜阳，通常临床上加石决明、白蒺藜、沙蒺藜，白蒺藜平肝的力量强一些，沙蒺藜养肝阴的力量大一些，再加丹参、决明子、石决明；如肾气不足，加何首乌、杞菊地黄丸；如舌尖红，用天王补心丹加牛黄清心丸；如血压偏高，重在平肝潜阳，用牛黄降压丸加杞菊地黄丸，牛黄降压丸治标，清化痰热潜阳，杞菊地黄丸滋补肝肾之阴，以柔养肝阴，滋养肝血，虚阳有所潜藏，阴阳平衡，不仅能降血压，同时心绞痛、胸闷也得以缓解。

再一个方面，如果胸闷气短、出汗、面色苍白、血压下降，到了阳虚欲脱这个阶段，脉微细。中医讲脉微细，但欲寐，嗜睡，六脉细弱。急症治疗，需要用大量的生脉饮、四逆汤，症状好转后，疼痛可加延胡索，但延胡索辛通温散，不宜长期使用，“中病即止”，用久了有破气之虞。

（主讲人：吴作君　录音整理：张凤霞）

四、中风脱证证治

中风，重点讲中风的阳闭和阴闭。阳闭要用安宫牛黄丸、菖蒲郁金汤辛凉开窍，以及镇肝息风汤，还有羚羊钩藤散镇肝息风，育阴潜阳；阴闭要用息风开窍的豁痰息风汤，用苏合香丸、涤痰汤、菖蒲郁金汤都可以加减治疗。

阳闭多见于脑出血，阴闭多见于脑血栓，治疗上截然不同。

脑出血多是阳闭的证候表现比较突出，用镇肝息风汤，加安宫牛黄丸、局方至宝丹、羚羊角粉或羚羊钩藤散辛凉开窍、清肝息风。这个时候还要注意患者的血压，如血压高，还要用石决明、夏枯草、决明子、枸杞子、菊花以滋阴潜阳，平肝降逆；如舌质红，要加生地黄、牡丹皮凉血清热，除此之外还可以加牛膝、益母草引血下行；如伴有抽搐，加全蝎、蜈蚣、僵蚕镇肝息风；如痰多，加胆南星、天竺黄，清热化痰，再加石菖蒲、郁金开窍化痰；如痰多伴昏睡，可以加石菖蒲、郁金、远志，昏睡患者通过鼻饲，涤痰开窍；如便秘、口臭，可以加大黄；腹胀还可以用枳实、大黄、芒硝通腹泻热。

阴闭除具备闭证的主要证候以外，还有面白唇暗、痰液壅盛、静卧不烦、四肢欠温等表现。舌白腻，脉沉滑缓。治宜辛温开窍，化痰息风，如涤痰汤、半夏茯苓汤加苏合香丸，化痰开窍，豁痰醒脑，还可以加用天麻、钩藤、僵蚕以平肝息风。

脱证的主要证候是突然昏倒，不省人事，目合口开，鼻鼾息微，手撒肢冷，多汗不止，二便自遗，肢体软瘫，舌痿，舌卷囊缩，舌头伸不出来，脉微欲绝。脉微欲绝、舌卷囊缩是很严重的证候，所以会诊的时候，一定要看患者舌头卷曲程度，是否伸得出口腔，即便昏迷不省人事，也应判断患者舌头回缩程度。如果舌缩严重，就很危险；同时再见到目合口开、鼻鼾、手撒、遗尿，要及时给患者家属解释清楚。在治疗上要益气回阳，扶正固脱，用参附汤（人参 10g，附子 10g），附子回阳救逆，人参大补元气。如汗多不止，可加煅龙骨、煅牡蛎各 30g，用山茱萸、五味子敛汗固脱。回阳之后，患者的证候可慢慢缓解。如面赤，手足未温，肢冷，虚烦不安，脉急微弱或浮大无根，为真阴亏损，浮阳外越，无根之火、虚阳浮越，此时要用六味地黄丸、左归饮，峻补真阴，温肾扶阳。药用熟地黄、巴戟天、肉苁蓉、麦冬、石斛、五味子、枸杞子，补肾益精，滋阴敛液，用石菖蒲、远志豁痰开窍，用少量的附子和肉桂温养真元，摄纳浮阳。总之脱证也好，闭证也好，都属于危急重症，但因证候性质不同，临证时应该有所区别。一般来说，闭证较多见，脱证少见，但是也有闭证、脱证同时出现的情况。不管是闭证、脱证，或是闭脱互见，都要特别注意病情的发展和转归。若由闭证发展到脱证，是病情进一步加重；经过救治，正气逐渐恢复，脱证证候逐渐消失，则病情好转。

在治疗上，闭证以开闭祛邪、治标为主，脱证以扶正固脱、治本为主。如果闭脱互见，应标本兼顾。如以闭证为主，兼见部分脱证证候，当以祛邪为主，并要注意扶正不伤正。如以脱证为主，兼见部分闭证证候，当以固脱扶正为主，并注意祛邪。总之，具体问题要具体分析。如经过治疗，闭证、脱证症状有所好转，患者逐渐清醒过来，对留有后遗症的，如半身不遂、言语不利、口㖞眼斜，必须抓住时机积极治疗，针灸、中药配合起来，随症加减，辨证施治。

临床上，患者以气虚血瘀证多见，要益气活血化瘀、通达经络来治疗半身不遂。如气虚血滞、经络瘀阻证，出现气虚血瘀，血不能荣筋，或气血瘀滞，血脉闭阻引起的肢体偏瘫，症见偏枯不用，腿软无力，面色萎黄，肢体麻木，舌淡紫，或有瘀斑，苔白，脉细涩或者虚弱，治疗应以益气活血通络为主。我在临床很喜欢用补阳还五汤加减，重用黄芪，生黄芪走肌表，炙黄芪补中气，用到30g、60g、90g，甚至120g，辅以赤芍、川芎、桃仁、红花活血化瘀，再加地龙通络，加川芎、石菖蒲、郁金开脑窍。如遇言语不利，加石菖蒲、远志，涤痰利窍；见口眼㖞斜，加白附子、全蝎、胆南星、僵蚕、葛根、白芷，祛风化痰通络；见肢体麻木，加胆南星、半夏、陈皮、茯苓，理气燥湿祛痰；如有大便干燥，可以加火麻仁、杏仁、益智仁，润肠通便；如小便失禁，加益智仁、桑螵蛸；如上肢偏瘫，可加桑枝、桂枝，通络；如下肢偏瘫无力，可加牛膝、续断、寄生、杜仲，壮筋骨，强腰膝；如偏瘫日久，用活血药疗效不佳，可以加用水蛭、虻虫等虫类活血药，增强破瘀通络的作用。

肝阳上亢、脉络瘀阻证者，肝阳上亢，火生风动，气血上逆，气血并走于上，络破血瘀，经络阻塞，发生偏瘫。其临床常见半身不遂，肢体僵硬拘挛，渐渐头晕头痛，面赤耳鸣，舌红、苔黄，脉弦硬有力。治疗当平肝潜阳，息风通络，用镇肝息风汤、天麻钩藤饮加减治疗。另外，神仙解语汤治疗风痰阻络引起的言语不利疗效很好，如风痰上阻，经络失和，症见舌强语謇，肢体麻木，脉弦滑，治宜祛风通络祛痰，用解语汤加减，方中用天麻、全蝎、胆南星、天竺黄以平肝息风、祛痰。

肾虚津亏证者，因肾虚、清气不能上承所致，见心悸、气短、腰膝酸软、声嘶，治疗以滋阴补肾开窍为法，用六味地黄丸、地黄饮子，方中肉桂、附子等补肾填精，桔梗、木蝴蝶开咽利窍。

中风一旦发生，病情较重，尤其是卒中昏迷程度较深，经过救治，其后遗症往往不能短期恢复，预后差。因此，寄期望予后续治疗，倒不如预防于未发之时。

本病四五十岁人群最容易发病，在发病之前，如有中风预兆，经常出现头痛、头晕、肢体麻木以及一时的言语不利等都须加强防治。《证治汇补·中风》提到平人手指麻木，不时眩晕，乃中风先兆，须预防之，宜慎起居，节饮食，远房帏，调情志。除《证治汇补》提出的预防知识以外，还可以给予药物，并结合针刺等疗法。

最后，介绍临床治疗中风很好用的方子。

1. 生血起废汤

生血起废汤源自清代陈士铎《辨证录》。药物组成：玉竹 60g，熟地黄 30g，当归 30g，山茱萸 12g，茯苓 15g，白芥子 15g。水煎服。主治血虚，半身偏废不用或者肢体麻木，活动不利。

中风后遗症多是气虚夹痰夹瘀。血虚夹痰用本方，气虚血瘀用补阳还五汤。

2. 神仙解语汤

神仙解语汤源自清代程国彭《医学心悟》。药物组成：白附子 9g，石菖蒲 15g，远志 9g，郁金 10g，羌活 9g，胆南星 9g，天麻 6g，木香 6g，全蝎（去尾）30g，甘草（水洗）3g。共研细面，蜜丸如龙眼大，薄荷汤送下。主治中风不语，如高血压，还可加用养阴息风汤。

3. 养阴息风汤

桑叶 9g，菊花 9g，黑芝麻 9g，白及 9g，生地黄 30g，炙何首乌 18g，天冬 9g，女贞子 9g，怀牛膝 9g，柏子仁 9g。主治中风后半身不遂，筋木挛卷，即肝肾阴虚，血燥生风，手指麻木，腰酸足软，有平肝息风养阴之效。

4. 息风生窍方

息风生窍方，主要药物组成：羚羊角片 3g，蒸雏菊 9g，天麻 9g，钩藤 9g，冬桑叶 4.5g，蝎尾 2.4g，胆南星 9g，橘络 4.5g，法半夏 9g，白茯苓 9g，石菖蒲 10g，竹沥 20g。主治卒中痰火上壅，神志不清，口眼㖞斜，不能言语，多由情志不遂，心肝久郁，日久化火，或体质肥胖，生湿生痰所致。治以平肝息风为主，祛痰通络为辅。

5. 秘方定振汤

秘方定振汤，治疗老年震颤。主要药物组成：天麻 30g，秦艽 30g，全蝎（去头尾）30g，细辛 3g，生地黄 60g，熟地黄 60g，当归 60g，川芎 60g，白芍 60g，防风 21g，荆芥 21g，白术 45g，黄芪 45g，威灵仙 15g。研末，酒糊丸梧桐子大。远食服，白糖或温酒送下，益气养血，疏风通络。

（主讲人：吴作君　录音整理：宋长恒）

五、临床经典医案精讲

患者贺某某，1993 年 4 月 1 日由他院转至宣武医院神经外科，在全麻下行左颞顶开颅，清除脑内血肿、去骨瓣减压术，血肿为 150mL，术前已经是脑疝昏迷，术后肺部感染、高热、深昏迷，伴消化道出血，大便潜血（+++），全身浮肿。因输液导致深部静脉炎，四肢肿胀，并且肺部感染（绿脓杆菌、金黄色葡萄球菌），泌尿系霉菌感染。4 月 1 日手术后昏迷 19 天。由于患者对西药抗药性特别强，用万古霉素等 1 周仍昏迷、高热。中医会诊后，对其进行了中西医结合治疗。在服用中药的第 2 天停用西药，仅输营养液给予支持。

中药治疗方案是退高热、育阴液、醒脑开窍、凉血止血，止中有化以防瘀，抗感染消绿脓，用自配中药外敷消除浮肿及敛汗固脱。拔尿管后，泌尿系感染严重，尿检可见红、白细胞满视野，以及霉菌感染。及时予以清利通淋之剂，4 剂中药后，泌尿系感染得以控制，尿检红、白细胞由满视野减少为 6 ～ 7 个。服用中药 1 周以后体温降到 37.8℃，12 天后体温恢复正常，13 天后患者渐渐醒来，病情平稳。

病情平稳以后，予益气活血化瘀之法，治疗半身不遂，佐以平肝潜阳治疗高血压。益气养阴护心肾、保卫气，自制中医营养液生脉饮加肉桂、枸杞子、麦冬、天冬贯穿在治疗的全过程。患者肺部感染好转后，大汗淋漓，又加牡蛎散（小麦、煅牡蛎、麻黄根、生黄芪），再加玉屏风散，以益气生津，敛汗固脱。治疗几天后，大汗淋漓好转。治疗 1 个月左右，患者神志清醒，但反应迟钝呆滞，语言功能较差。治疗 2 个月以后，患者可在轮椅上自行推动滑走，但右半身肌力较差，右上肢肌力由开始的 0 级变为 1 级，右下肢肌力由开始的 0 级变为 2 级。痰培养绿脓杆菌消失，肺部感染得到控制。

后用补阳还五汤、神仙解语汤治疗 1 个月，患者语言表达功能逐渐恢复。于 1993 年 7 月 30 日出院，出院时能够说话，但是语言功能还是很差。出院 1 个月以后患者家属来信，诉患者各项功能均恢复得相当好，说话比刚出院时清楚多了，基本恢复正常，但右上肢的肌力有待加强，并继续针灸按摩治疗，总地来说恢复得相当不错。

该患者的中医治疗方案可以分五步：

第一，退高热，醒脑开窍，清热化痰，凉血止血。

第二，抗感染，消绿脓，用自制中药消炎膏外敷，消浮肿，治疗深部静脉炎。

第三，益气生津，敛汗固脱。解大汗淋漓，救阳欲脱阴已竭的危险征象。

第四，清热通淋，消霉菌。

第五，病情平稳以后予益气养阴、活血化瘀佐以平肝潜阳之法，治疗偏瘫、高血压。同时，用中医营养液（生脉饮加减）益气养阴、护心肺、保卫气，中医自制的营养液贯穿在治疗的全过程。

【急性发热诊法要点】

中医诊治发热、急性高热的病症，诊断纲领有六经辨证、卫气营血辨证、三焦辨证。从不同的角度对热病的证候进行分析和归纳、定位，对机理方面也进行阐发、探讨，根据病情深浅轻重的不同，指导热病的辨证治疗。

从热病的诊治实际出发，重点在于识别关键病机，根据病机的势态施治是主要环节。病机有伏、郁、留、伤四类，结合六经、卫气营血、三焦辨证纲领。郁指邪气郁、不得泄越而为热也；留指邪气留阻而为热，或留阻而伤，或留阻而结，皆属此类；伏指邪热深伏而为热，或伏阴分，或伏经络，凡伏藏深陷之热者都属此类；伤指伤阴致热，或者伤于燥，或他邪化火伤阴，致阴阳偏颇而生热。热病诊治要点在于通过舌、色、脉、证判其病机的伏、郁、留、伤的势态。

以病机为总括对急性热病进行分类，从邪正相争的势态进行归类。郁热有表证和入里化热之区别。表郁可见热虽壮而无汗。表郁见热虽是高热，但是没有汗，或头有汗而身无汗，或独足部无汗，或足凉，或耳尖凉，热郁而表失宣达，口虽渴而不欲饮；咽喉虽红而不赤，舌虽红而苔布，脉虽数而有紧束不扬的感觉。里郁之热，重在观察胸脘腹部，此处为脏腑之长廊。三焦是元真升降出入之处所，凡是喘、咳、吐、闷、胀、痞满、便秘、泄泻的出现，或是苔垢，或舌红滞而不鲜活，脉紧或者弦，都主里热有郁，郁热在里，热邪壅遏，不能泄达。

留热者，久热不退，蓄留而盛，或蓄留而结。热留而盛者，可见涕痰黄稠，热躁或见发狂，渴喜冷饮，舌绛或赤，苔黄燥或老黄，其脉数疾。热留而结者，为有形之邪与无形之热相结，久居而无出路，或与痰水相结，或与燥屎相结，或与蓄血相结，各有形症舌脉可查。

伏热者，邪热身伏内陷为患，症见夜热昼凉。伏热发热的特点是夜热昼凉，发热夜甚，此为邪热遏闭的现象，或是邪热内伏阴分，或是邪伏经络。

伤阴致热者，急性发热中常见到燥热伤阴伤津，或六淫化火耗伤阴液，症见发热不退，鼻、唇、口干燥无津，舌燥焦，甚至枯萎，脉细疾数等。

【急性热病治疗思路】

发热由外邪引起，外邪宜外解。外邪指邪从外越，凡是尿、汗、涕、便等分泌物、排泄物均是邪气外出之途径。这并不是说发热不可以用利尿、发汗、通便等法治，而是开达气机、调畅三焦，邪气泄越之去路畅通则易外解，气机畅达则邪从汗、尿、涕、小便出。也有不从外解者，乃从内化解。无论外解、内解，均需使达邪之机调畅。

如临床治疗贺某某时始终用金银花、连翘，把营卫之邪引至气分，清热解毒，引邪外出，从气分、卫分来解。

治疗热病的总纲，有治法、药性、药物效应三层含义。热者寒之是热病总治则。寒之是指用清法来治疗，清法有清宣、清散、清透、清疏、清泄、清解、清降、清通、清化、清开、清润、清和、清养的不同，随其所见而相应使用。从药性来说，有辛凉、辛寒、清凉、清解、苦寒的不同。从药物效应讲，凡使温邪得祛，收热退之效，皆属治温以清的效应。有用清法取效，也有用宣、温、通法取效，盖祛其邪也，散泄越之症结，则邪散而热退。

通过以上病例总结，治疗急性病要提高疗效有三要素。一是要准确地辨证治疗。二是要有胜病之药力，就是病重药轻是不行的，当然，病轻药重也不行，要恰到好处，太过和不及都不可取。三是恰当的服药方法，重视药物的量效关系。药与病恰好为度，不可过之，也不可不及，如用黄连治火热，用 6g 恰好，多用就有苦寒化燥之弊，少用则药力不足以胜病。热病多急，急病急治，多 4 ～ 6 小时服药 1 次，昼夜不间断才能持续发挥药效，提高治疗效果。

热病的饮食及注意事项：急性热病，人体气机紊乱，胃气顿滞，病前所进而未消化的食物停滞胃中，已病之后若食过量或进厚味之品，则使积难消，食留滞，必助热邪，加重病情，延长病程。故热病中须忌厚味油腻之品，宜淡味易于消化之食物。热病初愈，也必须防止过食油腻而致食复，水饮也须少量多次，以防过多而致停饮。

（主讲人：吴作君　录音整理：宋长恒）

第六部分

医德佳话

一、恩师平凡事，受益我终生
——跟随吴作君主任临证20年

吴作君老师生于中医世家，早年因家庭生活窘迫，其父弃医务农经商。吴作君老师曾给我讲起，1940年她的父亲同友人来到北京，1949年父亲把家人接来生活，可能是命中有缘分，与孔伯华关门弟子、国家级名老中医刘春圃大夫同住一院，她常看刘老的报纸，并跟其抄方，在刘老身旁学习。父亲看到女儿有志继承自己未尽的中医事业，感到非常高兴。刘老师也鼓励她：学习中医要有决心、刻苦，要死记硬背。因此她每天上午跟师坐诊，下午摘抄病历，看书学习，晚间读经典，背方剂。常常是刘老当日告诉她的方剂，次日她便会背写出来，刘老师便决定收她为徒。自此19岁的吴作君迈入了中医临床之路。

在宣武医院中医科，吴作君老师一丝不苟地工作，几十年如一日。她先后拜三代御医后人李稚余、伤寒派大家王子和及儿科名医李君楚等名医为师，对桌应诊15年，丰富了中医临床经验，打下了牢固的理论基础。为方便学习、节省路途时间，她搬到医院宿舍居住，为了不影响同事晚间休息，她每晚在门诊二楼诊室学习，至门卫安全检查才熄灯离去。

当时，她和80多岁老母亲住在宣武医院后门宿舍，每天下午5点下班时间，母亲坐在门口盼女儿早点回来，看到一个个职工陆续回家，便问道：你怎么总是晚上7点多钟才踏进家门？她总是淡淡地说道：患者多，不能按时下班，有时还要整理当天病历和查找文献。回到家里匆匆吃过晚饭后，她有时还要继续伏案看书、写文章。母亲和她同住一间房，夜间经常醒来催促她休息，也总是在凌晨两三点钟还看见吴作君老师的台灯还亮着，母亲既心疼又生气，只能自己下床把台灯关掉，强迫她早点儿休息。

吴作君老师担心年迈的母亲一人在家孤独，回家后有时间便会主动陪着母亲打牌消遣，但她经常是手里握着纸牌，就因疲劳过度闭上眼睛睡着了。母亲心疼地喃喃道：快去睡一会儿吧，这样下去身体怎么受得了。每当我听到这些，眼眶湿润，既为吴作君老师忘我的学习精神所折服，也为其母亲对女儿的一片真心所感动。

吴作君老师在首都医科大学（原北京第二医学院）教学过程中，呕心沥血，忘我奉献。原本两位老师承担的教学任务，因一位老师突发疾病去世，只得由吴作君老师一人承担，上午准备讲稿、授课，下午出专家门诊。在集中带教的3个月里，她经常每天只睡2个多小时。超负荷地工作，导致吴老师身体阴血消耗，虚火上炎，出现心悸、心律不齐等症状，但她依然咬牙坚持，心中只有对学生的责任和要求，精神上勉励自己坚持、再坚持。当学生顺利毕业时，她却住进了医院。

无论是在西医内科、妇科进修学习，还是在北京同仁堂坐诊，她都抓住一切机会向同仁们请教学习；利用下班后的时间，参加中西医学术会议，融合中西医学科优势，提升自己的临床水平和科研能力。在香港坐诊期间，对久治不愈的住院患者，主管医师及患者家属常请吴作君老师会诊，她能够精准分析化验检查结果，同时运用中医四诊，进行中医辨证论治，达到了理想的治疗效果，受到患者好评，求医者甚众。

在内科病房进修时，一次遇一位突然发病需要紧急抢救的患者，吴作君老师就守护在患者身旁，协助主治医师进行抢救。主治医师看到吴作君老师年岁大劝道：您早一点儿回去休息吧。吴作君老师却担心患者的安危，坚持到患者病情稳定后才离开。

宣武医院临床科室在遇到疑难重症患者时，相关科室常请吴作君主任会诊。有一次，内科病房收治一位11岁男孩胃出血不止，入院时，血红蛋白由137g/L降至65g/L，医务处请外科会诊，外科建议胃部分切除手术，考虑孩子年龄小，手术会影响到孩子生活质量，急请中医会诊。吴作君老师至病床前，见患儿面色苍白，豆大的汗珠一颗接一颗从额头滚下，她意识到情况危急。患儿舌极淡、苔白，大便柏油色，表明依旧有出血，小便深黄色，脉芤。急拟益气止血固脱方，人参9g、阿胶50g，急煎，配合中药汤剂150～200mL逐勺1小时内服下，同时根据患儿病情调整用药，健脾胃，益气血，清凉止血。服药第3天后大便正常，1周后血红蛋白升至110g/L，痊愈出院。8年后再次随访，患者诉自从出院后再没有犯过胃病。（此医案曾发表在《燕山医话》）。

在神经外科病房，一位脑出血术后高热、昏迷1个月余，准备放弃治疗的患者，吴作君老师应用中西医结合治疗起死回生。《人民日报》《北京晚报》均给予了报道。

吴老师辛勤工作和无私奉献精神，得到同行们的高度赞赏和肯定。她同学生修丽梅研制的“清热止咳合剂”获北京市中医管理局科技进步二等奖；防治咳喘的“药物背心”“药物口罩”作为技术转让投产开发，产生了良好的社会效果和经济效益。

作为一名共产党员，她身兼数职，曾担任首都医科大学宣武医院中医科副主任、主任医师，北京市级中医药专家学术继承工作指导老师，香港中医药管理委员会香港表列医生，宣武医院、北京同仁堂中医医院、北京市鼓楼中医医院、北京平心堂等单位特聘专家，北京中医药大学“丹心计划”指导老师。面对荣誉与成绩，吴作君老师总是谦虚地说道，要感师恩，感谢宣武医院妇科龙凌、康红主任等授课和帮助，感谢在国医大师柴松岩老师指导下学到了中医妇科学术思想和经验，向叶苍苍老师学习了中西医诊治妇科疾病方案和用药原则。至今，吴作君老师年届耄耋，经常和几位老师保持着电话联系，还会带着老师喜欢的食品前去探望，永远不忘初心，虚心谦恭地向老师学习和问候。

对待患者，吴作君老师一贯是患者至上。在宣武医院中医科挂吴作君老师的号很难，为了让远道而来以及外地患者能够看上病，基本上她都会延误午餐，甚至同下午出诊时间连起来了。现在她年龄大、体力弱了，学生劝她吃完饭后再看病，她总会坚持看完最后一位患者才休息吃饭。

对待学生，她又像是一位和蔼可亲的母亲，为学生们的专业进步和是否全面掌握中医药知识操心费神。同时，她也会与学生相互学习，如一名学生曾在B超室工作，她碰到后会主动询问和了解女性子宫内膜生理期B超影像变化的情况，也会同我们一起探讨脑部疾病核磁共振等方面的问题。为方便学生学习，她还主动把自己多年总结的临床经验处方制作成小卡片，让我们拍照保存。此外，她还关心着每一位大龄学生的婚姻问题，托人询问、了解，念念不忘解决此事。学生组成了家庭，她非常高兴，送上礼品表示祝贺。过春节她会给学生们发红包，共享节日快乐和家庭亲情，还会腾出时间主动付费宴请学生们参加各种活动，结识医学大家，为学生搭建学术发展平台。她不耻下问，向学生学习拍摄影技巧、手机应用等方面的问题，并告诫学生，要对生活充满希望，不断学习，充实人生。

对待学术问题，她更是一丝不苟。记得在共同撰写妇科子宫肌瘤中医治验论文的日子里，她对文章内容、标点符号以及参考文献都进行了逐字修改，对于文中存在不严谨的问题，提出了更改意见，最后完成定稿。老师严谨的学风和科研态度，让我们后辈深感敬佩和汗颜。

吴作君老师爱人姓邝，是一名军医，俩人几十年来分别多、相聚少。我叫他邝叔，遇到吴作君老师要到香港同仁堂赴约工作，邝叔只能一人留在北京陪伴孩子。赶上吴作君老师晋升职称时就更不能陪伴邝叔休假了。因家中当时只有一居室，吴作君老师就一个人在楼上平台背书学习，看到此种情况，邝叔为了不影响吴作君老师学习，寒冷冬日带着孩子到北京动物园，实际是为了给吴作君老师腾出室内学习的空间。每次我到吴作君老师家，邝叔都非常高兴，同我滔滔不绝，让我劝说吴作君老师少出些门诊，少看点儿病人，晚上少看一会儿书，早一点儿休息。邝叔重病期间，想让吴作君老师在家里多陪伴他，吴作君老师既心系老伴身体，但又担心停诊会延误患者的病情，所以在坚持照顾老伴之余，每周抽出时间定期出诊。吴作君老师曾内疚地对我说："老邝是军医，几十年来我们相聚少、分别多。退休后我又很忙，对老伴、家庭和孩子很是愧疚。"老伴的去世给她留下了终身遗憾。二人浓浓的夫妻之情至今让我深受感动。

作为一位令人尊敬的名老中医所具备的优秀品格在吴作君老师身上得到充分体现。她是一名共产党员，不忘初心，脚踏实地地工作，投身中医药事业，刻苦学习，活到老，学到老，继承发扬中医事业永不停歇；教书育人，传承中医精华，为培养中医药人才辛勤耕耘，呕心沥血；对待患者全身心付出，不是亲人胜似亲人；舍小家，为大家，为传播、弘扬中医事业奔忙奉献。子曰：君子不忧、不惑、不惧。仁义胸怀，是吴作君老师一生遵循的君子之道，立于业，善待人，唯独缺少自己。吴作君老师的三句话，“良医贵在德，医药明理用，君子敢担当”，是指导我们前行的明灯。

（供稿：吴升平　整理：李琰琴）

二、黄精丹、都梁丸趣谈

有一次，一位中年男性患者走进吴作君老师的诊室，诉说自己找了许多大夫治疗顽固性头痛，但未见任何效果的经历。他告诉吴作君老师自己刚刚从神经内科诊治未果，故请吴作君老师来诊治他的头痛顽疾。吴作君老师仔细望闻问切后，将其辨为血虚受风所致络脉不通，风寒侵袭脑络。同时，了解到他是位采购员，需要各地出差，口服中成药更方便，但当时门诊一次开药是限量的，吴作君老师考虑到患者久病未愈的情况，坚信自己的诊疗方案，当时便联系了药房主任，说明情况，为患者开通绿色通道，开了都梁丸和黄精丹各 40 丸，并嘱其早晚各服 1 丸，温水送服。3 年后，患者来信至宣武医院医务处，讲述自己多年的头痛病根除了，因家中亲友有类似的头痛疾病，便想再次请吴作君老师治疗。经此，吴作君老师就此病例分析了该药物特征，结合典型病例，详细地解释了黄精丹和都梁丸的妙用。黄精丹：黄精、当归。都梁丸：川芎、白芷。如果服汤药可以此为基础随症加减，治疗头痛效果极佳。学以致用，我用吴作君老师治疗头痛的思路及方药进行临床实践，对一些顽固性头痛的患者治疗颇效，其中一位患者还特意写了感谢信。看着感谢信的内容我不由地想到吴作君老师平素行医的点滴，无时无刻不在提醒我行医用药要直中靶心才能药到病除，减少患者的痛苦和不必要的花销。

（供稿：吴升平　整理：李琰琴）

三、苍生大医吴作君

我不知道吴作君老师治病救人有多少，但我知道这些年通过我联系吴作君老师治病的人已难以计数。在宣武医院读研及作为住院医轮转期间，每当遇到疑难病例，我都会打电话给吴作君老师，把患者的病情和舌象、脉象告诉吴老师。老师听完总是这句话：拿笔和纸。然后就开始开方了。我印象最深刻的是一例颅内感染的患者，他在当地医院用抗生素治疗无效，转至宣武医院应用同样的抗生素联合中药治疗，取得了明显的效果。这么危重疑难的患者，吴作君老师想的就是救人，而不是瞻前顾后，自虑吉凶。后来我到北京市房山区良乡医院神经内科病房工作，多少个夜班，多少个疑难重症，我电话求助于吴老师，吴老师从没有一丝厌烦，我想她的心里只有一个想法：救人。也许还有一个想法，那就是培养我。有一次打电话时，吴老师正在住院治疗，我说让她先休息，她说：没事，病已差不多好了，拿笔和纸……

吴作君老师心地善良，待患者如亲人。她经常告诫我，要善待别人，尤其是弱势群体，能帮就帮。她自己也是这样做的，每当有从外地慕名前来就诊的患者没有挂上号，她都会给加号。侍诊期间，我发现吴作君老师这里没有医患矛盾，只有医患真情，她对待患者耐心诚恳，这对我的行医生涯有很大影响，正所谓“学不贯今古，识不通天人，才不近仙，心不近佛者，宁耕田织布取衣食耳，断不可作医而误世”。吴作君老师做到了德近佛、才近仙，真正的一代大医！

吴作君老师实事求是。有一次我去她家拜访，她热情招待我，给我剥核桃，剥完核桃还不忘提问问题，问：核桃中间这个东西叫什么？我没答上来。她说：“这叫分心木，那天电视上有个老中医讲，分心木泡水治疗老年人尿频。分心木有些补肾固精的作用，但老年人尿频属肾阳虚、膀胱失约，是需坚持一段时间用药的。”

吴作君老师平易近人，敏而好学，不耻下问。我曾经看了仝小林主任的一本书——《重剂起沉疴》，有一次见到吴作君老师跟她说起书中的内容，感慨临床试用后效果显著。当时吴作君老师非常认真地听我讲完，告诉我要有海纳百川的胸怀，博采众家之长，治病救人不要有门户之见。吴作君老师的教导我都印在心里，她是老师，也是母亲，是在精神层面滋养我的母亲。过了一段时间，我突然接到吴作君老师的电话，她说："你那次跟我说的仝主任的治失眠的经验是什么来着？我忘了……"吴作君老师求知的感觉就像孩子一样，充满了好奇和真诚。我说："酸枣仁 60g。"吴作君老师满意地挂了电话。

人在和高维度认知的人交流时，闲聊都能学到很多东西，我每次和吴作君老师聊天，都感觉有一种相见恨晚的感觉，后来我才明白，这是比我认知维度高的吴作君老师在向下兼容我。我硕士毕业后，进入了神经内科工作，吴作君老师总是嘱咐我，在西医病房工作不要忘了开中药方。平时在对我的关心中，她传给了我许多行之有效的食疗养生方法，如熟蒜是补肺的，白胡椒对哮喘有好处等。我刚生完二胎，她嘱咐我以薏米赤小豆熬汤代茶饮，如果湿气重就用生薏米，脾虚重就用炒薏米，赤小豆，赤入血，补气又补血。

唐代医学家孙思邈在《大医精诚》中描述了何为苍生大医："凡大医治病，必当安神定志，无欲无求，先发大慈恻隐之心，誓愿普救含灵之苦……勿避险巇、昼夜寒暑、饥渴疲劳，一心赴救，无作功夫形迹之心。如此可为苍生大医。"吴作君老师当之无愧。

（供稿：吴升平　整理：李琰琴）

四、胆欲大而心欲小，智欲圆而行欲方

吴作君老师教导我行医要"胆欲大而心欲小，智欲圆而行欲方"，吴作君老师在行医过程中也是这样做的。有些疑难重症患者，在她这里获得了新生，创造了奇迹。吴作君老师退休前，在宣武医院工作 37 年，其间治疗疑难重症患者不胜枚举。简列两例于此。

1994年，吴作君老师救治了一例结核性胸膜炎患者。患者胸腔积液严重，胸闷憋气欲死，倚息不得卧，每天抽胸腔积液约50mL，请吴老师会诊，治疗约2个月，胸腔积液逐渐减少至痊愈。后随访，未曾复发。

另一例是当年吴作君老师救治的患者家属自己记录的一段文字：1992年2月5日（大年初二）晚上7点10分，我怀着局促不安的心情来到吴医生在长椿里6号楼1单元的家里，这本应该是拜年的时候，怎奈接到佑安医院10区病房医生对我的舅哥刘守相下达的危重通知，说患者已经吐血，黄疸指数是25且腹水量大，西医治疗已经没有什么效果，让家属准备后事。我们一家人手足无措，要我去请中医看看。吴医生听完我大致的陈述后便马上起身摘下衣架上的格呢大衣（并没有及时穿上），拉着我就往医院赶。到达病房诊脉，随后在值班室为患者开出了药方，嘱咐我马上抓药，当晚就给患者服下。经过40多天的中西医结合治疗，我的舅哥从10病区（重病房区）转到了8病区（普通病房区）。患者出院多年后都深信不疑地说是宣武医院中医吴主任救了他。

我跟吴作君老师学习已经14年了，总能想起吴老师不厌其烦地叮嘱患者："苦瓜、芹菜、动物内脏不要吃……要多笑，多跳绳……"谈话间有饮食宜忌，有心理调适，还有生活方式指导。我自觉惭愧，没有将吴作君老师最具特色的妇科经验发扬光大，只是在神经内科病房艰难地自我求索，唯有吴老师在我迷茫时及时给予我的远程指导。在老师的指导下，我摸索出几个行之有效的方子，并反复试验于临床，效果显著。

在此简单介绍治疗水肿的自拟方，希望更多的患者能因此方解除病痛。基础方：益母草60g，石韦20g，蝉蜕6g，路路通20g，车前子15g，车前草30g，茯苓12g，桂枝12g。可酌情加减，静脉血栓导致的上下肢水肿，加水蛭、地龙、桃仁、赤芍、牡丹皮，取桂枝茯苓丸之意；下肢肿甚，加川牛膝，既能引药下行，又能增强活血化瘀之功效；气虚者，加生黄芪，量最少60g；低蛋白血症所致水肿，可根据辨证情况酌情加用鳖甲。临床中发现此方唯对于感染所致的局部肿胀效果欠佳，其他水肿，如静脉血栓、低蛋白血症、肿瘤等导致的水肿均有效。

在中西医结合的临床实践中，我得到患者及家属的肯定和医院的表扬，都要感谢吴作君老师的培养！吴作君老师对我寄予厚望，愿我也做君子。天行健，君子以自强不息。君子之行，静以修身，俭以养德，非淡泊无以明志，非宁静无以致远。以君子之道自勉！

（供稿：王旭敏）

五、感念恩师

我的老师吴作君是一位风度儒雅、知识渊博的中医大师。她待患者如亲人，不分贫富贵贱，一视同仁，对医术精益求精，十分敬业。我有幸拜师学习并跟随出诊，从老师身上我学会了许许多多，对恩师我非常感激。

老师诊疗严谨，用药精准，医术精湛，六十年如一日为患者服务，治病救人，擅长妇科、内科、儿科、皮肤科疾病和疑难杂症的治疗。近二十年来重点从事中西医妇科的不孕不育、复发性流产、子宫内膜异位症及胎前产后疾病的治疗，为患者解除病痛。如 2019 年有位女性患者身体极差，年龄已过 42 岁，欲求子，吴老师给她从整体调理，补肾健脾，疏肝解郁，调补气血，最终患者身体恢复，足月生产一名健康的男婴。孩子百日时一家人高高兴兴地带宝宝来感谢吴老师，像这样的病例不胜枚举。

吴老师对每位患者都是耐心仔细地问病诊脉，诊查患者的气色舌象、语音高低、呼吸强弱等等，四诊合参，辨证处方。她精湛的医术、和蔼耐心的态度给患者带来身体和心灵的双重治疗。老师的患者遍布全国各地，看到远道而来挂不上号焦急的患者，遇到急症重症的患者，还有怀孕后需要复诊的患者，她都会照顾加号，急患者所急。老师耄耋高龄，每天上午看诊直到下午一两点才结束，并且一丝不苟，令我非常敬佩，也更是心疼。

《大医精诚》说："凡大医治病，必当安神定志，无欲无求，先发大慈恻隐之心，誓愿普救含灵之苦。若有疾厄来求救者，不得问其贵贱贫富，长幼妍媸，怨亲善友，华夷愚智，普同一等，皆如至亲之想。亦不得瞻前顾后，自虑吉凶，护惜身命。见彼苦恼，若已有之，深心凄怆。勿避险巇、昼夜寒暑，饥渴疲劳，一心赴救，无作功夫形迹之心。如此可为苍生大医。”这就是吴老师几十年行医治病救人的真实写照。她就是这样的大夫，我们永远的榜样。

（供稿：郑秀华）

六、与修丽梅老师的师生缘起

2014 年 7 月，我的母亲因更年期导致严重的皮肤瘙痒红肿来到广安门医院就医，绝望之中，经 11 楼护士长介绍，找到了修老师给我母亲看病。修老师不仅是个好的内分泌医生，更是一个优秀的“心理医生”，治疗过程中她认真仔细，耐心问诊外加心理安慰，开出汤药处方，让我母亲看到了希望，并且愿意配合治疗。吃了几剂中药后，母亲的病情有了明显好转，红肿消退，面色逐渐恢复正常，生活有规律，心情也变好了，解除了对这种病的恐惧和焦虑。这件事已经过去 8 年了，我母亲始终不忘修老师。

修老师不仅医术好，还能抚慰患者心理上的阴霾。在找修老师复诊调方子的时候，我们发现，修老师对待每个患者都能做到一视同仁，设身处地地体谅患者，对于千里迢迢来京看病的外地患者更是加以照顾，仔细询问病情，开出处方，做好医嘱，认真回答每个患者的问题，做到让患者“紧锁眉头的来，开开心心的离开”，每当看到患者脸上洋溢着笑容时，修老师也露出了会心的微笑。每当患者带礼物给她，修老师都拒收，可以看出，修老师是个廉洁行医的好医生。

一次修老师在 11 楼出诊，一位老同志坐着轮椅在家人的陪同下来到诊室，他因严重的糖尿病足导致双脚溃烂失去知觉，面露痛苦。患者家人已经陷入了绝望。修老师拿到患者全部化验单后，认真仔细查看并询问，并把每张化验单及病情向患者进行深入解读，从中西医角度图文并茂地讲解，让患者对自己的病情有了深入了解。开完方子后，准确告知患者注意事项，诊疗结束后，患者从心理上对战胜疾病充满了信心。

（供稿：段文佳　审核：修丽梅）

七、恩师与我之情谊
——亦师亦友让我受益终生

我与修老师相遇、相识、相知多年，点点滴滴都让我心中充满了感动、感恩。

在我跟诊的几年里，修老师教导我临床上要脚踏实地，实验中要严谨仔细，不允许有些许纰漏出现。经过数年的学习与磨砺，养成了我做事不敢懈怠的习惯。起初我的医学基础薄，病历书写是我的弱项，修老师便会不厌其烦地一遍遍教我病历书写的重点和注意事项。前一段时间我院领导检查病历，我的病历竟做了中医门诊的范本，那时我内心真的想对修老师说一万声感谢！除了医疗技术上的教导，修老师还在学习上给我们树立榜样，在高强度的工作之余，她还会努力地学习看书，仍然保持积极认真的学习状态，给我很大的鼓舞。在老师的影响下，我开始全力以赴地学习中医，如今我也顺利考取了执业医师证，并且攻读了北京中医药大学的继续教育学部中医学专业，要感谢修老师不断地指导，使我在工作中也取得了小小的成绩。

修老师不仅对学生认真负责，对待患者在医嘱、心理疏导上也耐心有加，在生活中对待老人也是贤孝非常。每逢节假日空闲时修老师就会请学生去家中做客，老师在家中完全没有了工作时的严肃，如久违的朋友般与我们聊天。她与家中老人柔声细语，贤惠至极。除此之外，学生有困难时，修老师从来不会懈怠不理，而是主动帮忙解决，每每我有家人、朋友需要看病，修老师无论多累都会主动帮忙联系医生或亲自诊疗。

修老师与我闲聊时常常会提起她的导师吴作君，充满感恩并幸福地讲述她与吴老师的故事，每次都让我感动不已。我在修老师身上学到了医疗技术，更学到了坚韧、正直、善良、严谨、认真精神。与修老师相处多年的点滴举不胜举，我心中无比感恩有这样一位老师，亦师亦友的情谊让我受益终生。

（供稿：高彦杰　审核：修丽梅）

参考文献

[1] 蔡永敏，杨振华，王振涛．糖尿病临床诊疗学 [M]. 上海：第二军医大学出版社，2006:22–24.

[2] 中华中医药学会．中医内科常见病诊疗指南中医病证部分 [M]. 北京：中国中医药出版社，2008:121–123.

[3] 李秀才．糖尿病的中医治疗 [M]. 北京：人民卫生出版社，2007: 22–71.

[4] 王学华，汪少颖．消渴病古今名家验案全析 [M]. 北京：科学技术文献出版社，2004: 289–302.

[5] 王钢柱．中医疏肝调气法治疗糖尿病 [M]. 北京：人民卫生出版社，2003:2–10.

[6] 国家中医药管理局，中医病症诊断疗效标准 [M]. 南京：南京大学出版社，1994: 22–23.

[7] 雷正一，王硕仁．黄芪对心血管系统作用 [J]. 中国中西医结合杂志 .1993,13 (7):443.

[8] 刘志强，李志全，秦贵军．黄芪注射液对早期糖尿病肾病患者血小板功能和血浆内皮素的影响 [J]. 中国中西医结合杂志，2001,21(4):274–276.

[9] 李成军，张亚珍，孟文芳．当归多糖对 2 型糖尿病大鼠的降糖机制 [J]. 齐齐哈尔医学院学报，2007,28(12):1422–1424.

[10] 刘竹青，张克良，麻风华．葛根煎剂对糖尿病大鼠降血糖机理的研究 [J]. 中医药信息，2006 (3):56–58.

[11] 华卫国，宋菊敏，廖菡，等．黄连素对糖尿病性神经病变大鼠神经传导速度的影响及激素的调节 [J]. 标记免疫分析与临床，2001,8(4):212–214.

[12] 傅盼盼．党参多糖降血糖作用及其机制的研究 [D]. 长春：吉林大学，2008, 42–43.

[13] 邵鑫，王旭．中医药治疗糖尿病足研究进展 [J]. 中医报，2010, 25(2):359–361.

[14] 黄贵心，庄日喜．内分泌疾病中西医结合诊治 [M]. 北京：人民卫生出版社，2002: 345–350.

[15] 陈亮光 . 糖尿病足的病因病机 [J]. 中国中西医结合杂志 ,2000, 20(6):406–407.

[16] 胡晓灵 . 从脾胃本虚痰疲毒标论述糖尿病周围神经病变 [J]. 新疆中医药 ,2006, 42(1):1–2.

[17] 叶信莉 . 益气活血法治疗糖尿病足刍议 [J]. 辽宁中医学院学报 ,2004,6(6):471.

[18] 吴相春 , 王晓媛 . 中医药治疗糖尿病皮肤溃疡 36 例临床观察 [J]. 河北中西医结合杂志 ,1999,8(4):594–595.

[19] 牛志世 , 郭根 , 宋相文 , 等 . 中西医结合治疗糖尿病足 57 例 [J]. 中国中西医结合杂志 ,1994,14(2):120–121.

[20] 杨博华 , 秦建辉 , 张东萍 , 等 . 清热解毒利湿法治疗糖尿病足湿性坏疽 [J]. 中医药学刊 ,2006,24(7):1205–1206.

[21] 王永山 . 虚湿痰癖为消渴病病机的四大关键 [J]. 新中医 ,2008, 40(1):98–99.

[22] 刘大芳 . 糖尿病足的辨证治疗 [J]. 世界中医药 ,2008,3(3):169.

[23] 朱康伟 , 苏茂平 . 糖尿病足的辨证论治体会 [J]. 中国社区医师 (综合版),2004, 6(13):42–43.

[24] 平如沾 , 曲卫毅 . 论毒与糖尿病 [J]. 山东中医杂志 ,1999,18(8): 339–341.

[25] 周铭 . 行气化浊活血法治疗糖尿病周围神经病变 73 例 [J]. 中医药信息 ,2002, 19(4):47–48.

[26] 吴深涛 . 糖尿病病机的启变要素浊毒 [J]. 上海中医药大学学报 , 2004,18(1):24–26.

[27] 赵玉玲 . 糖尿病足的辨证施护及预防 [J]. 河北中医 ,2003,25 (6):45.

[28] 范冠杰 , 吕仁和 . 分期辨证为主治疗糖尿病足及其对下肢动脉超声多普勒血流动力学变化的影响 [J]. 中国中西医结合杂志 ,1999,19(9):520–523.

[29] 周文卫 , 王薇萍 , 吴以洪 . 辨证治疗糖尿病足的体会 [J]. 浙江中医杂志 ,1999, 34(5):211.

[30] 向前 , 李绕琼 , 黄屏 . 清热利湿法治疗糖尿病足 10 例临床观察 [J]. 云南中医中药杂志 ,2010,31(4):28–29.

[31] 李江 . 益气活血清热解毒法治疗早期糖尿病足的临床研究 [J]. 齐鲁药事 ,2010, 29(8):502–504.

[32] 邱建柱 , 缠双鸾 , 白克昌 . 芷黄十味生肌膏外敷治疗缺血性糖尿病足溃疡 103 例

疗效观察 [J]. 天津中医药 ,2010,27(04):350.

[33] 李宝华 . 麝香外敷治疗糖尿病足 24 例 [J]. 中国民间疗法 ,2010,8 (5):22–23.

[34] 李安举 , 周桂芳 , 李继军 . 紫草膏治疗糖尿病足临床观察 [J]. 中国中医药信息杂志 ,2010,17(10):74–75.

[35] 陈玉娟 , 陈晓莉 , 王少丽 , 等 . 小珠饮内服外洗治疗糖尿病足局限性坏疽的观察与护理 [J]. 全科护理 ,2010,8(6):1523–1524.

[36] 杜景辰 , 李令根 . 壳聚糖中药复合药膜治疗糖尿病足溃疡的临床对照观察 [J]. 中医药信息 ,2011,28(3):98–100.

[37] 楼立红 . 糖尿病患者血流变学及血脂指标变化分析 [J]. 浙江临医学 ,2005,7(9):935.

[38] 杨博华 , 赵树森 . 糖尿病血管病变与血管内皮细胞功能 [J]. 中国中西医结合外科杂志 ,2001,7(2):129–130.

[39] 季勇 . Ⅱ型糖尿病患者血脂、血液流变学变化分析 [J]. 中国疗养学 ,2007, 16(4): 193–195.

[40] 麦超 , 简华刚 . 晚期糖基化终末产物与糖尿病足 [J]. 检验医学与临床 ,2010, 7(10):999–1001.

[41] 王慧 , 娄晋宁 . 糖尿病微血管病变机制的研究进展 [J]. 医学研究杂志 ,2010, 39(8): 101–104.

[42] 麦超 , 简华刚 . 晚期糖基化终末产物与糖尿病足 [J]. 检验医学与临床 ,2010,7 (10):999–1001.

[43] 唐霓 , 唐显玲 . 糖尿病血液流变性改变与微血管病变关系的研究进展 [J]. 微循环学杂志 ,2007,17(3):60–61.

[44] 王少波 , 王养维 , 吴贵福 . 纤维蛋白原和红细胞比积在 2 型糖尿病微血管病变中的临床意义分析 [J]. 海南医学 ,2006,17(5):3–4.

[45] 金永娟 , 李宏姝 , 朱文云 , 等 . 高血脂对血细胞和血管内皮细胞的损伤 [J]. 中国微循环 ,2002,6(1):22–24.

[46] 杨景旭 , 童光焕 , 张周良 . 糖尿病患者血液流变学与甲襞微循环改变之间的关系 [J]. 第四军医大学学报 ,1995,16(6):432–436 .

[47] 卢长青 . 糖尿病微血管病变的发病机制和治疗研究进展 [J]. 河南医学研究 ,2007,

16(3):281–284.

[48] 黄锦欢，王冰．糖尿病微血管病变的防治研究进展 [J]. 医学综述，2010,16 (18): 2803–2805.

[49] 赵淑好，刘东晖，黄凌宁，等．西洛他唑对糖尿病微血管病变的防治作用 [J]. 中国综合临床，2008,24(9):806–807.

[50] 陈学习，陈继婷，翟信长．大建中汤对脾阳虚大鼠 TXB2 及 6–Keto–PGF1α 的影响 [J]. 江苏中医药，2003,24(2):49–50.

[51] 何祥久，邱峰，姚新生，等．瓜蒌薤白白酒汤活性成分研究（Ⅱ）：呋甾皂苷类成分 [J]. 沈阳药科大学学报，2003,20(2):107–110.

[52] 张明雪，曹洪欣．温阳活血化瘀法降低冠心病心阳虚证血小板聚集率的机制探讨 [J]. 中国中西医结合急救杂志，2003,10(2):84–86.

[53] 俞盛，金建生．姜黄素对糖尿病及其微血管病变治疗研究的进展 [J]. 医学综述，2007,13(19):1496–1498.

[54] 潘竹倩．银杏叶提取物对于改善 2 型糖尿病微血管病变疗效观察 [J]. 包头医学，2007,31(4):195–196.

[55] 中华医学会糖尿病分会糖尿病慢性并发症调查组．全国住院糖尿病患者慢性并发症及其相关危险因素 10 年回顾性调查分析 [J]. 中国糖尿病杂志，2003,11(4):232–237.

[56] 王玉珍，许樟荣．第一届国际糖尿病血管疾病会议纪要 [J]. 中华糖尿病杂志，2005,13(2):152–153.

[57]BOULTON A J. The diabetic foot: a global view.Diabetel[J]. Metab Res Rev,2000,16(1):2.

[58] 张胜兰，郭述苏，董政军，等．糖尿病患者红细胞变形能力受损 [J]. 中华内分泌杂志，1989,5(2): 95.

[59] 金文胜，潘长玉，陆菊明，等．血糖与动脉粥样硬化的相关研究 [J]. 中华糖尿病杂志，2005,13(1):19–22.

[60] 李红，彭建．2 型糖尿病中医不同证型血脂、血糖、体重指数相关性研究 [J]. 中国中医基础医学杂志，2005,11(12):925–926.

[61] 王文革．糖尿病下肢血管病变的防治 [M]. 北京：中国中医药出版社，2003:27–53.

[62] 欧阳芳，马红艳，徐勇．老年糖尿病足的危险因素分析 [J]. 实用临床医学，2003，4(1):77–78.

[63] 庞宗然，苏晓慧，刘祖涵，等．微循环障碍与糖尿病及其并发症关系 [J]. 时珍国医国药，2011,22(4):988–989.

[64] 卢姗，沈捷，马向华．糖尿病足微循环改变的基础和研究进展 [J]. 医学研究生学报，2010,23(11):1213–1216.

[65] 周旦阳，任昉，牟新，等．糖尿病足病流行病学危险因素和病情的相关性分析 [J]. 实用糖尿病杂志，2010,6(2):42–44.

[66] 修丽梅，罗毅文，王振萍，等．糖尿病足的中医研究进展 [J]. 中医药学报，2011，39(5):91–93.

[67] 吴嘉瑞，张冰，康琛．颜正华诊疗汗证经验探析 [J]. 中国中医药信息杂志，2012，19(9):88–89.

[68] 成志荣．五味子糊剂治疗盗汗 50 例 [J]. 中药通报，1986,11(5):58.

[69] 楼兰英．五倍二仙汤治疗更年期汗证 68 例 [J]. 浙江中医杂志，2009,44(9):661.

[70] 王宁．益脾补血汤治疗更年期汗证 72 例 [J]. 中国中医药科技，2003,10(3):153.

[71] 李亚廷．中医辨证治疗糖保病足病 57 例体会 [J]. 医学信息旬刊，2011,24(9):4535–4536.

[72] 张勇涛，徐雪鹏，陈力．中西医结合治疗糖尿病足坏疽 76 例疗效观察 [J]. 华中医学杂志，2008,32(2):140–141.

[73] 张永青，徐晓阳，吴克林，等．“阳和脱疽方”为主综合治疗糖尿病足 41 例临床观察 [J]. 江苏中医药，2011,43(2):39–40.

[74] 高如宏，翟丽萍．酸甘益气养阴通脉法治疗糖尿病足临床观察 [J]. 宁夏医学杂志，2004,26(11):712–713.

[75] 祁涛，邹文凯，钱正宇，等．四妙勇安汤加味治疗糖尿病足 30 例 [J]. 陕西中医，2007,28(4):435–436.

[76] 祁琳，李大勇．辨证分期联合西药治疗糖尿病足 32 例临床观察 [J]. 实用中医内科杂志，2014,28(6):50.

[77] 韩飞，杨海英，韩新玲等．益气养血、温经通络法治疗糖尿病足 55 例临床观察

[J]. 临床合理用药杂志 ,2010,(3):58–59.

[78] 韩飞 , 杨海英 , 彭国庆 . 益气养血温经通络法分期治疗糖尿病足的体会 [J]. 河北中医 ,2010,32(4):533–534.

[79] 王自辉 , 李红霞 , 王晓媛 . 中西医结合治疗糖尿病足 163 例分析 [J]. 辽宁中医杂志 ,2006,33(4):457–458.

[80] 李友山 , 杨博华 . "蚓黄散" 干预糖尿病足溃疡愈合过程中 AGEs 与促愈合因子相关性研究 [J]. 世界科学技术——中医药现代化中医研究 ,2015,17(2):350–355.

[81] 闫伟 . 中医外治法治疗糖尿病足 40 例疗效总结 [D]. 辽宁中医药大学 ,2011, 4:18–20.

[82] 贾铁东 , 吕延伟 . 吕延伟教授分期治疗糖尿病足经验总结 [J]. 中医外治杂志 ,2014,23(6):63–64.

[83] 阙华发 , 徐杰男 , 王云飞 , 等 . 中医外治法治疗糖尿病足 : 附 153 例临床报告 [J]. 中国中西医结合外科杂志 ,2007,13(2):103–106.

[84] 金真 , 林明欣 , 林燕玲 , 等 . 运用中医外治三联模式治疗 0 级糖尿病足 40 例临床观察 [J]. 中华中医药杂志 ,2013,28(2):443–446.

[85] 李巧霞 , 曾楚华 , 唐嗣燕 , 等 . 三联疗法治疗 2 级糖尿病足的临床观察 [J]. 湖北民族学院学报（医学版）,2015,31(1):7–71.

[86] 王守民 , 夏冬臣 . 辨证分型治疗糖尿病肢端坏疽 64 例 [J]. 实用中医内科杂志 ,2013,29(5):347–348.

[87] 查丽春 . 中药内外合用治疗糖尿病足临床疗效观察 [J]. 湖北中医杂志 ,2013, 35(6):21–22.

[88] 修丽梅 , 刘继前 . 赵永昌脱疽方治疗糖尿病足临证经验 [J]. 中国中医基础医学杂志 ,2010,12(16):1182–1183.

[89] 修丽梅 , 温金莉 , 曹建春 , 等 . "赵氏脱疽方" 干预 AGEs 及糖尿病足相关因子的研究 [J]. 中国中医基础医学杂志 ,2012,18(1):69–70.

[90] 王亚娜 . 探讨 "脱疽方" 通过对醛糖还原酶和内皮祖细胞的影响治疗糖尿病足的机制 [D]. 北京 : 北京中医药大学 ,2013.

[91] 修丽梅 , 王振平 , 严雪梅 , 等 . 糖尿病足微血管病变及其药物治疗的研究进展 [J].

世界中西医结合杂志 ,2012,(6):532–534.

[92] 修丽梅 , 汪卫东 , 仝小林 , 等 . 糖尿病足辨证分型与血液循环检测指标的相关性研究 [J]. 中医药信息 ,2012,29(3):30–32.

[93] 肖智慧 .“赵氏方”对血脉瘀阻型糖尿病足的临床干预及外周血 EPCs 的影响 [D]. 北京 : 北京中医药大学 ,2015.

[94] 张心怡 , 方朝晖 . 糖尿病足中医临床治疗与研究进展 [J]. 中医药临床杂志 ,2012,24(2):185–186.

[95] 周仲英等 . 中医内科学 [M]. 北京 : 中国中医药出版社 ,2007:428–429.

[96] 徐云生 . 虚劳病不同于虚证 : 试论虚劳病的病因病机与治疗 [J]. 江苏中医药 , 2006,27(1):18–19.

[97] 房玉涛 , 李璐璐 , 张振鹏 .“虚不受补”内涵初探 [J]. 中国中医药信息杂志 ,2011, 18(11):98.

[98] 李长锤 . 浅谈“虚不受补”的含义 [J]. 中医药学刊 ,2006,24(6): 1087.

[99] 和即仁 .《金匮要略》虚劳病证治法特点浅析 [J]. 云南中医杂志 ,1988,9(4):17–18.

[100] 武兴伟 , 许前磊 , 谢世平 , 等 .“风气百疾”论艾滋病的治疗 [J]. 中国实验方剂学杂志 ,2012,18(4):275–277.

[101] 黄为钧 , 赵进喜 , 丘立富 . 李东垣“阴火学说”初探 [J]. 中医杂志 ,2015,56(15): 1265–1268.

[102] 宋占营 . 阴火论与 2 型糖尿病的治疗 [J]. 中医杂志 ,2009,50(S1):33–34.

[103] 张世超 , 杨宇峰 , 石岩 . 金元四大家论消渴之因机理论框架 [J]. 中医药导报 , 2015,21(20):1–2,10.

[104] 王仁和 , 石岩 , 张洋 . 李东垣从“脾胃”论消渴病机理论研究 [J]. 中国中医基础医学杂志 ,2018,24(4):434–435.

[105] 龙森 , 李敬林 . 从李东垣“阴火”理论论治糖尿病 [J]. 辽宁中医杂志 ,2013, 40(2):258–259.

[106] 贺三美 , 黄亚会 , 程倩倩 , 等 . 从李东垣“阴火理论”论治 2 型糖尿病大血管并发症 [J]. 湖南中医杂志 ,2017,33(3):119–121.

[107] 李枫 , 傅晓敏 , 王伟 . 炎症因子同 2 型糖尿病关系研究进展 [J]. 中国循证心血管

医学杂志 ,2016,8(7):895–896.

[108] 汪丽娟 , 朱晓波 . 肠道慢性炎症与 2 型糖尿病 [J]. 生理科学进展 ,2018,49(6):443–447.

[109] 王丽英 , 张红敏 , 谢春光 , 等 . 中医释义动脉粥样硬化及 2 型糖尿病低度炎症的发生条件 [J]. 时珍国医国药 ,2005(7):662–663.

[110] 仝小林 , 刘文科 , 王佳 , 等 . 糖尿病郁热虚损不同阶段辨治要点及实践应用 [J]. 吉林中医药 ,2012,32(5):442–444.

[111] 赵林华 , 姬航宇 , 冀博文 , 等 . 葛根芩连汤治疗糖尿病理论探讨 [J]. 中华中医药杂志 ,2012,27(2):280–283.

[112] 谭焱 , 陆付耳 , 徐丽君 , 等 . 黄连解毒汤对 2 型糖尿病大鼠细胞因子 IL–4 和 IL–10 水平的影响 [J]. 微循环学杂志 ,2005(3):44–45,49.

[113] 陆付耳 , 冷三华 , 屠庆年 , 等 . 黄连解毒汤与黄连素对 2 型糖尿病大鼠葡萄糖和脂质代谢影响的比较研究 [J]. 华中科技大学学报 (医学版),2002(6):662–665.

[114] 李芮 , 王会玲 , 胡伟锋 , 等 . 糖尿病肾病患者不同分期中医证候特点及证型分布的临床调查 [J]. 中国中西医结合肾病杂志 ,2016,17(7):599–602.

[115] 李艺敏 .2 型糖尿病不同中医证型与动脉硬化特点的关系 [D]. 福州 : 福建中医药大学 ,2018.

[116] 陈燕 , 符宇 , 韩景辉 , 等 . 基于“积聚”“癥瘕”视角探讨糖尿病大血管病变中医防治策略 [J]. 光明中医 ,2017,32(9):1221–1223.

[117] 潘秋 , 李硕 , 潘满立 , 等 . 从“阴火”论治脾虚型糖尿病性皮肤瘙痒症 [J]. 吉林中医药 ,2017,37(10):979–982.

[118] 孙文东 . 从阴火论治糖尿病下肢血管病变临床研究 [J]. 中医学报 ,2017,32(8):1420–1422.

[119] 修丽梅 , 刘继前 , 仝小林 , 等 . 赵永昌脱疽方治疗糖尿病足临证经验 [J]. 中国中医基础医学杂志 ,2010,16(12):1182–1183.

[120] 胡一宇 , 黄丽华 . 糖尿病患者饮食教育的研究现状 [J]. 中华护理杂志 ,2013, 48(6):555–557.

[121] 鲁瑾 , 邹大进 , 张家庆 . 高脂饮食诱发大鼠胰岛素抵抗后肿瘤坏死因子的改变

[J]. 中国糖尿病杂志 ,1999,7(5):284–286.

[122] 陈群力 , 马灵筠 , 杨五彪 , 等 . 糖尿病性肢端坏疽大鼠模型的建立及实验研究 [J]. 实用诊断与治疗杂志 ,2003,17(6):457–459.

[123] 施新猷 . 现代医学实验动物学 [M]. 北京 : 人民军医出版社 ,2000:482–484.

[124] 韩强 , 李守伟 , 柳国斌 , 等 . 金黄色葡萄球菌感染糖尿病足大鼠模型的建立及评价 [J]. 天津中医药大学学报 ,2014,33(3):146–151.

[125] 王建春 , 白爽 , 黄学阳 , 等 . 清热解毒法对糖尿病足感染大鼠的影响 [J]. 广东医学 ,2015,6(12):1853–1855.

[126] 唐乾利 . MEBT/MEBO 对糖尿病足创面 TGF–β1,P–smad3 表达的调控 [C]// 中华中医药学会 . 2016 年中华中医药学会外科分会学术年会论文集 ,2016:5.

[127]GAO X Y, ZHOU Y S. The research progress of type 2 diabetic rats model[J]. Chinese Journal of Experimental Animals,2014,22(4):71–76.

[128] 李友山 , 郑琪 , 冀凌云 , 等 . 改良 STZ 法制备糖尿病足溃疡大鼠模型 [J]. 辽宁中医杂志 ,2016,43(1):158–160.

[129] 彭旦明 , 卢仁军 , 赵诗云 , 等 . 缺血性糖尿病溃疡模型探讨 [J]. 实用中西医结合临床 ,2014,14(11):1–3.

[130] 梁沛余 , 尹磊晶 , 华欠桑多 , 等 . 多次给药法建立四氧嘧啶糖尿病大鼠模型的研究 [J]. 青海医学院学报 ,2015,36(4):276–279.

[131] 许经纶 , 陶茂灿 , 曹毅 , 等 . 糖足合剂对糖尿病足大鼠肢端坏疽及血清 NO、ET 水平的影响 [J]. 中国中医药科技 ,2011,18(3):198–199.

[132] 谢毅娟 , 陈雪梅 , 张伟雯 . 糖尿病足感染的病原菌分布特点与药敏分析 [J]. 河北医学 ,2012,18(3):343–347.

[133] 高怀林 , 贺会仙 , 孔青 , 等 . 通心络对糖尿病足大鼠内皮功能的影响 [J]. 疑难病杂志 ,2015,14(9): 888–890,894.

[134] 李洋 . 糖尿病足临床特点、内科综合治疗及脐带血干细胞治疗的研究 [D]. 长春 : 吉林大学 ,2011.

[135] 张东萍 , 杨博华 , 奚九一 . 陈兰花冲剂对糖尿病足坏疽大鼠肌腱组织中细胞间黏附分子 –1 表达的影响 [J]. 疑难病杂志 ,2007,6(4):197–200.

[136] 李贺赟 , 石磊 , 石鹤峰 . 中医药治疗糖尿病的现状和进展 [J]. 中医研究 ,2011, 24(9):77–79.

[137] 郭诗盈 , 倪海祥 . 中医药参与治疗糖尿病的临床经济评价方法 [J]. 杏林中医药 ,2011,31(10):936–937.

[138] 李红娟 , 李杰 . 中医药治疗糖尿病 44 例临床效果分析 [J]. 内蒙古中医药 ,2014, 1:36–37.

[139] 毕晓艳 , 唐小亚 . 癌症研究前沿 : 聚焦预防 [J]. 国际学术动态 ,2010(2): 39–40.

[140] 周洁云 , 林静 , 杜霞 , 等 . 金荞麦的药理作用研究概况 [J]. 湖北中医药大学学报 ,2012,14(4):68–69.

[141] 高学敏 . 中药学 [M].2 版 . 北京 : 中国中医药出版社 ,2008.

[142] 刘婷 , 王晓妍 , 曹志群 . 半枝莲药理作用及临床应用研究进展 [J]. 河南中医 , 2013,33(3):424–426.

[143] 王莹 . 中药半枝莲的研究探讨 [J]. 临床合理用药 ,2013,6(10):58.

[144] 何玉明 , 徐鹏 , 商玲 . 山慈菇药理作用研究概况 [J]. 黑龙江中医药 ,2008,4:50–51.

[145] 张聪子 , 童巧珍 . 蛇莓的研究进展 [J]. 中医药导报 ,2013,19(4): 86–88.

[146] 万春霞 , 杨香生 . 白英抗肿瘤研究进展 [J]. 江西中医药 ,2010,41 (12):75–78.

[147] 刘淑华 , 魏仙凤 , 白美娇 , 等 . 白英甾体皂苷对肿瘤细胞的体外增殖抑制作用 [J]. 江西中医药 ,2010,1(1):71–73.

[148] 仝欣 . 黄芪主要活性成分的药理作用 [J]. 时珍国医国药 ,2011,22(5):1246–1249.

[149] 李洪 , 王麟 , 刘薇 . 中药芦根化学成分、药理作用及临床应用研究 [J]. 科技信息 ,2014,5:31–32.

[150] 张伯礼 , 薛博瑜 , 吴伟 . 中医内科学 [M]. 北京 : 人民卫生出版社 ,2016:309.

[151] 王仁和 , 石岩 , 张洋 . 李东垣从 " 脾胃 " 论消渴病机理论研究 [J]. 中国中医基础医学杂志 ,2018,24(4):434–435.

[152] 刘完素 . 刘完素医学全书 [M]. 宋乃光 , 编 . 北京 : 中国中医药出版社 ,2019:155–156.

[153] 朱震亨 . 丹溪心法 (中医临床必读丛书)[M]. 北京 : 人民卫生出版社 ,2006:159–162.

[154] 张介宾 . 景岳全书上 [M]. 北京 : 人民卫生出版社 ,2007:423.

[155] 田代华 , 朱世杰 , 王长民 . 医学心语 [M]. 天津 : 天津科学技术出版社 ,1999:23.

[156] 张锡纯 . 医学衷中参西录上册 [M]. 王云凯 , 杨医亚 , 点校 . 石家庄 : 河北科学技术出版社 ,1985:77.

[157] 沈金鳌 . 杂病源流犀烛 [M]. 北京 : 人民卫生出版社 ,2006:45.

[158] 徐春甫 . 古今医统大全 [M]. 项长生 , 程运文 , 汪幼 , 点校 . 合肥 : 安徽科学技术出版社 ,1987:34.

[159] 孙一奎 . 孙一奎医学全书 [M]. 韩学杰 , 张印生 , 编 . 北京 : 中国中医药出版社 ,2019:274.

[160] 李中梓 . 重订本草征要 [M]. 北京 : 科学技术出版社 ,1986:51.

[161] 孙思邈 . 备急千金要方 [M]. 江户医学影北宋本 . 北京 : 人民卫生出版社 ,1982:17.

[162] 张从正 . 儒门事亲 [M]. 铁涛 , 赖畴 , 编 . 北京 : 人民卫生出版社 , 2005:29.

[163] 邢志峰 . 张元素学术思想与贡献的研究 [D]. 石家庄 : 河北医科大学 ,2014.

[164] 冯兆张 . 冯氏锦囊秘录 [M]. 北京 : 中国中医药出版社 ,1996:341.

[165] 李昱 . 兰室密藏 [M]. 刘更立 , 臧守虎 , 点校 . 天津 : 天津科学技术出版社 ,2004:44.

[166] 高鼓峰 . 医宗已任编 [M]. 北京 : 学苑出版社 ,2011:72–75.

[167] 刘培雷 .《杂病广要》文献整理述术 [J]. 中医文献杂志 ,1997,17 (1):8–10.

[168] 怀抱奇 . 古今医彻 [M]. 上海 : 上海科学技术出版社 ,1958:182.

[169] 陈复正 . 幼幼集成 [M]. 北京 : 人民卫生出版社 ,2006:40.

[170] 李智 , 齐铮 . 从施今墨药对浅析消渴病病机 [J]. 北京中医药 , 2012,31(1):28–29,72.

[171] 李颖 , 孙春霞 , 韩天雄 . 颜乾麟教授从气机失调论治代谢综合征的经验 [J]. 中国中医急症 ,2013,22(4):583–584.

[172] 宓哲伟 . 颜德馨老中医治疗消渴症的经验 [J]. 新中医 ,1996,3(7):4.

[173] 中国社区医师编辑部 . 胡翘武老年糖尿病治验 [J]. 中国社区医师 ,2010,21(16):16.

[174] 吴以岭 . 以络病理论为指导从 " 脾 " 论治 2 型糖尿病研究 : 消渴病从脾论治探讨

[J]. 北京中医药 ,2016,35(6):507–509.

[175] 沈元良 . 名老中医话糖尿病 [M]. 北京 : 金盾出版社 ,2013:53–54.

[176] 王学良 , 朱章志 , 熊曼琪 , 等 . 从心胃相关论治糖尿病心脏病 [J]. 新中医 ,2009,41(2):5–6.

致 谢

《御医国医传人吴作君传承实录——吴氏师门医案医话撷英》一书，凝聚了吴作君老师及门下众多学子多年的辛勤努力和付出，是对吴作君老师60余年行医生涯的提炼与传承。书中不仅汇集了丰富的临床案例与科研成果，为现代中医临床诊疗提供了宝贵的学习资源，还深刻展现了师门中如吴升平教授等学生的成长轨迹、治学之道及师生间深厚的情谊。值得一提的是，在学术传承与创新的道路上，书中着重介绍了吴作君老师的学术继承人修丽梅老师在留学日本期间所主持和参与的科研项目及发表的论文。这些资料不仅反映当时国外对中医学的研究动态、研究方法及思路，更体现了吴作君老师诊疗经验的传承与国际前沿技术的有机结合。在此向修老师留日期间给予指导的原日本秋田大学部长针生峰子教授和吉崎克明教授、原日本秋田大学校长三蒲亮教授、原日本药科大学校长丁宗铁教授及小林崇雄等老师致以诚挚的谢意。同时，对修老师的博士后导师仝小林院士给予的关键性指导表示由衷地感谢。

本书编写过程中还得到了众多前辈、同行及朋友的鼎力支持与帮助。在此特别感谢中国中医科学院西苑医院副院长宋坪教授、中国中医科学院广安门医院段绍瑾教授以及北京中医药大学刘继前教授的支持。尤其要感谢的是御医后代李稚余老师的儿子——李援老师为本书提供了宝贵的历史资料与写作建议。同时，向参与本书编写的学生与书中收录论文的各位作者表示诚挚的谢意，大家的共同努力与协作，能够让吴老师的学术思想得以薪火相传、发扬光大。

鉴于本书内容繁复，难免存在疏漏，敬请广大读者谅解并斧正。

编委会

2024年12月27日